中西医结合精神医学丛书

抑郁障碍
研究新进展

唐建良　王志强　金卫东◎主编

NEW CLINICAL PROGRESS
IN RESEARCH OF
DEPRESSION DISORDER

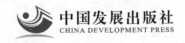

中国发展出版社
CHINA DEVELOPMENT PRESS

图书在版编目（ＣＩＰ）数据

抑郁障碍研究新进展 / 唐建良，王志强，金卫东主编．
-- 北京：中国发展出版社，2018.8
ISBN 978-7-5177-0899-5

Ⅰ．①抑… Ⅱ．①唐… ②王… ③金… Ⅲ．①抑郁障碍－研
究 Ⅳ．① R749.4

中国版本图书馆 CIP 数据核字 (2018) 第 193491 号

书　　　名：抑郁障碍研究新进展
著　　　者：唐建良　王志强　金卫东
责 任 编 辑：孙　勇
装 帧 设 计：MXK DESIGN STUDIO
出 版 发 行：中国发展出版社
　　　　　　（北京市西城区百万庄大街 16 号 8 层　100037）
标 准 书 号：978-7-5177-0899-5
经 销 者：各地新华书店
印 刷 者：河北鑫兆源印刷有限公司
开　　　本：710×1000mm　1/16
印　　　张：19
字　　　数：300 千字
版　　　次：2019 年 1 月第 1 版
印　　　次：2019 年 1 月第 1 次印刷
定　　　价：69.00 元
联 系 电 话：（010）88913231 68990692
购 书 热 线：（010）68990682 68990686
网 络 订 购：http://zgfzcbs.tmall.com//
网 购 电 话：（010）68990639 88333349
本 社 网 址：http:/www.develpress.com.cn
电 子 邮 件：sunyongcdp@126.com

编 委 会

序　言

　　抑郁症是常见的精神障碍之一，是一种具有高患病率、高复发率、高自杀率、高致残率等特征的全球性疾病。据世界卫生组织（WHO）统计研究估计，到2020年抑郁症将成为世界第二大负担疾病，仅次于缺血性心脏病，严重影响人们的生活质量。随着对抑郁症认识和研究的不断深入，近年来对抑郁症的发病机制、诊断分类和治疗方法均取得了不同程度的进展，然而抑郁症的病因迄今为止并未完全阐明，治疗也尚欠规范。面对抗抑郁剂常见的副反应，如何开展规范合理的中西医结合治疗，以求减副增效，提高患者的依从性，是一门具有中国特色的诊疗技术与艺术，国内外这方面专著极少。

　　本书据国内外研究进展并结合作者临床实践，阐述了抑郁症的临床各个方面，特别是中西医结合诊疗抑郁症的循证研究进展、临床路径、针灸临床实践指南及改良心理行为干预等方面，具有实践指导的作用，并且促进了诊疗规范。

　　本书上中下三篇分别从西医、中医（草药）以及中西医结合的角度全面论述了抑郁症的病因、病机、各种类型及诊断治疗的进展与难点，特别是主编之一金卫东教授及其团队通过自己的研究结果，从临床实际出发，进行了治疗决策的量化评价，分别制定了中医、西医、中西医结合诊治抑郁症的指导方案，并贡献了诸多临床验方，有助于临床医生针对患者制定更加规范的个体化中西医诊疗方案。

　　本书同时揭示许多抑郁症的临床热点、难点问题，将是精神科、心理科、神经科、心理（心身）医学科及中医等学科的各级医生、进修生和研究生等进一步学习和实践的重要参考书籍。

洪永波

2018年5月25日于北京

目　录

中篇：中医部分

下篇：中西医结合部分

概　述

抑郁障碍即抑郁症（Major Depressive Disorder,MDD）是最常见的精神障碍之一，是指各种原因引起的以显著而持久的心境低落或无愉快感为主要临床特征的一类心境障碍。临床主要表现为心境低落，与其处境不相称，可以从闷闷不乐到悲痛欲绝，甚至发生木僵（指一种高度的精神运动性抑制状态，并经常保持一种固定的姿势），部分患者会出现明显的焦虑和坐立不安，严重者可以出现幻觉、妄想等精神病性症状。部分患者存在自杀、自伤行为，甚至因此死亡。根据美国《精神障碍诊断与统计手册》第 5 版（Diagnostic and Statistical Manual of Mental Disorders 5 ,DSM-5），抑郁障碍包括破坏性心境失调障碍、抑郁症、持续性抑郁障碍、经前期心绪不良障碍、物质 / 药物诱发的抑郁障碍、医学状况所致的抑郁障碍等类型。其中，抑郁症是抑郁障碍的一种典型状况，符合抑郁发作标准至少 2 周，有显著的情感、认知和自主神经功能改变，并在发作间期症状缓解。

抑郁症的主要临床表现包括核心症状以及其他相关症状，其中核心症状主要为心境低落、情趣丧失，以及精力缺乏。其他相关症状如注意力不集中、失眠、反应迟钝、行为活动减少以及疲乏感等。

国际精神疾病流行病学调查（ICPS，2003）资料，在全球 10 个国家（包括美洲、欧洲和亚洲）37000 成人样本中，抑郁障碍的终生患病率为3.0%~16.9%，大多数国家为 8%~12%，亚太地区资料显示为 1.1%~19.39%。国家卫计委 2017 年公布的抑郁障碍的 12 个月患病率为 3.59%，其中抑郁症 12 个月患病率为 2.10%。

抑郁障碍的发病危险因素涉及生物、心理、社会多方面。目前多数学者认为抑郁障碍表现为多基因遗传方式，但并不遵循孟德尔遗传定律。成年女性罹患抑郁症的比例高于男性，其比例约为 2:1。儿童期的不良经历，具有较为明显的焦虑、强迫、冲动等人格特质的个体易发生抑郁障碍。不利的社会环境对于抑郁障碍的发生有重要影响。此外，躯体疾病特别是慢性中枢神经系统疾病或其他慢性躯体疾病，或为抑郁障碍发生的重要危险因素。

抑郁障碍的治疗目标在于尽可能早期诊断，及时规范治疗，控制症状，提高治愈率，最大限度减少病残率和自杀率，防治复燃及复发。抗抑郁药治疗是当前各种抑郁障碍的主要治疗方法，主张首先选择安全性高、疗效好的第二代抗抑郁药物，如选择性 5- 羟色胺再摄取抑制剂（SSRI）、选择性 5- 羟色胺和去甲肾上腺素再摄取抑制剂（SNRI）、去甲肾上腺素和特异性 5- 羟色胺能（NaSSA）等作为一线用药。药物治疗需保证足剂量、全病程治疗。另外，可单独或者联合心理治疗。

根据抑郁障碍的临床表现，属于中医的"郁病"或"郁证"或"脏躁"等范畴。中医对郁病的认识有着悠久的历史。中医认为郁病的主要原因有情志失调、脏腑功能失常或气血痰等病理因素致病。几千年来积累的中药治疗经验如辨证精当，药用得法，往往效如桴鼓。但也要注意到中医对常见的情绪低落等抑郁症的特异症状改善还不够理想。

从临床实际看，单纯应用中医或西医治疗者，均有治疗满意、效果良好者，也都有治疗疗效欠佳者。所以，纵观现代抑郁障碍治疗的临床实践，中西医结合治疗抑郁障碍是最佳途径。概括起来，中西医结合治疗有以下特点。

首先，中西医结合治疗抑郁障碍继承了中医传统的理论和治疗经验，同时吸取现代医学先进的诊断和治疗方法，中西医两大医学体系相互取长补短、互有启发，促进了对抑郁障碍的认识与研究，造福于广大抑郁障碍的患者。

其次，中西医结合治疗抑郁障碍可提高疗效，减少西药的副作用。西药治疗往往疗效肯定，但也容易出现锥体外系反应、口干、性功能障碍、体重增加、闭经、诱发躁狂等副作用，而这些恰恰是中医治疗的优势所在。在保证西药有效治疗的情况下，尽量减少西药的剂量，配合中药，不仅可以减少西药的副作用，更关键的是可以全面改善患者的体质和耐受性。所以，中西医结合治疗可以保证在尽量少的副作用的情况下，产生确定的疗效，使患者尽早康复。

再次，中西医结合治疗抑郁障碍起效快，可以缩短疗程。实践表明，同时接受中西药治疗的患者，一般在一个或两个疗程后都会取得满意的疗效，起效时间比单纯使用西药快，且作用持久。

西医重诊断，中医重辨证；西药起效快，中药治根本；西药针对特异性症状疗效好，中医中药重人文，重视全面改善患者的形神与心身状态，重视改善患者的体质。中西医结合治疗将二者的优势集于患者一身，发挥"西药起效快、中医治根本"的双重优势，从而使患者受益。

抑郁症的中医治疗至少包括以下几个方面：中药，包括饮片或成药；针灸，包括普通针灸、电针、艾灸；心理治疗等。其中，心理治疗的中医体现更为明显，蕴涵有深远的中国文化。因此，在抑郁症的治疗中，融入中医治疗，相得益彰，会大大提高抑郁症的疗效和康复水平。

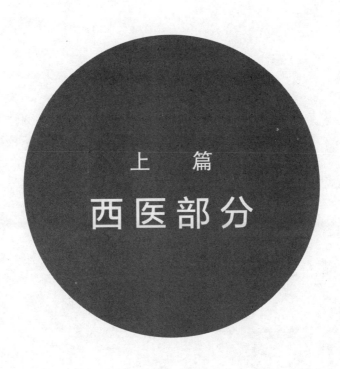

上 篇

西医部分

第一章

抑郁症分类学

第一节 以年龄作为标准的分类

一、儿童青少年抑郁症

青春期的抑郁并不仅仅是一个阶段性的问题，在对成年人抑郁症的回顾性调查中，发现大多数患者的首发抑郁是在青少年期。据国外的研究报道，青少年重度抑郁障碍患病率在4%~8%。在中国，平均有6%~7%的青少年被诊断为抑郁症。33%以上被诊断为抑郁症的在之后20年内曾尝试自杀。有关研究资料的再分析表明，患抑郁症的儿童青少年中，存在物质滥用的约为20%~30%，破坏性行为的发生率约为非抑郁症儿童青少年的6倍左右。

儿童的抑郁情绪不一定通过言语表露出来，有时可能突出地表现为发脾气或某些行为问题。他们若出现精神病性症状，以"幻想性或听觉性"的幻听多见，不像青少年和成年人那样容易出现妄想，此点可能与儿童认知功能发育不成熟有关。青少年患者比儿童更容易出现睡眠及食欲紊乱，与成年人相比，他们较多出现行为问题，植物神经躯体不适症状则相对少见。Knox等调查青少年抑郁症的攻击行为，在74例样本中，将近50%在多个场合表现出明显的攻击、破坏甚至暴力行为。在女孩和男孩比较中发现无论是攻击行为的发生率，还是表现形式都没有明显差别。除品行和违抗障碍之外，攻击行为的严重程度与其他共患障碍没有关系。此外，以睡眠过多、食欲增强、体重增加，以及疯狂购物等为特征的所谓"不典型抑郁症"，常常也见于青少年时期。由于受年龄因素影响，儿童抑郁症的临床症状不如成人抑郁症典型，早期表现为行为问题：激越、旷课，并伴有躯体不适、紧张、恐惧、性格改变、孤僻、情绪不稳、好哭闹，幻觉较成人明显，可能与儿童的思维不成熟、情感体验不深刻，表达较简单、幼稚有关，抑郁症状常被掩盖，但一些基本症状与成人一致。

情绪低落是抑郁症的核心症状，需要从患者的主观体验和面部表情两方面加以考虑。儿童的情感体验比较肤浅，加之表达能力欠缺，他们的情绪低落症状有时很难通过言谈得出明确结论，这种情况下，面部表情（悲伤或缺乏笑容）成为主要判断依据。另一方面，有些病期较长（数月至数年）的青少年，他们的抑郁或悲伤不一定经常能从面部表情上看出来，可能只在言谈中才偶尔有所流露。躯体症状在儿童青少年抑郁症中相当突出。对162名8～18岁儿童青少年抑郁症患者的临床研究发现，近七成患儿至少有一种导致功能损害的躯体症状，以头痛最常见，其他如胸痛、胃痛、腹痛、腹泻、尿频、震颤、眩晕及视力模糊等也很常见。

20%～40%的儿童青少年抑郁症在起病后5年内会出现躁狂发作，因而演变为双相障碍。对72例抑郁症儿童（平均年龄10.3 ± 1.5岁）的10年随访研究发现，发生各型双相障碍的共有35例（48.6%），远远高于正常对照组（71%）。发病早、有精神运动性迟滞或精神病性症状以及有双相障碍或精神病性抑郁家族史者，容易由抑郁症转为双相障碍。

研究报道的儿童青少年抑郁症自杀死亡率存在较大差别，低者约2.5%，高者达7.7%，其原因可能与随访年限及患者所处的时代和文化背景不同有关。调查表明，在自杀死亡的儿童青少年中，至少90%患有精神障碍，其中以抑郁症的危险性最高。与青少年抑郁症发病率升高相应的是，自20世纪中期以来，青少年自杀率翻了4倍，由10万分之215上升到10万分之1112。在目前青少年的各种死亡原因中，12%是由自杀所致。研究发现，青少年抑郁症在首次发病后的15年内，有5%～10%会实施自杀。

二、老年期抑郁症

广义的老年期抑郁症指发生于老年期（≥60岁）的抑郁症，包括原发性（含青年或成年期发病，老年期复发）和见之于老年期的各种继发性抑郁。狭义的老年抑郁症特指≥60岁首次发病的原发性抑郁。有时也称为晚发性抑郁。

老年期抑郁症与其他年龄段抑郁症临床表现存在差异，其情绪障碍和行为异常方面具有一定的特点，表现一些不同程度的非典型抑郁症状。Monfort发现老年抑郁症阳性家族史较少见，躯体疾病所占比重大，认知损害多，主诉躯体不适多，疑病观念强烈。老年抑郁症病人失眠、食欲减退明显，情绪脆弱、波动性大，往往不能很好地表达忧伤的情绪，自杀观念常常不会清楚地表露。一般情况下，老年抑郁症有以下特点：①抑郁症典型的表现较少见；②以焦虑、激越、疑病观念等情绪、行为障碍为特征多见；③亚急性起病多；④促发因素多；⑤焦虑发作比率高；⑥躯体合并症多；⑦症状的波动性大；⑧预后并不较非老年差；⑨自杀并非罕见或少见。

老年期抑郁症常发生于明显的应激性生活事件之后，且与共病的躯体疾病、认知损害或共病痴呆（认知障碍）和严重的焦虑障碍有关，因此老年抑郁症的诊断和鉴别诊断比较困难。据估计约 1/3 老人以躯体不适和疑病为抑郁的首发症状。

老年期抑郁症呈典型的抑郁症核心症状者仅少数，临床表现错综复杂，干扰因素多，因此应仔细、全面考虑有些诊断，以免误诊。

1. 疾病的早期，症状较轻，情绪障碍不一定占突出地位，可能以植物神经系统紊乱较为明显，即表现食欲不振、便秘、失眠、疲乏无力。有人称之为类神经症综合征，这时不一定引起人们注意，以老年人一般性不适对待，因而易误诊误治。

2. 在情绪障碍和行为异常等方面，老年期抑郁症也有一定的特点，即出现焦虑、抑郁或自怨自艾的混合状态。有的患者面无表情，似乎毫无情感体验；有的患者在焦虑—抑郁同时，伴有激动不安、来回踱步，似有难言的苦楚或不幸的遭遇。有人认为这种激越性抑郁的临床相，为老年期抑郁症的特征表现，有诊断意义。

3. 近年来发现部分老年期抑郁症，其情绪障碍甚轻微，而被某些躯体性主诉所掩盖，如各种疼痛、心悸、胸闷、局部麻木感、关节痛等，很像器质性症状，这类患者往往首先到神经科和内科，经反复检查未发现阳性体征和实验室异常指征，而常以功能性疾病转到精神科会诊，对这种无抑郁情绪的抑郁症，可纳入隐匿性抑郁症的范围。

4. 妄想在抑郁症中并非少见，一般多为自责、自罪妄想。而老年期抑郁症的妄想多为被害、被窃、贫穷、罪恶妄想，并可在植物神经系统紊乱、躯体不适的基础上出现疑病或虚无妄想，在妄想影响和绝望情绪下，可导致自杀行为。因此，妄想明显的老年抑郁症，应高度重视。

5. 部分老年期抑郁症可出现欣快、情感脆弱、言语罗嗦、记忆力下降，甚至锥体系等脑器质性症状和体征，病情缓解时，这些症状大多随之消失，因此，临床工作中应详细检查，以防误诊。

6. 少数老年期抑郁症伴有分裂症样症状，他们以幻觉、妄想为主，易被诊为精神分裂症，但这些幻觉、妄想内容大部分与患者感觉降低有关系，并随情绪的好转而逐渐消失，应予以重视。

7. 一些老年期患者在发病时有明显的诱因，且这些诱因在临床症状也反映出来，故易误诊为反应性精神病，对这一点也应重视。

8. 有些轻度和中度的老年性痴呆，可出现不典型的抑郁状态，即器质性抑郁，有的有哭笑无常表现，有时难与老年期抑郁症鉴别。痴呆患者起病缓而隐渐，病程可持续发展，首先是近记忆力下降，然后是远记忆力。有些老年性抑郁症可出现假性痴呆症状，但是在抑郁性假性痴呆中，常可发现他们情绪障碍的出现要比其他症状早的多。在精神检查中，可发现他们往往不是不能回答，而是不愿意回答问题，这一点应与痴呆相区别。另外也可采取诊断性治疗的方法，往往通过抗抑郁治疗，痴呆症状而随之消失。

9. 部分老年期抑郁症，以心烦、情绪不佳为主，但常有饮酒、吸烟的习惯，注意其掩盖抑郁症状而被误诊。

10. 部分老年期抑郁症患者突出表现为失眠，应注意滥用镇静剂掩盖抑郁症状而被误诊。

第二节　女性特有的抑郁症

一、更年期抑郁症

更年期（climacteric period）是妇女从成年进入老年所必须的阶段，是介于生育期和老年期的一段时期，即妇女从有生殖功能到无生殖功能的过渡阶段，包括围绝经期前、后。围绝经期，指一经开始发生内分泌、生物与临床类似绝经的表现至停经后 12 个月内。绝经更年期的标志，当在绝经前后有一定的起始与终止持续的时间。1994 年 WHO 曾对绝经期（menopause）、绝经前期（premenopause）、绝经后期（postmenopause）予以清晰的定义——围绝经期（perimenopause），发生于这个时期的抑郁症就称为围绝经期抑郁症（perimenopause depression）或更年期抑郁症。

美国国立精神卫生研究所的流行病学调查表明，女性抑郁症的患病率高达 8%，是男性抑郁症的 1.7 倍，提示抑郁症可能与女性激素的异常相关联。女性在性激素迅速变化阶段易感抑郁，尤其是绝经期，欧美有学者统计在更年期妇女中，有 50% ～ 60% 的人有轻度抑郁症，1% ～ 3% 患有严重抑郁症。未经治疗的抑郁症通常会持续 6 ～ 9 个月，大约 50% 有复发可能，严重抑郁者中约有 15% 会有自杀行为。国外调查资料显示，芬兰对 8000 例年龄大于 30 岁的样本调查资料分析，女性 40 ～ 49 岁抑郁发病增长最快，60 ～ 64 岁达到发病峰值。而这个年龄范围抑郁的发生率与女性更年期的生理改变密切相关。国内对更年期抑郁症的研究报道较少，近年已逐渐引起重视，1998 年对上海市城区和郊县共 2000 例 40 ～ 60 岁妇女进行调查，结果显示，更年期妇女抑郁症状的发生率高达 30.3%。北京医科大学妇儿保健研究中心调查显示 45 ～ 55 岁妇女，发现抑郁症状发生率为 46.06%，其中轻度 32.22%，中度以上 13.84%。女性抑郁症的发生率明显高于男性，女性更年期抑郁症发生的显著增高与神经、内分泌功能失调有关。

抑郁和焦虑是围绝经期妇女情感障碍较常见的两种异常心理症状。抑郁可以是一种负性情绪，即感到心境低落或沮丧和悲伤的情绪过程。抑郁病人可表现出对生活失去乐趣，对任何事情都感到无意义。常有无故内疚感及注意力难以集中等症状。焦虑可能是伴随其他疾病的一种症状或是警告信号，也可能是某种精神异常的表现形式，如恐慌症、强迫症、创伤后的紧张和一般的焦虑症。阵发性恐慌性焦虑时，可出现气短、胸闷、心悸、头晕，或有失去控制的感觉，由此而导致孤独和恐惧。围绝经期抑郁症妇女的主要心理特征为：能力和精力减退，注意力不集中，易激动，情绪波动较大，紧张、抑郁、焦虑、入睡困难和失眠，并常常自感头痛、头晕、乏力不适，这些症状是多变的，且没有特异性，持续存在，并能意识到自己存在心理障碍。

对 40 ～ 55 岁患有抑郁症状的妇女进行诊断，都要询问月经的变化和一些与绝经相关的躯体症状，这些可使心理评估标准化。例如血管收缩症状（潮热或冷汗），阴道干涩、萎缩，性生活困难和睡眠的状况都是很重要的临床评估标准。假如某妇女有明显的围绝经症状而没有月经紊乱，那么检测 2 ～ 3 个周期的血清 FSH 和雌激素的水平将很有价值。如果 FSH>20UI/L，雌激素 <60pg/mL，显示卵巢功能下降，结合临床症状，即使没有月经紊乱，也可诊断围绝经期综合征。研究发现，有抑郁症状的

围绝经期妇女与没有症状的围绝经期妇女比较，其 FSH、促黄体生成激素（LH）、E_2、E_1、雄激素（T）、游离型睾酮（FT）或 E_2/LH 比值没有明显变化，但发现清晨的脱氢表雄酮（DHEA）和硫酸脱氢表雄酮（DHEA-S）明显降低，可能是诊断围绝经期抑郁症的指标之一。

二、产后抑郁症

产后抑郁症是指在产褥期发生的抑郁，是一种精神疾患，1968 年由 Pitt 首次提出。20 世纪 80 年代以后，产后抑郁症受到了国际上的普遍重视，为此进行了大量的研究工作。然而，由于研究设计、测量工具、样本大小、抑郁诊断标准以及研究的时间不同，即缺乏概念上和方法上的严密性，从而造成报道产后抑郁症的发病率有很大差异。Pitt 最初的研究报道为 10.8%，目前认为在 3.5% ～ 33% 之间。我国这方面资料尚不多见，发病率报道差异也很大，为 3.8% ～ 18.48%。因纵向研究极少，对产后抑郁症的持续时间相对知之甚少。有人提出大多数产后抑郁症患者可在 3 ～ 5 个月恢复。一般认为产后抑郁症的预后较好，约 2/3 的患者可在一年内康复，如再次妊娠则有 20% ～ 30% 的复发率。

产后抑郁症多在产后 2 周发病，有的更早出现产后第 3 天，所谓 Third Blue，容易忽视，通常产后 4 ～ 6 周症状明显。临床表现与一般抑郁症状相同，主要特征为：①情绪方面，常感到心情压抑、沮丧，情感淡漠。表现为孤独、害羞、不愿见人或伤心、流泪，甚至焦虑、恐惧、易怒，每到夜间加重。②自我评价较低，自暴自弃、自责、自罪，或表现对身边的人充满敌意、戒心，与家人、丈夫关系不协调。③创造性思维受损，主动性降低。表现为反应迟钝，注意力难以集中，工作效率和处理事物的能力下降。④对生活时常缺乏信心，觉得生活无意义。表现为厌食、睡眠障碍、易疲倦、性欲减退，还可能伴有一些躯体症状，如头昏头痛、恶心、胃部灼烧、便秘、呼吸心率加快、泌乳减少等。重者甚至绝望，出现自杀或杀婴的倾向，有时陷于错乱或昏睡状态。

产后抑郁症病因比较复杂，一般认为是多方面的。随着现代医学模式的转变，对产后抑郁症的研究也由单纯的生物学观点转向综合考虑生物、心理和社会诸因素的影响。越来越多的研究表明，社会心理因素对产后抑郁症的影响不可忽视。人格特征是其发生的基础；在孕期及产褥期中，内分泌改变是其发生的生物学基础；心理退化现象是其发生的心理学基础；负性生活事件等应激（压力）增加是产后抑郁症发生的促发因素。

1. 人格特征是产后抑郁症的基础：有研究报道，产后抑郁症患者有情绪不稳定、对外界反应敏感和性格内倾等人格方面的缺陷。

2. 内分泌改变是产后抑郁的生物学基础：在产褥期整个过程中，机体内环境发生很大的改变，尤其是内分泌改变是产后抑郁症发生的生物学基础。妊娠后期体内雌激素、黄体酮显著增高，皮质类固醇、甲状腺素也有不同程度增加。分娩后这些激素突然撤退，黄体酮和雌性激素水平下降，致脑内和内分泌组织的儿茶酚胺减少，从而影响高级脑活动。此外，产妇经过妊娠、分娩，机体疲惫，精神紧张，神经系统机能状态不佳，进一步促进内分泌机能状态的不稳定，导致产后抑郁症的发生。有研究报道与甲状腺功能不良也有关。

3. 心理退化现象是产后抑郁症的心理学基础：孕育、分娩是一个复杂事件，心理分析家认为所有妇女在孕期及产后均会出现心理"退化"现象（即在行为上变得更具有孩子气），而此改变可引起心理冲突。不良的社会心理因素可诱发其发生，加速其发展。如产妇不恰当的处世表现、情绪控制差、分娩前的心理准备不足、分娩知识掌握不够、缺少家庭的支持、婴儿的性别和健康状况、缺乏照顾孩子的经验、住房困难、夫妻关系不和睦、家庭的经济状况、分娩时医务人员或其他人员态度等等，是产后抑郁症的促发因素。

4. 躯体因素：国内曾有报道，有产时并发症、经产钳及剖宫产分娩的产妇，产后抑郁症的发生率有增高的倾向。也有研究报道，妊娠合并症、并发症，产时及产后情况等未发现与产后抑郁症有明显关联，说明社会心理因素的作用对产后抑郁症的影响更为重要。

5. 既往因素：既往精神病史，特别是抑郁症病史是发生产后抑郁症的危险因素。

6. 遗传因素：这是精神障碍的潜在因素。

7. 年龄因素：大年龄或小年龄的孕妇易发生。

三、经期有关的抑郁症

经前期综合征（Premenstrual Syndrome，PMS）是指在月经周期的黄体期有规律、障碍反复发作的一组症状集合，主要包括躯体和心理症状。经前期烦躁不安征（Premenstrual Dysphoric Disorder，PMDD）是一种 PMS 的严重状态。国外研究表明大约 75% 的妇女患 PMS，而在患 PMS 者中又有 14% 患有 PMDD。国内研究以乔明琦等为代表对 PMS 流行病学调查研究表明，该病的发生率占成年女性的 41.9%。某高校女大学生的 PMDD 的检出率为 7.91%。

育龄妇女在应届月经前 7～14 天（即在月经周期的黄体期），反复出现一系列精神、行为及体质等方面的症状，月经来潮后症状迅即消失。由于本病的精神、情绪障碍更为突出，以往曾命名为"经前紧张症""经前期紧张综合征"。近年认为本病症状波及范围广泛，除精神神经症状外还涉及几个互不相联的器官、系统，包括多种多样的器质性和功能性症状，故总称为"经前期综合征"。但仍有学者突出有关情绪异常这方面的症状而提出"晚黄体期焦虑症"（Late Luteal Phase Dysphoric Disorder，LLPDD）

经前心境恶劣障碍临床诊断标准，符合以下标准应该考虑为本病。

1. 在以下 14 个抑郁、焦虑、认知，或者躯体症状中至少存在 5 项，其中 4 项特殊症状中（*）至少 1 项是在过去大部分月经周期中经历过。症状在经前一周开始，必须在行经开始后几天内消失。

　　① 明显的抑郁心境、无助感、自我贬低自己 *；

　　② 突然伤感情绪体验或流泪，对个人的排斥的敏感增加 *；

　　③ 对日常活动兴趣降低；

　　④ 无生气、疲劳、明显缺乏能量；

　　⑤ 对某些事物和食欲明显改变；

　　⑥ 失眠或者过度嗜睡；

　　⑦ 明显的焦虑、紧张或出现激动、急躁 *；

　　⑧ 持续或明显的激惹、易怒、人际关系冲突增加, 感觉或失去控制 *；

　　⑨ 主观上感到注意集中困难；

　　⑩ 乳房柔软或肿胀；

　　⑪ 头痛；

　　⑫ 关节和肌肉痛；

　　⑬ 体重增加；

　　⑭ "浮肿"感觉。

2．自我症状干扰社会、职业、性生活或者学习功能。

3．自我症状与经期周期密切相关，不是同时存在的抑郁、焦虑、性格障碍所致。

4．标准1、2，和3必须在未来连续2个月经周期每天评定中得到证实。

典型的经前心境恶劣障碍症状常在经前一周开始，逐渐加重，至月经前最后2~3天最为严重，一般在月经开始后消失，有些病人症状持续时间较长，一直延续到月经开始后的3~4天才完全消失。还有少数病例月经周期中存在两个不相连接的严重症状期，一是在排卵前后，然后经历一段无症状期，于月经前一周再出现症状。

第三节　与中枢疾病有关的抑郁发作

一、脑卒中后抑郁症

脑卒中后抑郁（Poststroke Depression，PSD）是以持久的心境低落、兴趣下降、思维行动迟滞和语言动作减少等为主要特征的常见并发症。严重影响患者瘫痪肢体功能的康复和生活质量，并可使死亡率升高。有时也称为"血管性"抑郁。多数研究资料显示 PSD 的发病率较高，为 20% ～ 60%，国内李常度等报道 160 例中风患者中抑郁的发病率高达 63.13%；国外文献报道 PSD 的发生率为 20% ～ 79%，但多在40% ～ 50%，其中重度抑郁大约占 10%。龙洁等在一项研究中报道脑卒中的抑郁发病率为 34.2%，其中轻度 20.4%，中度 20.2%，重度 3.6%。国外有关资料显示，急性脑卒中后抑郁的发生率为 19% ～ 27%；其中 2 ～ 4个月发生率为 32% ～ 58%，康复期的发病率为 38% ～ 64%，6 个月后的发生率为 60%，1 年后其发病率与患病 1 年内的发病率比较有下降趋势，1 ～ 1.5 年的重症抑郁发病率为 7% ～ 16%，2 年后为 19% ～ 21%，3 年后为 29%。1979 年 Fiebel 等报道 113 例卒中病人发现 PSD 在卒中后 6 个月至 2 年的发生率较高，2 ～ 9 年抑郁发生率减少，10 年以后抑郁发生率再次升高。Gustafson等指出卒中后早期和晚期至少30%的病人有抑郁的经历。这些差异与样本的选择、评定工具的使用、卒中后评定的时间和诊断标准不同有关。

多数学者倾向于"神经生物学机制"学说。因为卒中病变损害了脑干蓝斑等结构向侧丘脑和左侧额叶投射的去甲肾上腺素（NE）能和5-羟色胺（5-HT）能神经元及其传导通路，导致NE和5-HT含量下降而致抑郁。近年来利用正电子发射体层（PET）扫描对脑卒中患者的脑代谢研究也表明，脑卒中后伴发抑郁的患者NE能和5-HT能神经递质低下。另外，有研究认为，对PSD患者用增加单胺类递质含量的抗抑郁药物治疗后，抑郁症状可以缓解，进一步支持以上理论。但是不可忽视病人的心理因素，这就是"反应性机制"学说。此学说认为家庭、社会、疾病等多种因素导致病后生理、心理平衡失调，即脑卒中的严重程度及由此带来的工作及生活能力的丧失所造成的负面影响对抑郁的发生起到一定的作用。另外，目前有部分学者研究认为，PSD可能是脑血管疾病的一个临床表现。卒中后抑郁可能为各种急慢性病变对脑血管系统进行性损害的结果，额叶或其调节通路对单个或多个病灶阻断，当达到某一限度可发生抑郁。因此，PSD的发生是多因素共同作用的结果。

PSD以焦虑、睡眠障碍、躯体化因子表现为主，患者主要担心疾病能否恢复，担心给他人造成负担，对未来失去信心，有失落感，自悲，自责，兴趣减低。Starkstein等根据DSM-Ⅲ标准将脑卒中后抑郁临床分两型：①轻度抑郁：表现为悲伤、睡眠障碍、精神活动力减退、注意力不集中、思虑过多、兴趣下降、失望、易激惹等。②重度抑郁：除轻度抑郁症状外，尚有紧张、早醒、体质量减轻、食欲下降、思维迟钝、幻觉、幻想、绝望和自杀观念等。汉密顿抑郁量表（HAMD）17项版本评定：≥8分为轻度抑郁，≥17分为中度抑郁，≥24分为重度抑郁。临床尚见到一些不典型的脑卒中后抑郁症，无明显抑郁情绪，表现为周期性的各种躯体不适。

病变部位对之影响很大。许多研究表明，PSD与脑卒中病灶部位关系密切。脑卒中后抑郁产生的脑定位害损依次为大脑前动脉支配的前部脑叶、颞叶，大脑中动脉支配的前中部脑叶、枕叶、豆状核、外囊、丘脑、脑桥基底部、髓质（medilla），而主要的是额叶/颞叶、基底部、脑干腹侧这一环路。阳初玉等研究结果表明，大脑皮质、皮质下、小脑、脑干等部位的脑卒中均可引起抑郁，而皮质下脑卒中抑郁发生率最高。杨旭等对卒中后抑郁症的脑代谢研究表明，右大脑半球卒中者 5-HT 受体增高，而左大脑半球病损者无此变化。说明卒中后抑郁的发生与大脑半球有关。有学者研究后认为，PSD 的病灶与左右半球无明显关系，而左前部损害后神经病理学改变在抑郁症的病因学可能起着重要作用。目前多数学者认为，优势半球病变和额叶近端损害可导致脑卒中后抑郁的发生。国外有研究表明，一侧大脑中动脉梗死后发生抑郁者占 48%，而脑干和小脑梗死者则占 35%，提示半球梗死后抑郁的发生率高于脑干和小脑梗死。因此，临床医师对所有脑卒中患者，不管病变损害的部位在哪里，均需仔细确认是否存在抑郁症状。

二、脑外伤后抑郁症

文献报道脑外伤（Traumatic Brain Injury，TBI）后最常见的社会心理问题是抑郁，关于 TBI 后抑郁发生率的报道有很大差异，这可能与研究方法（如评估工具、损伤程度、损伤后的时间以及研究人群）的不同有关。依据精神障碍诊断和统计指南（DSM-Ⅳ）制定的可靠的和经验性抑郁诊断标准，发现 TBI 后抑郁症的发生形式随时间（急性期、恢复期、慢性期）不同而不同。有报道 TBI 后 1 年的抑郁发生率是 13%，3 年是 38%，5 年是 50%，8 年是 61%，证实 TBI 后情感疾病的发生率随时间的增加而增加。

Kreutzer 等采用一个脑外伤大样本，运用神经行为功能量表（the Neuro-behavioral Functioning Inventory，NFI）去评价患者的与 DSM-Ⅳ 相关的症状，发现 42% 有抑郁紊乱，最主要的症状包括疲劳（46%）、沮丧（41%）、注意力分散（38%）、厌倦（32%）。DSM-Ⅳ 标准 A 症状包括 3 种情绪分类：抑郁情绪，兴趣或乐趣丧失，感到无价值。在抑郁的情绪中，26% 患者有易怒和易激动，25% 患者感到沮丧，18% 感到悲伤或抑郁，12% 经常感到失望，16% 以争吵作为易怒的表现。

DSM-Ⅳ 标准 A 症状主要包括 4 种躯体分类：体重的改变，睡眠紊乱，精神焦虑或迟缓，精力下降，NFI 量表中一个项目描述了饮食习惯的改变，样本中仅 8% 表现为食欲降低。NFI 量表中另一个项目描述睡眠障碍，22% 难以入睡。24% 患者认为他们的活动常很迟缓，而 20% 患者诉说难以安静。往往诉有精力明显减退的患者中大多感到活动后容易疲劳，有的则感到经常处于疲乏状态。

DSM-Ⅳ诊断标准框架以2个主要认知问题为特征，即思考能力的下降和反复出现死亡的想法，包括注意力不集中和记忆障碍，28%患者诉说他们的记忆容易打断，25%很难再重复思考，约20%存在下列问题：注意力不集中，忘记他们所做的事，忘记昨天发生的事等。在NFI量表项目里描述了反复出现死亡的想法，有7%的患者有时感到威胁要伤害他们自己，2%认为这种威胁会经常出现。

有研究发现，人口统计学因素（如年龄、性别、种族、教育程度等）和TBI相关因素（如TBI严重程度、TBI后时间等）均不是TBI后抑郁的预测因素。尽管此前有研究认为TBI前伴发精神疾病可以预测TBI后发生抑郁症，但未发现两者有直接的关系。TBI后发生精神疾病相当常见，且以焦虑最多。TBI后抑郁者伴发其他精神疾病的几率会大大增加，TBI后无抑郁但伴有其他精神疾病者也明显影响了其社会心理功能，这些提示应对TBI后精神状态的改变做出更广泛的评估。TBI后5年里不同生活经历的患者精神状态及社会心理功能均改变，发现抑郁的发生率可以随时间的增加而增加或降低，这与先前的一些研究结论相似。抑郁的发生形式与TBI后疼痛水平有关，疼痛可能是抑郁的始动刺激因素和维持因素，尽管有研究已证实这一点，但还值得进一步研究。

三、帕金森氏病与抑郁症

帕金森病（Parkinson's Disease，PD）是常见的神经系统变性疾病，至今原因不明，主要影响患者的运动功能，表现为强直、震颤、姿势异常等。帕金森病也常有自主神经功能症状和情绪障碍，其中帕金森病伴发的抑郁症状（Parkinson Disease with Depression，PDD）的发生率国内外报道达40%～70%，是影响PD患者生活质量的首要因素。

James Parkinson最早在对帕金森病的报道中就提到了抑郁症。抑郁经常伴随着PD，是PD最常发生的精神障碍。尤其在PD的非运动症状中，抑郁症状是最主要的表现，并对病人的生存质量、日常活力和认知功能都有明显的负性影响。

关于帕金森病抑郁的发病率的报道结果不一，Ring等认为抑郁的发生率在10%～60%之间，其他的研究大多在40%左右，国内的研究中发现帕金森病的抑郁发生率为 43.6%，以轻度抑郁为主，中重度抑郁仅占总抑郁的 11.8%，这与一般的研究结果一致。目前较为公认的观点是随着对 PD 患者神经心理学的研究，已证明 PD 患者出现的抑郁并不是运动障碍产生的心理反应，而是 PD 伴随的一个症状，并是 PD 患者神经心理障碍突出的表现之一。

引起 PD 患者抑郁的原因目前尚未完全清楚。许多研究认为，PD 的抑郁并非患者心理反应所致，而与非多巴胺能神经元生化改变有关，是一种器质性抑郁。本研究显示，PD 患者抑郁的发生与病情及病程有关，病程越长，病情越严重，抑郁的发生率越高，这与文献报道相同，提示随着病情的进展，影响了去甲肾上腺能和 5- 羟色胺能神经元及其通路，单胺类神经递质含量下降，从而导致抑郁，Logistic 回归分析显示 Webster 功能评分每增加一级，患抑郁的风险增加 3.14 倍，也支持这一观点；同时，随病情进展及运动障碍的逐渐加重，患者日常生活能力下降，影响了患者的情绪，因躯体疾病而产生的心理反应，在 PD 患者抑郁的发生中也起一定作用。

帕金森病人的抑郁症特征类似于内源性抑郁。PD 伴抑郁症的病人比非抑郁症的病人显得更加焦虑、悲观、易激惹，患者有自杀意向但缺少自杀行为；较少自责自罪，较少妄想、幻觉和周期性的节律变化。PD 伴发抑郁症可以导致病人认知和运动功能迅速衰退。多数患者有无法解释的疲乏、劳累及主动性减退。主诉记忆力障碍的 PD 病人很可能是患了抑郁症而不是痴呆，应该引起临床医生的注意。临床上长期用左旋多巴治疗的 PD 病人会有"开""关"现象。在"开"的期间，病人症状突然缓解，常伴有多动；在"关"的期间，病人症状加重，僵住并难以活动。症状波动的帕金森病人在"关"的期间经常表现出短暂的烦躁不安，并非是真正的抑郁。某些病人在"关"的期间甚至达到重症抑郁的临床标准，而在"开"的时候则达不到标准。另外，抑郁症状也可能在 PD 的运动障碍之前就出现。

值得一提的是越来越多证据表明，抑郁症与血管性及脑部微血管变化关系等极为密切，冠心病、高血压、糖尿病、脑卒中等患病率较高，有学者称为血管性抑郁障碍，美国最新诊断标准也打破以往功能性分类，若明确躯体疾病，最后给予标名其病因。

第四节　以发作形式的分类

一、复发性的短暂性抑郁

复发性短暂性抑郁（RBD），早在 1889 年 Kraepelin 定义躁狂抑郁症，代表一组情感性疾病，包括短暂多发性精神障碍，涉及到相当的自杀率及寻求治疗。1915 年 Gregorg and Bleuler 和 1929 年 Paskind，描述作为一种复发性抑郁，持续几小时到几天。1980 年 Clayton 等人对短暂性抑郁称之为"很短的抑郁"，且认为短暂时间的情绪波动是相当严重的，涉及急性自杀，故再次作为科学家探讨的焦虑。RBD 诊断前必须排除心理因素，且有不规则的间歇期，复发性短暂性抑郁是一种新的诊断范畴。Angst 及 Collegues 认为，需要具有抑郁情绪及失去兴趣，然而 RBD 的诊断是根据时间因素和抑郁症状范畴所决定的。诊断至少 9 项抑郁症状（即抑郁情绪、失去兴趣、差的食欲、体重下降、失眠或轻度失眠、疲劳感、精神运动性迟滞或激惹、无价值感、罪恶感、思维能力下降及注意力集中困难、自杀观念）中 5 项类似重症抑郁，病程少于两周（90% 一般在 1 ～ 3 天），复发至少一年 12 次，有工作能力损伤，一年患病率在一般人群中大约为 5%，终身患病率为 16%，涉及相当高的自杀率、有意义的职业功能损伤、社会功能减退及寻求治疗，女性较为多见。RBD 中约 50% 的人没有治疗，50% 主动寻求治疗，其中去一般医疗机构占 25% ～ 35%、心理医生 20% ～ 30%，精神科医生占 50% ～ 60%，RBD 已为 ICD-10（1992）接受，列于 F38·1"其他复发性心境障碍"项中。

复发性短暂性抑郁可能发展成重症抑郁，反过来也成立。在瑞典一项纵向流行病学团体研究中，发现 RBD 抑郁症状超过 10 年的病程，仅 45% 诊断重症抑郁、3% 为神经性抑郁，52% 抑郁不能再被归纳为其他类型。Clayton 等人对 56 例 RBD 经过 7 年随访，53% 不能再诊断。

二、持续性心境障碍

在持续性心境障碍中，心境恶劣是其中主要的表现类型。"心境恶劣"这个概念起源于希腊语，意思是"情绪不好的"，可追溯到希波克拉底对忧郁气质的描述。1863 年 Kahlbaum 对它进了第一次临床描述，认为它是一种慢性形式的忧郁，以与"环性心境障碍（cyclothymia）"，一种心境周期性波动为特征的障碍相区别。ICD-9 列出了"抑郁性神经症"，与 DSM-II 一样，这是个深受精神分析学派影响的诊断性概念。DSM-III（美国精神病学协会，1980）把所有超过 2 年的慢性抑郁定义为"心境恶劣障碍"（以下这类简称 PDD）；ICD-10 中恶劣心境包括了抑郁性神经症、抑郁性人格障碍、神经症性抑郁及持续性焦虑抑郁等诊断性概念。"心境恶劣"这个概念经历了上述各期的变迁，然而自从这个概念被 DSM-III 引入，其与重性抑郁及人格障碍的关系就一直是精神病学界一个争论的问题。

大多数典型心境恶劣起病年龄较早，进展隐袭，表现为一种波动性或进行性病程，且经常符合 MDD 的诊断标准，长期的人际关系障碍导致对挫折的耐受差，刻板僵化，还有忧郁、退缩、自责、精力下降、缺乏自信、回避。"心境恶劣"被 ICD-10（WHO，1992）描述为一种慢性抑郁心境，其抑郁心境从抑郁发作的严重性和病程来看都不符合复发性重性抑郁障碍的诊断标准。其主要特征是：①不是重性抑郁障碍的残留症状；②超过 2 年的慢性持续性或间歇性病程；③症状较轻；④缓慢发展；⑤合并病杰人格；⑥社会功能保持相对较好。

DSM-II 把慢性抑郁定义为一种人格障碍。但 Akiskal 继后把它归入心境障碍，DSM-III 中所有超过 2 年的慢性抑郁都被定义为心境恶劣，DSM-III-R 把心境障碍与环性心境障碍归入情感障碍类别，ICD-10 虽包括许多类别，但它是一种伴有抑郁特质的慢性抑郁，可能包括了抑郁人格。这里有以下 3 种情形：①人格基础：PDD 的发生与患者的人格基础是不可分割的，患者的性格特征常为自卑、压抑、胆小、依赖、被动、敏感、软弱，而 MDD 的病前性格就不一定如此：有些是循环型性格，也有的似乎不存在特殊的病前性格基础。陆林（1998 年）研究发现心境恶劣患者 EPQ-N 分明显高于 MDD 组，提示心境恶劣患者更多具有焦虑、紧张、易怒，对各种刺激反应过于强烈等神经质特征。MDD 患者 EPQ-P 分高于 PDD 心境恶劣组，提示 MDD 患者更多具有孤僻、好独处、感觉迟钝，对人抱有敌意等特征。②与人格障碍的家系性联系：Klein（1996 年）研究心境恶劣与发作性 MDD 家系中早发性心境恶劣、心境障碍与人格障碍的情况，发现心境恶劣及发作性 MDD 先证者中人格障碍高于对照组，提示心境恶劣、发作性 MDD 看起来与人格障碍有家族性联系，心境恶劣可能更强些。Riso（1996 年）调查具有 B 族人格障碍及不具有 B 族人格障碍的心境恶劣及正常对照的亲属 B 族人格障碍的情况，发现具有或不具有 B 族人格障碍的心境恶劣亲属中，心境恶劣伴有 B 族人格障碍的患者明显高于正常对照。此外，合并 B 族人格障碍的心境恶劣亲属中，没有心境恶劣的 B 族人格障碍明显高于不合并 B 族人格障碍的 PDD 亲属数，最后结论：心境恶劣与 B 族人格障碍共存，因为有共同的病因学因素。③与人格障碍的共病：Sanderson（1992）研究发现 50% 的 MDD、52% 心境恶劣至少合并有一种人格障碍，而最常见的是回避型和依赖型人格障碍。但后来的研究多支持 PDD 比 MDD 更多的合并有人格障碍：Pepper（1995）使用定式诊断性检查研究发现心境恶劣中符合人格障碍的比率（60%）比发作性 MDD（18%）高得多，心境恶劣的轴Ⅱ诊断主要是边缘型、表演型、回避型人格障碍。Garyfallos 等（1999）的研究发现心境恶劣，尤其是早发心境恶劣比 MDD 更多的伴有人格障碍，且以 B 组和 C 组人格障碍为主，主要包括边缘型、表演型、回避型、依赖型和自我挫败型等。

三、双重抑郁

Keller 等在美国国立精神卫生研究所（NIMH）一项协作研究论文中将双重抑郁症定义为"在心境恶劣障碍基础上伴有重性抑郁障碍"，并且就其临床相、病程于 1982 年首先给以报道。由于基础性心境恶劣障碍，恢复至完全缓解者只占 31%，而 58% 为部分缓解。尽管抑郁相恢复，但心境恶劣障碍这一基础性疾病大多仍残存。

从心境恶劣障碍看双重抑郁的患病率高达 90%，而从重性抑郁症看相比之下却明显较低，Keller 等报告为 25% 左右。关于一般群体样本中双重抑郁的患病率，Angst 等在以瑞士苏黎世进行的截止 30 岁的一般青年为对象纵断面调查发现，双重抑郁的患病率为 1%；而 Lewinsohn 等在美国俄勒冈州调查群体样本的双重抑郁差异比（OR）为青春期 3.4，成人 1.6，显然青春期发病危险性高。

大多数调查支持双重抑郁合并其他精神疾患和人格障碍的比率很高。在轴Ⅰ中，同病频率高的疾病有焦虑障碍、药物依赖、摄食障碍；在轴Ⅱ

人格障碍中，有回避性人格障碍、依赖性人格障碍、强迫性人格障碍、边缘性人格障碍。Klein 等根据重性抑郁症和双重抑郁的追踪调查发现，双重抑郁合并焦虑障碍 71%，合并摄食障碍 22.6%，合并药物依赖 45.2%；重性抑郁症合并焦虑障碍 50%，摄食障碍 6%，药物依赖 28%。经 2 组间同病率比较发现，合并焦虑障碍与摄食障碍在双重抑郁中有意义多。Levitt 等也发现，合并焦虑障碍为 46%，而合并重性抑郁障碍为 25%，两组间示有统计学意义的差异。Sanderson 等就 292 名抑郁症患者人格障碍的合并率在重性抑郁症、心境恶劣障碍、双重抑郁三组间进行比较研究发现，无论哪种类型抑郁症均出现高比率合并人格障碍，其中合并一种人格障碍的合并率为重性抑郁症 50%，心境恶劣障碍 52%，双重抑郁 69%，以双重抑郁最高；合并两种人格障碍的合并率为重性抑郁症 13%，心境恶劣障碍 24%，双重抑郁 13%，以心境恶劣障碍最高。在该研究中双重抑郁所出现的高比率合并人格障碍有依赖性人格障碍、边缘性人格障碍、回避性人格障碍。就 3 组间合并人格障碍种类而言，未提示有统计学意义的差异。

第五节　以精神病理学为特点的分类

一、非典型抑郁

非典型抑郁（Atypical Depression）是指非典型症状的抑郁症；其发病较早，多发于女性（男性的 2～3 倍），病程常为慢性，极少为发作性。对他人的拒绝特别敏感。这一特质在未发作前就可存在，发病后加强。到目前为止，至少有不少于 7 个关于非典型抑郁的诊断标准和概念，这说明这的确是一个"非典型"情形；临床或日常生活中可见"隐匿形"抑郁症，"微笑形"抑郁，"勤勉型"抑郁等类型，容易被忽视或误诊误治，使患者长期陷于痛苦或自杀悲剧，故早期识别非常重要；详见第三章。

二、精神病性抑郁

精神病性抑郁从广义上说有两种概念，其一是说这种抑郁很严重，有精神病的性质，与过去所说的躁狂抑郁性精神病有类似的意思。其二是说抑郁症伴有精神病性症状，如幻觉、妄想等。

DSM-III 和 DSM-III-R 把精神病性抑郁归为重性抑郁，又按精神症状性质把精神病性抑郁进一步分为与情感协调（如自责自罪、疑病）和与情感不协调（如被害、被控制、思维插入）两种。而且 DSM-II-R 特别指出，当占主导地位的心境症状不存在时（即心境症状发生前或缓解后），妄想或幻觉不得长于 2 周。而 DSM-IV 却未特别强调这一点。

ICD-10 对精神病性抑郁的定义是：符合重性抑郁发作的诊断标准，并且存在妄想、幻觉或抑郁性木僵。妄想一般涉及自罪、贫穷或灾难迫在眉睫的观念，病人自认为对灾难降临负有责任。听幻觉常为诋毁或指责性声音；嗅幻觉多为污物、腐肉的气味。严重的精神运动迟滞可发展为木僵。若有必要，可对妄想或幻觉进一步标明为与心境协调或与心境不协调。"不协调"应包括不带情感色彩的妄想或幻觉。例如没有自罪或被指控内容的关系妄想；向病人讲述没有特殊情感意义事件的声音。

精神病性抑郁最显著的临床表现是症状较严重，发作时间较长，精神病性症状在以后的发作中会再次出现，缓解期较短，社会功能受损较重，用安慰剂治疗无效。精神病性抑郁存在与心境协调（MC）和与心境不协调（MI）两种亚型。DSM-IV 对与心境协调的精神病性症状的定义是：幻觉妄想的内容完全与典型的抑郁症状相一致；与心境不协调的精神病性症状包括"这样的症状如被害妄想（与抑郁症状不直接相关）、思维插入、思维被广播或被控制妄想等"。

DSM-III 和 DSM-III-R 明确指出，精神病性症状指的是幻觉和妄想。事实上，重性抑郁极少出现幻觉，除非精神病性抑郁伴发妄想。当医生遇到一例伴躯体化障碍的病人，如有视觉、听觉或触觉体验时，认为是躯体化症状更合适，而不必考虑为精神病性症状。类精神病性症状是边缘性人格障碍的一部分。这种人常伴重性抑郁。因此，无明确妄想时，对主诉有幻觉的精神病性抑郁病人，应仔细考虑躯体化障碍或边缘性人格障碍。精神病性抑郁除具有几个特征性症状，如妄想、病态认知（自罪和应被惩罚感）、幻听和便秘以外，精神病性抑郁病人有显著的精神运动障碍。精神病性抑郁症状越严重，预后越差，病人最终的自杀危险性也就越高。Roose 等发现，内因性抑郁病人中妄想的出现与院内自杀间有很密切的关系。然而，研究出院病人的自杀，一般未发现两者间的联系。

三、隐匿性抑郁

Lehmann 将抑郁症状分为三类：①心理症状：主要指抑郁心境。②功能症状。③躯体症状。具备功能和躯体症状，而心理症状不太明显者为隐匿性抑郁症。

隐匿性抑郁症为临床上较常见的一种"不典型抑郁症"，据报道占全部抑郁症患者中的 10%～30%。患者因以躯体症状为突出临床表现，抑郁症状潜伏、隐蔽，加之临床医师对本病缺乏足够认识，易被误诊而贻误治疗，国外报道此症的误诊率高达 50%，甚至因躯体症状而到综合性医院各科诊治。国内江开达等报道 56 例抑郁症中有 37.5% 因躯体症状明显而去综合性医院诊治。王秀姿等报道在综合性医院内科门诊 100 例神经症中筛选出 42 例隐匿性抑郁症。说明隐匿性抑郁症很容易被诊断为神经症或某些同科疾病。

隐匿性抑郁症的临床表现，以躯体不适和各种植物神经症状为主诉，而抑郁症状相对不明显，经体格检查及辅助检查正常，早期均到过内科求治，效果欠佳，患者误以为得了躯体疾病，反复就诊于综合医院，延误诊断和治疗。患者存在的不同程度的躯体化症状和植物神经系统症状，它隐伏了情感障碍表现。因此，对于这样的病人，还需要详查有无早醒、入睡困难及情绪低下的晨重晚轻之波动改变，有无全身乏力及工作学习能力下降、悲观厌世等与抑郁症密切相连的内心体验，发掘潜伏在躯体疾病背后的抑郁症状，以便早期明确（隐匿性）抑郁症的诊断。

应用抗抑郁药物治疗 4～6 周后全部显效，收到了良好效果，一定程度上说明抑郁是主要的，躯体不适是抑郁的躯体症状表现。

四、混合性抑郁

Benazzi（2001）应用 DSM-IV 的临床结构式会谈（SCID）对 70 例门诊单相抑郁和双相 II 型抑郁进行调查，发现至少有 1 项轻躁狂症状的病人占 90%，这些症状包括激惹心境、注意障碍、"赛跑式"思维（racing thought）即思维奔逸以及话多。调查还发现，具有 2 项轻躁狂症状在这种病人中也可以高达 62.2%，其中单相抑郁为 48.7%，双相病人为 71.9%，这种差异具有显著性（$P=0.022$）。而具有 3 项或更多轻躁狂症状者占 28.5%，这种具有 3 项或更多轻躁狂症状者同样在单相抑郁与双相抑郁之间存在着差异，双相抑郁中 48.7%，但是单相抑郁中仅有 3.2%，差异具有非常显著性（$P=0.00$）。如果将具有 3 项或更多轻躁狂症状定义为混合性抑郁或抑郁混合状态（depressive mixed state，DMX3），而双相抑郁中有 43.9%~70%，而单相抑郁中仅占 3.2%~7.8%。这些结果不仅说明一些抑郁不仅可以出现轻躁狂症状，而且这种轻躁狂出现的几率在单相抑郁与双相抑郁中差别比较显著。

　　一般来说，不同类型的混合发作的流行病学资料也有差异。大多数研究发现，混合性躁狂在双相障碍各种混合类型中最为常见，但是 Akiskal 的研究发现，混合抑郁发作在双相障碍中可以高达 62.5%。

　　混合发作的类型从理论上应该只有两种，这就是混合性抑郁与混合性躁狂。但是在临床上往往却并不是这样来描述，如激越性抑郁、心境恶劣性躁狂等却是临床常见用语。因此有人描述了 6 种状态作为混合发作的表现形式：①意念飘忽的抑郁症；②兴奋性抑郁症；③抑郁—焦虑性躁狂症；④思维贫乏性躁狂症；⑤抑制性躁狂症；⑥躁狂性木僵。其中前两类归于混合性抑郁，后四类归于混合性躁狂。

五、激越性抑郁

　　这是我们在临床实践中使用频率比较高的一个术语。在我们的一般印象中，所谓激越性抑郁（agiated depression）就是一个重性抑郁发作（MDE）伴有精神运动的激越。我们在临床使用这一术语时，并没有考虑它的归属性质，是单纯的抑郁还是混合状态，或者是属于双相还是属于单相，而是基于临床现象学的一种描述。其实这个术语在 DSM-IV 和 ICD-10 中都没有。但是在临床上却的确存在，有些临床资料研究提示有它存在的必要性。

　　激越性抑郁的分类学问题一直没有解决，属于双相抑郁，还是单相抑郁，或者就是一种混合状态一直争论不休。近来还有些相反的言论，抗抑郁药物对于这种病人的自杀有促动作用，是否如此需要探讨需要一些研究的支持。Akiskal（2005）对此进行了研究。在排除了具有轻躁狂或短暂的躁狂的抑郁之后，病人的表现都是重性抑郁发作，这些单相抑郁病人 254 例都是大于 21 岁的成年门诊病人，而且没有服用药物 2 周以上，应用

SCID-CV、躁狂交谈指南（Hypomania Interview Guide，HIGH-C）和家族史筛查（Family History Screen），同时对抑郁发作之间的轻躁狂症状进行全面系统评价，大于或等于3个症状就诊断为抑郁混合状态（DMX）。激越性抑郁定义为MDE伴有（HIGH-C）精神运动激越大于或等于2分。应用多元回归分析，在这个严格定义的单相抑郁中，激越性抑郁的发生率为19.7%，与那些非激越性抑郁相比，其反复发作次数少，很少成为慢性，但是双相障碍家族史和重型抑郁多，而且参杂于抑郁症状之外、非2次抑郁发作之间的、非情感高涨性躁狂症状（注意障碍、比赛式/拥挤式思维、激惹性心境、话多以及危险行为）比对照组多。最惊奇的发现是激越性抑郁病人与混合病人之间的关系（*OR*=36.9）。进一步的研究发现，精神运动激越的病人体重下降和自杀意念明显，同时还发现，在混合性病人中，自杀意念、精神运动激越以及思维快之间的阳性联系。回归分析发现，混合性抑郁状态、话多以及自杀意念是激越性抑郁的独立的有意义的阳性预测因子。这项研究说明，激越性抑郁以特殊的情感综合征出现，这些症状有体重下降、话多、联想加快以及自杀意念，符合混合状态的诊断。德国学者也曾将激越性抑郁归于混合状态。这些病人会沿着危险行为而变得活化起来，Kreapelin就曾经将兴奋性抑郁（exclted or mixed depression）等同于激越性抑郁，这说明激越性抑郁应该是混合状态的一个类型或者是混合性抑郁的一种表现形式。

六、妄想性抑郁

一般认为，妄想性抑郁症及非妄想性抑郁症病人的一般情况、起病形式、社会心理因素及病前性格等方面均无显著差异。但是与非妄想性抑郁症相比，妄想性抑郁症遗传度高，更易在双相情感障碍中发生。然而这些结论却有很大的差异。

所谓妄想性抑郁就是具有妄想的抑郁症。妄想以关系妄想和被害妄想居多，其次为自责、自罪妄想，再其次是疑病妄想，也有的出现物理影响妄想和嫉妒妄想，有时还有被洞悉感。实际上除具有特征性精神病性症状如妄想及幻听外，常常有显著的病态认知（如自责及绝望）。研究发现，妄想性抑郁症同样有明显的自责及绝望。这表明在症状学方面妄想性抑郁与非妄想性抑郁状态存在一些差异。

关于自杀在妄想性抑郁中的几率可能是有一定意义的。近年来国内抑郁症病人自杀的发生率为31.8% ～ 51.1%，抑郁症伴发妄想者发生自杀的危险性为抑郁症不伴妄想者的3 ～ 5 倍。提示妄想症状可作为预测抑郁症患者自杀的重要指标之一。造成妄想性抑郁症高自杀率的可能原因：①妄想性抑郁症存在严重的歪曲认知和思维逻辑错误；②失眠、焦虑可成为自杀动因，当抑郁症有焦虑激越等高能量释放症状时，可使自杀企图活化；③绝望增加自杀的危险性。

第二章

难治性抑郁症

第一节　概念与定义

难治性抑郁症直译为"对治疗有阻抗的抑郁（Treatment-Resisitant Depression，TRD），对此目前暂无统一定义。区分难治性抑郁症与不能耐受治疗的抑郁症病例很重要，后者由于不良反应不能达到充分的药物治疗。在实验性研究中，难治性抑郁症病例主要指服用一定剂量一定时程抗抑郁药而没有效果者。难治性抑郁症较严格的限定是：首先应符合 ICD-10 或（和）CCMD-3 抑郁发作的诊断标准；并且用现有的 2 种或 2 种以上不同化学结构的抗抑郁药，经足剂量（治疗量可参照血药浓度）、足疗程（≥ 6 周）治疗，仍无效或收效甚微者。

大约 30% 的抑郁症患者对三环类抗抑郁药（TCA）治疗无效（Klein 等，1980）。有的报道高达 45% 的患者对最初的药物治疗缺乏充分的反应（Fava，2000）。关于难治病例有一些不同的概念：①耐药忏一般被理解为医生没有挑选好适当的抗抑郁药物所致，或者为抑郁症患者本身的性质或更广泛的医学情况所致。Leonard 于 1991 年将应用足量药物无效（绝对）和由于顺从性差或应用药量不足而治疗失败（相对）两种耐药性加以区分。然而，对应用一种足量药物治疗无效，或前后应用 2～3 种药物均失败，称之为耐药性，尚无一致意见（Nelsen 和 Dunner，1993）。②难治性（refractory）指抑郁症患者对抗抑郁药治疗无效，与耐药性有交叉，二者均需进一步阐明。③抵抗性（treatment-resistant），指抑郁症患者对给予至少应用 6 周的抗抑郁药无效，其含义与耐药性相似，本质尚未明。④对治疗无反应（fail to achieve an adequate response）属于一般的评价，即患者对抗抑郁药治疗无效。

Thase 和 Rush 列举了难治性抑郁症的诊断标准的各种分级（见表 1）。一般而言，分级 1 多为治疗不敏感性抑郁症，即用一种抗抑郁剂足量治疗 6 周而疗效不佳者。而分级 5 则称为顽固性抑郁症，即对各种抗抑郁治疗及电休克治疗都无效者。通常采用的难治性抑郁症的标准常在分级 2 至分级 4 中波动。目前普遍认为，难治性抑郁症是指经过至少两种不同类型的抗抑郁剂足量、足程治疗而疗效不佳者。即分级 2 是难治性抑郁症的最低标准。

表1　难治性抑郁症的诊断标准分级

分　级	难治性抑郁症的定义
1	至少用一种抗抑郁剂充分治疗而无效
2	在 1 项基础上，另一种作用机理不同的抗抑郁剂充分治疗无效
3	在 2 项的基础上，用三环类抗抑郁药充分治疗仍无效
4	在 3 项基础上，用单胺氧化酶抑制剂充分治疗仍无效
5	在 4 项基础上，用一个疗程的电休克治疗无效

第二节　临床特征与表现

上海市精神卫生中心李霞医生对难治性抑郁症的临床特征进行了研究：符合入组标准的病人，采用汉密尔顿抑郁量表 17 项（HAMD17）、汉密尔顿焦虑量表（HAMA）进行基线评估。以选择性 5- 羟色胺受体阻滞剂（SSRIs）治疗 6 周，如症状改善（HAMD 减分率 >30%），进入非难治性抑郁症（NTRD）组；症状不改善，即 HAMD 减分率≤ 30%，再予另一类型抗抑药如三环类抗抑郁药等治疗，6 周后进行评估，症状改善（HAMD 减分率 >30%），进入 NTRD 组；如 HAMD 减分率仍≤ 30%，进入 TRD 组。

第三节　形成原因与过程

一、医生原因

1. 诊断误差：精神分裂症如被误诊为抑郁症，则抗抑郁药治疗不仅无反应，反而会延误治疗时机。

2. 用药剂量不足：TCA 的不良反应较多，患者往往难以耐受，医生

表1 2组一般资料比较

一般资料			非难治性抑郁症组 ($n=78$)	难治性抑郁症组 ($n=87$)
性别 /例 (%)	男		33 (42)[a]	43 (49)
	女		45 (58)[a]	44 (51)
年龄 /a			38 ±14[a]	42 ±14
婚姻 /例 (%)	未婚		36 (46)[a]	23 (26)
	已婚		42 (54)[a]	59 (68)
	离异或丧偶		0 (0)[a]	5 (6)
文化程度 /例 (%)	初中或以下		12 (15)[b]	33 (38)
	高中或中专		30 (39)[b]	32 (37)
	大学或以上		36 (46)[b]	22 (25)
职业 /例 (%)	脑力劳动		27 (35)[a]	34 (39)
	体力劳动		33 (42)[a]	38 (44)
	失业或其他		18 (23)[a]	15 (17)
家族史 /例 (%)	有		54 (69)[a]	64 (74)
	无		24 (31)[a]	23 (26)
总病程 /a			7 ±7[a]	7 ±7
本次病程 /mo△			4 ±5[c]	14 ±29
发作次数 /次			3 ±3[a]	3 ±3

注：△:本次病程数据不呈正态分布,故转为非参数检验。2组比较,经 χ^2 检验:[a]$P>0.05$,[b]$P<0.05$,[c]$P<0.01$。

资料来源:"中国新药与临床杂志",2005年8月,第24卷第8期。

表2 2组 HAMD, HAMA总分及因子分比较 ($\bar{x} ±s$,分)

项目	非难治性抑郁症组 ($n=78$)	难治性抑郁症组 ($n=87$)
HAMD总分	22 ±6[a]	24 ±6
焦虑躯体化	5.7 ±2.2[a]	6.3 ±2.8
行为阻滞	8.0 ±2.5[c]	9.3 ±2.1
睡眠障碍	3.4 ±1.8[a]	3.0 ±2.2
体重减轻	0.5 ±0.7[a]	0.3 ±0.6
HAMA总分	22 ±7[a]	23 ±8
精神焦虑	14 ±4[a]	15 ±5
躯体焦虑	8 ±5[a]	8 ±4

注：2组比较,经 Wilcoxon检验:[a]$P>0.05$,[c]$P<0.01$。

资料来源:"中国新药与临床杂志",2005年8月,第24卷第8期。

所开给的药物常低到 50mg/d。5- 羟色胺再摄取抑制剂（SSRI）的日有效剂量范围是 20～80mg（如氟西汀和帕罗西汀）或 50～200mg（如舍曲林和氟伏沙明），医生往往认为每日 20mg 或 50mg 足矣，实际上一些抑郁症患者需要日量依次为 40mg 或 100mg 或更多。

3．用药时间不足：目前所制订的治疗准则中所推荐的药物应至少连续使用治疗剂量 4～6 周（WHO Mental Health Collaborating Centres，1989）。患者希望早日解除痛苦，如用药 2 周仍无明显改善，便会对使用的药物失去信心，则更换药将不可避免。

4．缺乏抗抑郁药治疗的经验：包括选择药物，剂量调节，联合用药等。

二、病人原因

1．顺从性：不少用药治疗无效的患者存在顺从性问题。影响顺从性的因素较多。

2．伴发躯体疾病：亚临床甲状腺功能减退患者对抗抑郁剂耐药的人数超过 50%（Howland，1993）。闭合性颅脑损伤之后亦增加患者的耐药性（Mobayed 和 Dinan，1990），或者疗效显著低于没有此类病史的抑郁症患者（Dinan 和 Mobayed，1992）。在老年患者中，抑郁症可能与早期的痴呆或隐匿性癌症有联系（Dinan，1993）。

三、疾病原因

1．严重抑郁症（severe depression）：汉密尔顿抑郁量表（HAMD）评分总分超过 35 分者为严重抑郁，这一量表对于抑郁症与焦虑症不能较好地进行鉴别。贝克抑郁卷（BDI），即抑郁自评问卷，易受认知症状的影响（如悲观和负性自我评定）。BDI 评分在 16 以上者为严重抑郁。

2．难治性抑郁：这些抑郁症亚型寻常也是严重的抑郁症，包括忧郁症（melancholic，过去称之为内因性或内因形态性抑郁症），再发性抑郁（单相抑郁），快速循环情感性障碍，精神病性（妄想性）抑郁症等。有的病例抑郁症状虽不严重，但表现为混合型的双相病例（抑郁与躁狂或轻躁狂混合），情绪恶劣障碍，双重抑郁症（情绪恶劣障碍上复盖重性抑郁发作）等病例均属难治。再发性、忧郁性和精神病性抑郁三者均属于生物性抑郁症（Thase 和 Howland，1995），共享有一定病理生理特征。单次抑郁发作，季节性抑郁症，不典型抑郁三者在处理上有一定难度。单次抑郁发作患者约有半数发展为再发性抑郁症，后二者常伴发倒置的神经植物性症状，致使症状的严重程度难以评定。

3. 共患其他精神疾病：如与人格障碍共患，后者可对抑郁症产生一些影响，即增加抑郁症症状的严重水平（症状数目增多，严重性高且持久，有较多的精神病性症状）；形成难治性抑郁症；抑郁症的结局不良，再住院率高，复发率高，长期存在心理社会危机，自杀和自杀未遂的风险高（Goodman 等，1998）。抑郁症与焦虑症共患，共患患者与单纯的焦虑症或抑郁症比较，前者在临床表现，严重程度、自杀风险、预后和治疗等方面均较重而且反应不良。抑郁症与酒精中毒、物质滥用共患，可导致抗抑郁药物治疗失败。饮用大量酒精所致的神经递质和神经内分泌的改变，与抑郁症时所见相似（Dinan 和 OHanlon，1993）。另外，酒精对抗抑郁药的去甲肾上腺素（NE）能机制效应有拮抗作用（Linnoila 等，1990）。与酗酒相关的心理社会应激，也可能引起抑郁症的发生或使之病情加重。物质滥用和抑郁症伴发可恶化后者的病情。物质的短期和长期影响可加重抑郁并介入对治疗抵抗。相反，抑郁症状亦可恶化物质依赖的严重程度，随着时间延续，增加物质依赖的有害影响。二者共患时，这两种疾病的预后俱皆不良，并增加自杀风险。为物质滥用患者提供的治疗可能有助于改善抑郁症的抵抗性。抑郁症伴发物质滥用的常见种类为阿片剂、可卡因等。有效的抗抑郁治疗也可改善物质滥用的预后。轻度到中度或最近戒断的物质滥用患者可用抗抑郁药，但对重度患者（中毒、过量）未住院前暂不使用。

第四节　假说与机制

严重抑郁症的病理生理机制可反映在作用于中枢神经系统功能的三个互相依赖过程的影响上，即年龄成熟，再发性情感性疾病和遗传。伴发严重抑郁症的生物学改变是皮质醇过多症，不正常睡眠神经生理学和增强的交感肾上腺活动。这些障碍反映在正常调节情感和植物性功能的边缘—脑干回路处于唤起亢奋状态。如眼快动睡眠（REM）的时相活动增加要将同时反映经由觉醒心绪不良所激发的内稳态机制，背中缝核发出的抑制性血清素（5-HT）能张力丧失，或者来自桥脑核的胆碱能输入脱抑制。然而，这些改变并非严重抑郁症所特有，即强烈应激也可招致一些非抑郁者出现类似改变。睡眠和皮质醇异常在再发性抑郁症患者是常见的而且是显著的。并非所有严重抑郁症患者均表现这些系统功能障碍，但大多如此。纵向研究指出，有效的治疗通常能使睡眠和下丘脑 - 垂体 - 肾上腺皮质（HPA）异常正常化，提示不顾有效治疗的影响，持久的睡眠或 HPA 不正常是抑郁症复发的因素。与非难治性抑郁症比较，难治性抑郁症的 HPA 轴是明显而持久增强的。正电子发射扫描（PET）发现严重抑郁症患者前额叶皮质局部葡萄糖利用率减低，而旁边缘结构葡萄糖利用率增加。脑血流研究的结果也有一些相应改变，甚至已处于缓解的患者亦如此，提示这些不正常是状态依赖的。过早丧失慢波睡眠和生长激素夜间释放波平坦，二者反映为个体固有脆弱性的后果。另外，血清素能张力减低是这类系统发生障碍的风险因素，这类个体往往处于冲动控制不良状态（如酗酒、纵火、暴力）。严重抑郁症与中枢血清素神经传递减低，二者可传递一种特殊高的自杀风险信息（Malone 和 Mann，1993）。抑郁症时突触间隙 5-HT 水平降低已得到证实。血小板是研究中枢 5-HT 功能的一个有效的模型。有研究发现对阿米替林或曲唑酮治疗无效的患者，其血小板中 5-HT$_2$ 受体的功能减低；相反，那些对这两种药物有效的患者，其血小板中 5-HT 的功能已恢复正常。提示难治性抑郁症患者存在中枢 5-HT 功能减低，或者 5-HT 功能的正常效应在那些有药物抵抗性的患者得不到发挥。

第三章

非典型抑郁

第一节　概念的产生以及演变过程

在美国 DSM-IV 的心境障碍中，有一个学术术语称为非典型抑郁（Atypical Depression，AD），在 CCMD-3 中，则没有这样的概念或分类。但是，什么是非典型抑郁，以及它如何定义非典型抑郁，临床表现如何，依然存在着争议，它属于单相还是双相抑郁，同样存在着质疑，然而我们在临床上也经常见到这样的病例，在临床处理上也存在着一定的困难。我们就这些问题对最新文献进行研习，以期探讨这个充满争议的临床实际问题。

在早期，人们在临床上可以观察到这样一些抑郁病人，他们不像典型的抑郁症有入睡困难，而是睡眠增加或过度睡眠；不像典型的抑郁症那样食欲下降，而是食欲大增，甚至体重也增加；不像抑郁症那样疲劳、乏力，而是全身沉重，如灌铅样感觉。这种病人对外界的评价比较敏感，因此也造成一种人际关系紧张的不良氛围。对这些病人投用三环抗抑郁药物收效甚微，而单胺氧化酶抑制剂（MAOIs）具有较好效果。考虑到这种抑郁的特殊性，为此人们命名这种抑郁是一种非典型抑郁。

其实非典型抑郁的情感体验也与常见的抑郁有所不同。一般情况下，这样的患者多具有反应性情绪、惊恐样发作的焦虑。除上述症状外，还可见有空洞的抑郁性体验、情绪扩大化、过度忧郁等。于是，Columbia 大学的 Klein 等（1976）在归纳上述非典型抑郁的临床现象后，又增加了"歇斯底里样焦虑（hysterical dysphoria）"这一概念。它是指具有表现欲望，总希望受到周围注意，在反复感受到被拒绝体验时所爆发的反应性抑郁情绪。以后又通过该大学的协作研究制订出了非典型抑郁的诊断标准：即基本症状为反应性情绪；而相关症状有过度睡眠，过度饮食，灌铅样麻痹，以及长期遭受拒绝而产生的人际关系敏感。规定只要具备前述中之两项者即可诊断为 AD。这些标准后来成为 DSM-IV 对非典型抑郁的诊断标准。

Columbia 大学的 Klein 等（1976）的非典型抑郁概念问世后，由于操作上的不确定性，Quitkin 等（1993）又制订了非典型抑郁半定式晤谈诊断量表（Atypical Depression Diagnostic Scale，ADDS），并进一步作如下定义性描述。

1. 反应性情绪，是指因某种应激事件诱发的欣快或抑郁性体验。此情绪如果完全没有抑郁体验时，可评为 100 分；处于完全抑郁状态时则评为 0 分。情绪反应剧烈，若通过某种方法能使其迅速缓解 5% 以上时，即可判断为反应性情绪。

2. 相关症状，包括：①过度睡眠（每周有超过 3 天 10 小时以上睡眠时间）；②灌铅样麻痹（1 天中有 1 小时以上感到全身沉重，每周 3 天以上出现）；③包括食欲（毫无理由地想吃东西，争抢食物）、食量（在抑郁状态时有争抢食物或过度饮食现象）和体重（增加 10 英磅以上）；④对拒绝敏感性，即是因受到他人拒绝而产生的病理性敏感状态。表现为仇视他人，或故意放弃重要责任，或回避人际交往等日常生活障碍。如人际关系敏感，人际关系质量，人际机能障碍，回避人际交往及其他拒绝性回避 5 项，只要有 1 项上述问题出现即可视为阳性。

到目前为止，至少有不少于 7 个关于非典型抑郁的诊断标准和概念，这说明的确是一个"非典型"临床表现情形。Benazzi（2005）的研究发现，在对 254 例抑郁症和 348 例双相抑郁门诊病人进行 DSM-IV 的结构式会谈评价后发现，在这些病人中，非典型抑郁占 43%，这些病人进行数理因子分析，发现 2 个因子，因子 1 包括过度睡眠、过度饮食、体重增加和灌铅样麻痹，因子 2 包括人际关系敏感、反应性情绪和灌铅样麻痹。多元回归分析还发现，因子 1 以及双相家族史与非典型抑郁关系密切，而因子 2 不是那么密切，这些发现说明，非典型抑郁的定义应该建立在状态依赖性特征上（过度睡眠、过度饮食、体重增加和可能的灌铅样麻痹），以及某些特质特征上。

DSM-IV 的非典型抑郁的诊断采用了 Columbia 大学的基本症状和相关症状的观点，只要两种症状中各有其中之一就可以诊断非典型抑郁。对于非典型性抑郁，最近一项对孪生子的效度研究中，这种综合病症被再次证实。病人应符合以下 4 个症状中的 2 个：①当情绪低落时，食欲大增，体重也增加 5 公斤以上；②当情绪不低时，睡眠过度，每天睡 10 个小时或更多，或每天比没有抑郁时多睡 2 个小时以上；③四肢沉重无力；④在人际交往中长期存在的对于被拒绝过于敏感，且不局限于抑郁发作期间，导致严重的社会或职业功能的损害。

第二节 临床特点与表现

　　Novick 等（2005）对分布在 41 个基层医疗单位的 1500 例抑郁患者进行研究，应用医师用抑郁 30 项症状调查表（30-item Inventory of Depressive Symptomatology-Clinician Rating, IDS-C30）进行研究，按照 DSM-IV 的定义，发现超过 18% 的病人符合非典型抑郁的诊断，这些病人大多数是女性，发病年龄比较早，症状相对严重，伴焦虑症状明显。Benazzi（2005）的研究发现，在对 254 例抑郁症和 348 例双相抑郁门诊病人进行 DSM-IV 的结构式会谈评价后发现，女性、发病早、双相 II 型、双相家族史，以及共病轴 I 的人格障碍多为主要特征。

　　的确，非典型抑郁病人可能有更为明显的人格特征或伴随有人格障碍。为了明确具有哪些人格特征的个体更易发生非典型抑郁，加拿大的研究人员近期进行了这方面的研究。应用 DSM-IV 的评定标准将 160 名非精神病性的门诊抑郁症患者分为抑郁症状不典型（共 26 人）和典型者（共 134 人）。为了消除症状性抑郁发作对研究结果的可能影响，患者均接受了为期 14 周的最小剂量抗抑郁治疗。应用"五种因素模型"（FFM）对患者的人格特征进行评估。结果发现，非典型抑郁患者在神经质、冲动、激惹—敌对方面的得分显著高于对照组，而在"深思熟虑"方面的得分则明显较低。McGinn（2005）等对共病轴 I 与不共病轴 I 的抑郁病人进行非典型抑郁的评价，结果发现分别是 100% 和 33%，同样再比较共病轴 II 与不共病轴 II 的抑郁病人进行比较，非典型抑郁的出现率分别是 90% 和 35%，当同时共病轴 I、轴 II 与不同时共病轴 I、轴 II 的抑郁比较时，非典型抑郁分别是 65% 和 8.14%，这提示非典型抑郁病人更可能具有人格问题或人格障碍。

　　已有大量研究证实，在抑郁症的临床表现中往往共患有各种形式的焦虑障碍、人格障碍、神经症性贪食等，特别是在非典型抑郁中，这种共患现象更为突出。如果仔细分析，非典型抑郁的空洞性抑郁体验、情绪扩大化、广泛性焦虑，及易过度忧郁的反应性性格特征或歇斯底里（hysteria）样发作等，其实与边缘性人格障碍的描述十分相似。Parsons 等（1989）曾认为，边缘性人格障碍可根据药物反应性分为三类，即精神分裂症样型，情绪不稳定型和非典型抑郁型，并特别指出当边缘性人格障碍与非典型抑郁共患时，MAOIs 较为有效。还有研究发现，苯乙肼有效的治疗边缘性人格障碍，随焦虑抑郁症状缓解后，人格障碍量表评定也显示了有显著差异的改善。这些病人还经常与社交恐怖，回避型人格障碍共患存在。

第三节 认识与归类

非典型抑郁症的临床表现主要是反植物神经症状（Reversed vegetative symptoms）的特征，也就是说会暴饮暴食与睡眠过度。尽管称之为"非典型"，事实上它是最常见的忧郁症亚型，高达 40% 的抑郁症患者都可归类于非典型抑郁症，包括焦虑—恐怖，晨轻夜重，入睡困难，嗜睡，白天也昏昏欲睡，贪食导致体重增加。和忧郁症（melancholic depression）不同，非典型抑郁症患者对可能的积极事件表现乐观，但常因一点点麻烦而气馁，陷入抑郁。非典型抑郁症和双相 II 型障碍相当部分存在重叠，加之其生物学症状更为明显，因此人们常常考虑它更可能是属于双相障碍或与双相障碍关系密切。

有研究对 348 例双相 II 型和 254 例抑郁症患者应用 DSM-IV 的定式临床会谈检查、定式家族史筛查、轻躁狂检查指南进行全面评价，非典型抑郁使用 DSM-IV 的标准，抑郁混合状态（DMX）定义为重性抑郁发作（MDE）的基础上伴有 3 个或 3 个以上轻躁狂症状与体征。同时考察发病年龄、复发频度、家族史等变量，结果发现：在所有的研究对象中，非典型抑郁占 43%，非典型与典型抑郁相比，前者有更多的双相 II 型病人，同时还发现，非典型抑郁与几乎所有的双相有效变量有密切联系，其中家族史的关系特别突出，而且进一步的研究还发现，重性抑郁发作的非典型抑郁症状的数量与双相家族史负荷之间存在着量效关系（A dose-response relationship），这种非典型抑郁症状的数量与双相家族史负荷之间存在着量效关系，在控制了双相 II 型的存在导致的影响以后依然存在，这些双相家族史特别与灌铅样感觉、过度睡眠的联系密切。这些结果支持非典型抑郁与双相有效变量之间存在着同源的精神病理学和家族背景。从临床实践出发，非典型抑郁应该作为双相Ⅱ的一个变量或类型。因此，临床医生如果面临有非典型抑郁症状的抑郁发作病人，也应该做出双相障碍的诊断。

非典型抑郁与双相Ⅱ型的关系近年来颇受临床关注，已有研究认为，双相Ⅱ型的抑郁症状多反映为非典型抑郁现象。Perugi等（1998）曾对86例非典型抑郁进行分析，结果发现可满足双相Ⅱ型条件者为32.6%，如果把部份满足双相Ⅱ型条件者也包含在内的话则高达72%。Benazzi也认为非典型抑郁中符合双相Ⅱ型者为60.1%～64.2%。均提示两者间可能具有相同的病理学背景。

非典型的抑郁症状主要是指睡眠多、食欲增加、体重增加，以及某些精神病性症状。这些特征在双相Ⅱ抑郁与单相抑郁相比，差异显著（45.4%VS25.4%），*OR* 为2.4，因此，非典型抑郁是双相Ⅱ抑郁的一个重要标志。这种非典型抑郁对于双相Ⅱ抑郁的敏感性45%，特异性为74%，其中睡眠过多的敏感性为35%~51%，特异性为80%~81%，阳性预测值80%，这说明非典型抑郁症状可能与双相抑郁的联系更为密切。

正是由于它可能是双相障碍的一种特殊表现形式，而它又是对MAOI有效果的，因此治疗过程中注意出现混合状态、转躁或快速循环，其中还需要特别注意出现抗抑郁药物引起的慢性激惹状态，再加上这种病人的特殊人格因素，这样的病人很容易转为"慢性状态"，经过反复多次的药物更换，几乎所有的药物都用过，但疗效却不理想。Stewat（1993）曾对非典型抑郁与内因性抑郁症的病程迁延率加以比较，结果分别为79%和11%，有非常显著性差异。其他报告也认为非典型抑郁更具有慢性化倾向。因此在这种情况下，可以尝试联合部分心境稳定剂或许会收到一定的效果，同样联合心理治疗（认知治疗等）可能比单一药物治疗会好。

第四章

抑郁症的治疗中发作

第一节　概念

治疗中发作（break through episode）是医学的一个十分常见的概念，在精神科也是如此。在精神科临床中我们经常遇到这样一些病例，在应用药物治疗和辅助的心理治疗下疗效很好。但是，过一段时间后，由于某些特定的外在原因或其他的问题，在没有改变药物剂量的情况下，也排除系拒服药的情况下，病情快速复燃，马上进入精神病性状态，或紊乱性精神运动性兴奋，或其他精神病性状态，这种现象称为治疗中发作。由于它往往是指在临床过程发生的、继疾病显著好转或痊愈后不久的事件，加之其具有"药物不变"和"疾病发作"的特点，故不同于一般的疾病复发，也不同于"难治性"的概念。

第二节　治疗中发作的临床特点

1．女性多见，几乎绝大多数见于女性，而且是青春期的女性多见。其中年老的女性很少见。男性也少见，男性一般见于与其他形式相关的治疗中发作。

2．发作表现似乎比原来的精神症状更加明显和严重。不仅包含着刚住院时的某些症状，同时，还具有较多的其他症状，特别是精神运动性兴奋。

3．与月经及其他因素有一定关系。也就是说，这些原因加剧了病情的复燃和发作。降低了药物本来的效应或促发了其向另一方向的发展。

4．这种治疗中发作可以在一个病人身上多次反复地见到。但有一定的时间间隔。

5．治疗中发作可有"复写（copy）"性质，几乎都是精神运动性兴奋，或亚木僵状态，或完全相反的状态。如系药物引起，也可以有强迫、意识障碍及幻觉等表现。

6．治疗中发作历时时间不长，大约1周至10天左右，也有少数病例持续时间稍长。

7．药物控制不佳，增大药量效果不明显，包括ECT或MECT等。

8．似乎存在自然"病程"。

9．治疗的药物剂量没有变化的情况下出现。

10．可有人格障碍。

实际上，从以上特征来看，它几乎相似于早年讨论的周期性精神病。但是，这不是同一个概念。至少，治疗中发作的病人的原诊断不是周期性精神病。如精神分裂症谱系障碍、情感性精神障碍，以及其他非周期性精神病的临床诊断实体。同时，这种治疗中发作还包含着我们在临床中经常遇到的双相情感性精神障碍的转相问题，也构成了治疗中发作的重要组成部分。

第三节　相关因素

1．病人本身原因：其中最为主要的是月经对精神疾病的影响。月经周期对精神状态的影响十分明显。在早期的精神疾病分类中，还有"周期性精神病"的概念。即使对于一般的精神疾病来说，月经周期也会使精神状况出现规律性的波动。这种现象几乎占了治疗中发作的绝大部分。有意义的是，虽然有相当一部分女病人因为抗精神病药物的应用使月经停止。但到了特定的经期时间，精神症状仍然可以复燃，出现紊乱性精神运动兴奋。对于这种现象，加大药物剂量收效甚微，ECT或MECT也对此难以遏制，但10天左右即可缓解。另一种情况是在伴有人格障碍的情况下，容易出现治疗中发作，可以参见与社会心理因素部分。

2．疾病的性质：这种情况最常见的是双相情感性障碍的时相的转换。在其中既有药物的问题，也由疾病本身的特点，但更重要的是疾病的特点。在双相情感性障碍的抑郁发作中，抗抑郁药物的治疗可以使抑郁症状好转，而且比较彻底，但是在某些病人会出现转向躁狂的现象。特别是没有联合心境稳定剂的情况下更容易出现这种现象，实际上，对于某些特殊的病人，即使联合应用了心境稳定剂，但仍然不能中止这种转相。另一方面，双相情感心境障碍的转相还包括另一种情况，既躁狂向抑郁的转换，例如，双相情感障碍躁狂相在应用氯氮平治疗的过程中，就会有向抑郁转化的可能，除了少部分是药物的因素外，更主要的是疾病的性质，这就是病人所患疾病具有了这种势能。

3. 药物问题：治疗中发作，虽然没有改变药物剂量，病人也没有拒绝服药，但是由于药物本身的问题，导致治疗中发作，即从原来疗效满意状态转入一种疾病发作状态，这与药物的以下几方面有关：①出现与疗效不同相的药物副作用。这就是说，目前病情实际上不是"复发"，而是因为副作用的出现，影响到了病人自身体验和感受，进而导致疾病复发。如早期使用的典型的抗精神病药，疗效尚可，甚至是比较理想。但一段时间后出现锥体外系反应，同时伴有明显的锥体外系反应，也包括药物引起的静坐不能或药物引起的谵妄，增加药物反而加重病情。有紊乱性精神运动性兴奋，减少药物剂量，可能会有一定的效果，但反复发生在治疗中发作的可能性较小。②药物的应用导致其他精神症状出现。如应用氯氮平治疗精神分裂症，对阴性、阳性症状都可以很好的控制，但这种疗效好，仅某些少数病人身上持续时间不长，会因为出现强迫症状而使原来的症状复燃或加剧，这期间加大药物，几乎没有效果，往往在这种情况下，减去一定剂量氯氮平，加用抗强迫药物或抗抑郁药物，可能有效。除此之外，有些药物的应用还可以导致精神运动性兴奋、意识障碍、生动幻觉等，有些学者称之为"抗精神病药物的矛盾症状"。③快速药物耐受问题：这可能与个体的差异有密切的关系。如多巴胺受体阻滞剂在早期阻断了 D_2 受体而达到治疗目的，但随着阻断的继续，D_2 受体会出现上调（up-regulation），这种上调的速度和程度会因人而异，对于某些特殊的机制，这种上调的程度或速度可能会更快，再维持原剂量不足以阻断 D_2 受体。因此，必须加大剂量。出现了"水涨船高"的现象，这种现象也是导致治疗中发作的一种与药物有关的现象，因为目前维持的药量已经不足以达到刚服药时的水平。这种情形可重复发生。这种现象在抗抑郁治疗过程中，也可以出现抗抑郁药物耐受现象。我们经常见到某些抑郁症病人在早期使用抗抑郁药物效果良好，而过一段时间之后便没有了效果，其中可能就是耐受问题。

4. 社会心理因素：在病情处于稳定状态下，可能社会心理学因素的突然出现，从而使平稳的精神状态出现异常，即使是在住院期间，康复期病人在得知家庭中某些特殊生活事件的发生后，即使在用等剂量药物下，也会使疾病复发或复燃，重新回到刚住院的精神混乱状态，但这种现象没有"周期"性和"复写"性的特征。其中的另一个方面是，人格障碍在治疗发作中起重要作用。这也就是说，疾病的再发或复发，受人格的影响。如心境障碍合并癔症性人格（障碍）时，就会使疾病的过程波动性大为增加。

5. 特发性：几乎无从可以查到相关因素，在正常的情况下，原本稳定的病情，甚至自知力都已经恢复了，几乎在突然之间病人复发，这种现象在临床上并非少见。

6. 季节问题：有些病人的病情或发作，受气候、季节的影响明显。对于大多数的精神疾病来说，春天、秋天都是易发季节。实际上，这种季节不仅对疾病的发作有影响，而且对于我们所涉及的治疗中发作也有影响。的确有某些病人，在治疗效果比较理想、治疗药物没有变动的情况下，在某个特定的季节发作，这比较常见。可能与季节或气候影响了人体的某些生物变化有关。

第四节　需区别的概念

复发虽然是精神症状的再现，但有以下几方面与治疗中发作有别：①复发前有相当多的病人，特别是精神分裂症患者擅自停药、减药或拒绝服药所引起，因此这种情况就首先有别与治疗中发作；②复发往往是完成了一个治疗周期，经过或间隔的时间相对较长，往往是已经出院或在家康复或院外巩固治疗，而治疗中发作往往是临床治疗过程中发生的事件；③复发的原因与药物原因关系明显或与生活事件也有密切的关系，而治疗中发作则原因很多，与药物有关的不是药物的中断或减少，而是正常服用，其他的原因不仅存在，而且复杂。

治疗中发作也不同于复燃。因为治疗中发作的症状不一定是原来的症状，而真正的症状往往是精神运动性兴奋，或幻觉，或意识障碍，或强迫症状等，至少有一大部分的症状是原来没有的。即使是一次疾病的发作，也是相对短暂的，而不是原来疾病的延续。

难治性是目前临床上一个十分关注的问题，治疗中发作也与之不同。所谓难治性的概念，主要是指不同药物，足够剂量、足够疗程的情况下，疾病依然如故，或没有显著变化的病例。而治疗中发作，绝不是难治性的病例，因为在这个治疗中发作之前，已经被治疗得显著改善或痊愈。显然这是两个完全不同的概念。

第五节　其他的几种形式和可能的原因

1. 女性抑郁症，特别是青春期的女性，与月经周期有一定的联系。特别是月经之前情绪的严重波动，可以引起原来抑郁症状的全面发作。

2. 抑郁转向躁狂，也是抑郁症治疗中发作的常见形式，是一种与疾病性质有关的治疗中发作，特别是双相、软双相，或应用抗抑郁药物的剂量人而快速加药，也没有联合心境稳定剂的情况下，更容易出现这种形式的发作。

3. 特发性：几乎无从可以查到相关因素，在正常的情况下，原本稳定的病情，甚至自知力都已经恢复了，几乎在突然之间病人复发，这种现象在临床上并非少见。

第五章

抗抑郁药物

第一节 抗抑郁药的发展、分类

真正的抗抑郁药的问世是起源于 20 世纪 50 年代初发现的单胺氧化酶抑制剂（MAOIs），50 年代后期，Kuhn 在瑞士发现了抗抑郁药亚氨基苯苄胺衍生物丙咪嗪的作用，后来不久又由 Haflinger 及 Schindle 开发和报导。由于其结构相似，Kuhn 曾用吩噻嗪治疗精神分裂症，但收效甚微。随后便发现了丙咪嗪的可靠抗抑郁效果。随后的几十年间，抗抑郁药有了迅猛发展，与丙咪嗪（米帕明）类似的药物，如阿米替林、多塞平、氯米帕明等药物便先后进入临床，在此基础上开发的四环类药物，如马普替林（路滴美）开发上市。70 年代以来，出现了一种不同于环类抗抑郁药的新型抗抑郁药，例如选择性 5-HT 回收抑制剂（SSRI），这些药物的共同特点是疗效与环类药物相当，比较安全，即使超量也不会致命；副反应少，特别是较少或没有抗胆碱能副反应，对于心脏没有明显毒性。近 10 年来，这类药物发展迅速，大有替代环类之势。

一、抗抑郁药的分类与命名

我们在此不按化学结构来分类，而是遵从实用原则，分为第一代或经典抗抑郁药，第二代或新型抗抑郁药，由于 SSRI、SNRI、MAOI 明显不同于三环或四环类抗抑郁药的作用机制，故将其从中分出，这样共分 3 类。

1. 单胺氧化酶抑制剂（MAOI）：代表药物有苯已肼、吗氯贝胺。

2. 环类（三环 / 四环）抗抑郁药物：阿米替林、米帕明（丙米嗪）、多塞平（多虑平）、氯米帕明（氯丙米嗪）、麦普替林（马普替林）、米安色林。

3. 新型抗抑郁药物：

① SSRI：氟西汀、氟伏草胺（氟伏沙明）、帕罗西汀（赛乐特、乐友、舒坦罗）、舍曲林（左洛复、维他亭、乐元）、西酞普兰（喜普妙、喜太乐），草酸艾司西肽普兰（如来士普、百适司、百洛特等）及氢溴酸沃替西汀（vortioxetine）；

②SNRI：文拉法辛（博乐欣、怡诺思）、度洛西汀（奥思平、欣百达）及盐酸米那普仑（现唯宁）等；

③Nassa：米氮平；

④NRI：瑞波西汀；

⑤其他：盐酸曲唑酮、安非他酮、噻奈普汀（达体朗）及阿戈美拉汀等。

二、抗抑郁药的临床应用

（一）药物应用原则

1．尽可能使用单一的一种药物，几乎不用两种抗抑郁药物合用；实际上这样既不能增加疗效，而且增加副反应。

2．初期用药的原则是剂量从小量递增，如三环或四环药物，一般情况下剂量大多在 100 ～ 300mg/ 日，配以血浓度测定更佳。而 SSRI 基本上是一片。

3．用药后不可能即刻起反应，大约均在半个月后起效，因此，不能因早期效果不显而换药。

4．三环或四环类药物副作用明显，不仅需向病人及家属言明，而且还应注意禁忌症。

5．对有严重自杀企图者不能立即控制，可在早期配合其他治疗方法，如 MECT。

6．根据不同临床特征选用药物，如帕咪嗪对有行动迟缓、迟滞的抑郁症可能较好，对有明显激越和焦虑者，可选用阿米替林等。

7．经济状况允许，最好应用 SSRIs 或 SNRIs。

（二）临床应用

1．经典抗抑郁药物的治疗量大都在 150 ～ 300mg 之间，但一般多用在 200 或 250mg，可以分 2 次口服，该药基本上都是口服给药，开始当日每天 25 ～ 50mg 以后每隔 1 ～ 2 天增加用量，大约半个月加至治疗量，同时应视个体反应情况调整增药速度。

初发病例在症状改善之后，应维持原剂量 4 ～ 6 个月，然后渐减剂量，在 2 ～ 3 月内停药。如果是第二次发作，则应该用原剂量维持 1 ～ 5 年，如果是第 3 次发作，则主张终生用药。

药物效果的出现往往在半个月之后，症状的改善有先后之别，首先是植物神经紊乱症状得到改善，如失眠、食欲不振、体重减轻等好转，其次是精神运动机能的改善，表现为动作敏灵，言语流畅，与他人的接触增加，最后才是情绪的改善。

该类抗抑郁药不仅可应用抑郁症，还可以应用于强迫症（氯米帕明）、恐怖症（米帕明）、慢性疼痛（阿米替林、马普替林）等。

该类药物应严禁用于有闭角型青光眼，对该类药物过敏及心肌梗塞恢复期者。下列情况应慎重使用，排尿困难、眼压增高、心绞痛、心律不齐、甲亢、癫痫、脑器质性疾病，及严重肝、肾功能不全者。

2. 单胺氧化酶抑制剂（MAOI）有苯已肼，因为副作用等问题，近年来较少应用。目前的一种药物是吗氯贝胺（meclobemide），副反应比较少，对肝脏没有毒性。这是一种新的可逆性、选择性的药物作用于 A 型 MAO，故又称为 MAOI-A。可以治疗抑郁症，剂型为 50mg、100mg，治疗剂量是 100 ～ 400mg/ 日。没有以前 MAOI 对肝脏的毒副作用以及体位型低血压，有轻微口干、头晕等。此外，在服药前及期间禁吃奶酪等食品，并且换用 SSKIs 需间隔 2 周以上，否则出现"高血压危象"等风险。

3. 新型抗抑郁药物：又称为新一代抗抑郁药物，它至少包含有 SSRI 和 SNRI。SSRI 的起效时间与三环或四环类药物基本相似，大约在 1 ～ 2 周后方才起效，这一点必须向病人以及家属说明。由于它们的半衰期为 18 ～ 26 小时，一般情况下，5 种药物都仅需要 1 片即可，可以每天早晨服用，必要时可以加到 2 片，因此，用起来比较方便。这类药物的副作用比较轻，与三环或四环相比要轻得多，但也有一些轻微的副反应，如恶心、失眠、焦虑、头晕、嗜睡、食欲减退及性功能减退等。同时 SSRI 的安全性好，无论是哪一种 SSRI，即使超量顿服，也没有严重危险，这是与三环或四环类药物完全不同的。由于这类药物的副作用轻微，维持治疗的成功率大为提高，因此也显著地降低了疾病的复发。

SNRI 中的文拉法辛既可以阻断 5-HT 的中吸收，又可以阻断 NE 的回吸收，因此，治疗作用似乎比 SSRI 要快些。它的治疗适应症、副作用基本与 SSRI 相似，但有报道，文拉法辛导致转躁的可能性比 SSRI 高。

三、副反应及处理

1. 心血管副反应是该类药物主要副反应：以三环和四环类抗抑郁药

多见。常见窦性心动过速和血压降低。它有抗心律失常药奎尼丁样效应，引起心脏复极化障碍和传导阻滞，心电图上所见 PR 间期延长、QT 间期延长、QRS 波群增宽、ST-T 段变化。轻度改变临床意义不大，但剂量过大、老年人或原有心脏疾病者可引起心律失常或传导阻滞，严重者可出现致死性心律失常。一般心动过速可不必处理或用心得安对症处理，过量出现心律失常和奎尼丁过量一样处理。

2. 自主神经系统副反应：主要是三环和四环抗抑郁药物多见，属周围抗胆碱性反应，主要有口干、便秘、瞳孔扩大、视力模糊、排尿困难及心动过速、震颤、出汗等。主要因药物的抗胆碱能及拟交感作用所致，一般在用过程中能逐渐适应，严重者可致尿潴留、肠梗阻及加剧青光眼等并发症、需及时停药，对症处理。

3. 神经、精神副反应：多数经典抗抑郁药具有镇静作用，可引起嗜睡、头晕及乏力等反应，以阿米替林或多虑平为著，SSRI、SNRI 药物也可以有这些副作用，但是相对比较轻微。三环或四环药物还可以降低抽搐阈值，可能诱发癫痫。偶可引起抗胆碱能危象，表现为意识障碍、生动幻视、激越等，多见于老年人，药物敏感或与抗胆碱药物合用者。此外，三环或四环药物、SNRI 对双相病人可能诱发躁狂发作。

4. 其他副反应：偶引起皮疹、中毒性肝损害，粒细胞减少，重者可停药，对症处理。也有引起阳萎、射精延迟、性快感缺失的报道。长期大剂量的骤然停药可导致撤药综合征，如严重焦虑、失眠、恶心、呕吐，故不宜骤然停药。

四、适应症与禁忌症

1. 适应症：①各种抑郁症；②强迫症（SSRI、氯米帕明）；③恐怖症；④慢性疼痛；⑤遗尿症（米帕明或麦普替林）；⑥发作性睡病（米帕明）；⑦儿童多动症（米帕明或麦普替林）。

2. 禁忌症（主要指三环或四环类药物）：闭角性青光眼、对本类药物过敏以及心肌梗塞恢复期者，均应列为禁忌。以下情况慎重使用：排尿困难、眼压较高、心绞痛、心律不齐、甲亢、癫痫等痉挛性疾病、脑器质性精神病、儿童和老年、严重的肝肾疾病及前列腺肥大等。

第二节　抗抑郁治疗的疗效评价
及各类抗抑郁药的疗效比较

一、抗抑郁药物疗效评价工具

几乎所有的临床研究涉及抗抑郁药物疗效评价的量表只有两个，一是汉密尔顿抑郁评定量表（Hamilton Rating Scale for Depression，HAMD）和蒙哥马利抑郁评定量表（Montgomery Asberg depression rating scale，MADRS），并由这些量表分值的变化来判定抑郁的改变程度。这是一种量化的指标，也是反映疾病变化或活动的指标。这种情形就打破了我们传统应用的等级评价方法，如痊愈、显效、有效及无效等概念。但是由于量表评定不是逐日进行的，有的评价间隔时间还比较长。用一个截点的分值来反映一段时间的治疗效果就显得不太准确，特别是那些亚临床综合征症状的出现，便对临床疗效及其评价造成影响，因为这种"基线"是高的。为此，临床医生及其不少研究人员需要寻求一个为大家所认同，并可反映疗效的可靠指标。

二、抗抑郁药物疗效评价新概念

临床痊愈实际上并不是新概念，因为我们长期一直在使用这个概念。只不过过去我们使用的概念还是一种"定性"指标，而今的概念则是一种量化的"计量"指标。无论过去还是现在，临床痊愈的概念都是"症状全部消失并恢复到病前功能"。之所以将这一个概念重新拾起，并加以量化，还主要是因为以下几个方面的进步与发展的要求。

1. 循证医学在进行抗抑郁药物疗效的总结分析时发现，过去诸多研究所涉及的痊愈、有效、进步等概念存在着很大的差异，相互之间就失去了可比性，自然也就给正确比较不同种类抗抑郁药物的治疗效果造成困难。早在 20 世纪 90 年代初，Prien（1991）等对 1987 ～ 1988 年发表在 9 种主要常见杂志上的关于抑郁的临床痊愈和临床操作性定义进行了回顾性操作，结果差异颇大。显然，应用这些结果进行同质性的循证医学研究，就很难有可靠的结论，因而也就难以正确比较不同药物之间治疗效果的差异。

2. 残留症状的重视程度的提高为临床痊愈提出了特别的要求。由于症状的部分或大部分改善，实际上就存在残留症状，不仅不能反映临床疗效，而且还从一定程度上对复发、自杀、经费开支造成重要影响。Horwath等（1992）对9900例从未诊断为抑郁症的人进行追踪观察，那些后来在1年内出现首次抑郁发作的病人当中，50%的人有先在的轻微抑郁症状，说明业已存在的抑郁症状对后来的抑郁发作有重要影响。Judd（1997）也发现亚抑郁综合征（Sub Syndromal Depression Symptoms，SSDS）即精神亚健康之一可以显著增加健康开支，而且会大大提高自杀意念和残疾的程度。这种情形并不亚于抑郁症本身对人类的危害。残留症状同时对复发或复燃造成负面影响。Paykel（1995）发现用RDC定义的痊愈用于评价接受抗抑郁治疗的病人时，32%的被定义为痊愈的人还有残留症状，这些病人当中，75%复发者都有残留症状。VanLonden（1998）研究也发现，有残留症状的抑郁症病人倾向在4个月内就复发，而远远提前于那些经治疗后没有残留症状的12个月复发。Thase也发现在治疗结束后的一年当中，有残留症状的复发机率是无残留症状的5倍。可见，对临床痊愈的严格定义不仅是临床上的问题，还会对抑郁症的预后造成影响。

3. 药物疗效评价内涵的更新与发展，要求临床疗效的评价必须有利于社会功能和生活质量，而临床痊愈是社会功能和生活质量恢复到以前或保持良好状态的重要保证。

三、如何界定临床痊愈

定义临床痊愈就不能离开医学相关的概念，如显效、有效等。例如，人们一直认为HAMD或MADRS有50%的减分率就是一个可靠的指标，但这并不能反映临床痊愈，为了将这种相对性的概念更为准确地表达为临床理念，有必要提高这种相对性的比值。早在1991年，Frank就定义HAMD17项评分≤7分即可定义为临床痊愈，这是从相对性概念向绝对性概念的过渡。为了更全面来界定这个概念，Ballenger（1999）认为CGI≤1分或者减少标准评分的70%以上，也应该是临床痊愈的指标。在国内，还有不少的研究在应用HAMD的评分变化来界定痊愈、显效、有效和无效。如HAMD改善率大于75%定义为痊愈，改善率大于或等于

50%，小于 75% 为显效，改善率为大于或等于 25%，小于 50% 为有效，改善率小于 25% 为无效。如果将这种概念与目前关于临床痊愈的概念相比较，的确还有相当大的差异，至少现在的概念不是一个"相对性"的，而是一个绝对的评分。但是定义"痊愈"在不同疾病、不同科别之间也是存在差异。肿瘤科定义痊愈是从病理学的角度来的，即癌细胞消失为痊愈；而临床上治疗抑郁主要对病人的症状和体验进行评估，这其中还涉及如何认识、识别和定量抑郁症状的问题，这是精神病理学研究的范畴。但是这种症状和体验的改变却是精神科医师必须面对的，因为这种症状的变化很大程度上是药物的作用，是药物产生的生理—心理效应，我们实际上是用外在的症状来评价这种生理—心理效应，虽然还不太明确这种生理—心理效应的内在复杂机制，但是这种生理—心理效应应该是连续性的、长期性的，这样才有可能保证患者达到临床痊愈，降低复发。所以追求临床痊愈，无论其机制如何都是医生和病人所期望的，这也是近年来抗抑郁药物治疗进展的重要指标之一。

四、如何保证临床痊愈

一个好的药物至少要涉及到以下几个方面：①药物有可靠的抗抑郁效果，同时兼有其他治疗效应；②药物应该在患者所期望的时间内起效；③副作用轻，安全性好；④能帮助患者恢复社会功能，提高生活质量；⑤有比较好的效益—成本比。但是，不是每一种药物都可以达到"好药"的指标。有些药物有可靠的疗效，但"见效"慢，病人不愿服用等。有些药物作用相对快些，但有其他副作用。但无论如何，"好药"是保证临床痊愈的主要因素之一。

在临床实践过程中，保证临床痊愈可能还涉及以下几方面：①所应用的药物起效快，能在病患期望的时间内起效，这样就会有一个良好的早期反应。因为这种良好的早期反应，实际上就是随之而来的临床全面改善的重要保证。②副反应少，服药后不会对病人的其他方面构成不利影响，这不仅是保证病人临床痊愈的主要因素，也是治疗依从性的主要保障。③治疗依从性：如果病人能遵从医嘱本身代表了病人在接受治疗，虽然这种依从性还涉及其他因素，但以上两个方面也是重要的，同时向患者进行心理教育和必要的告知是保证治疗依从性的重要因素。

五、不同治疗方法的临床痊愈比较

1. TCAs。三环类抗抑郁药物（TCAs）的抗抑郁效果已被认同达 30 年之久，因此它依然被作为一线抗抑郁药物来使用，但其常因副作用问题而影响继续治疗。Montgomerg 等（1994）对 42 项 TCA 与 SSRI 治疗抑郁症中断治疗进行了 Meta 分析，结果发现 TCAs 因副作用中断治疗者为 27%，SSRI 为 19%，差异有非常显著性（P<0.01）。Mulsant 及其同事（2001）的研究更明确地看出这种差异，116 例老年抑郁病人进行 12 周的治疗，分别应用去甲替林和帕罗西汀，结果发现 TCA 因副作用中断治疗者（33%）是 SSRI 的 2 倍（16%）。除副作用的耐受性外，有些资料表明 TCA 对严重抑郁症的效果是相当可靠的，至少有些报道 TCA 比 MAOI 和某些 SSRI 效果明显。从这一点反映了 TCA 对去甲肾上腺作用可能是治疗患者抑郁症的重要机制。在 Anderson（1998）Meta 分析中，仅是某些 TCAs 比 SSRIs 更有效，而其他所谓的去甲肾上腺素回收抑制剂（TCAs）的多虑平、去甲替林以及马普替林不是这样的，不过有些 TCA 对 5-HT 的作用明显，氯丙咪嗪、阿米替林以及可能还包括丙米嗪都可能是"双重抑郁剂"（dual-reuptake-inhibitors），至少在高剂量下是如此，可能与 SSRI 的抗抑郁作用不分上下。

2. MAOI。单胺氧化酶抑制剂（MAOI）用于抗抑郁治疗已有 40 年的历史，显然它有较好的治疗作用。但由于安全性和耐受性问题，它一直被排除在一线用药的行列，尽管如此，它对难治性的病例依然是一个可靠的药物。Thase 等（1992）进行一项 Meta 分析发现，phenezine（苯乙肼）和 tranylcypromine（百乐明或强内心）比安慰剂疗效明显，但差于 TCA，但也有研究证明 MAOI 比 TCA 要好，这其中可能与所选病例有关，也有可能与不同等的症状有关。

3. SSRI。20 世纪 90 年代，5-HT 回收抑制剂（SSRI）迅速一跃成为抗抑郁的一线用药，Anderson 等（2000）对 102 项研究结果，包括 10000 名病例以上的应用 SSRI 和 TCA 进行了疗效和中断治疗的比较再分析，发现住院病人的可比较性更强，在这种情况下，TCA 的疗效更为确切，甚至比 SSRI 可靠。在 Barbui 和 Hotopf（2001）等的相同研究中，这种优点更集中于具有双重抑制作用的 TCAs，如阿米替林和氯丙米嗪，它们的抗抑郁作用比 SSRI 明显。实际上从因副作用而中断治疗来看，SSRI 的比率远远低于 TCA，在单一 SSRI 与 TCA 比较来看，帕罗西汀的治疗中断率非常显著低于 TCAs，氟西汀、舍曲林以及西酞普兰治疗中断率相对低于 TCA，但差异没有显著性。

4. 多效抑制剂。文拉法辛和米氮平是被称为"双重抑制剂"的药物，很多研究提示它们的安全性和耐药性也都比较好。Thase（2001）对文拉法辛和 SSRI 的痊愈率进行比较再分析，8 项原始研究涉及病例 2000 人，发现文拉法辛的痊愈率为 45%，而 SSRI 仅为 35%，安慰剂则更低，说明文拉法辛的痊愈率在这些抗抑郁药物中比较理想。Smith（2002）的研究也提示文拉法辛的痊愈率为 SSRI 的 1.139 倍，说明文拉法辛的痊愈率比 SSRI 高。米氮平也被称为"双重抑制剂"，但作用机制与文拉法辛有所不同。米氮平是通过阻断突触前膜和突触后膜上的受体（α_2，5-HT，5-HT$_{2c}$，5-HT$_3$，H$_1$）等来实现的，Quitkin（2001）研究发现，米氮平与 SSRI 的临床疗效，包括痊愈疗效有差异，且米氮平的起效时间明显比 SSRI 快。两种不同类型的双重抑制剂进行比较发现，在为期 8 周的治疗过程中，文拉法辛和米氮平的临床痊愈率分别为 30% 和 40%，差异有显著性。

5. ECT 物理治疗。ECT 对反复发作的难治性或严重的抑郁症病人的疗效是值得推崇的，最近的一次研究发现，双侧 ECT 对没有精神病性症状的抑郁症（$n=176$）和有精神病性症状的抑郁症（$n=77$）进行治疗，按照 24 项 HAMD ≤ 10 分为痊愈标准的话，也就是说至少要达到 60% 的减分率，所有病人的痊愈率 87%，有精神病性症状者痊愈率达 95%，无精神病性症状者为 83%。虽然 ECT 的痊愈率很高，但是 ECT 后的快速复发的机率很高，除非有药物作为后续的治疗。

6. 心理治疗。几乎没有任何资料可以借鉴比较心理治疗与药物治疗的痊愈率问题。因为这种研究的设计十分困难，主要是心理治疗的对照比较研究与药物治疗对照研究还不同，药物对照有安慰剂，而心理治疗则不可能有这种对照。但是，的确有更多的资料表明心理治疗的作用是肯定存在的，心理治疗可以提高抗抑郁药物的有效率。Casacalenda 等（2002）发现心理治疗 10 周后的痊愈率可以与 TCA 或 MAOI 的药物治疗痊愈率相媲美（46.3%VS46.4%）。虽然没有单一的心理治疗的痊愈率的资料可采用，但是联合药物治疗，某些心理治疗，如认知功能、人际关系治疗可以使痊愈率大为提高，这说明药物治疗结合心理治疗是目前针对抑郁症治疗的有效途径。不少结果都提示药物治疗结合心理治疗，不仅可提高临床痊愈率，而且还可以应用于慢性抑郁、反复发作性抑郁、难治性抑郁等。

第六章

非典型抗精神病药物

第一节　非典型抗精神病药物
治疗抑郁症的背景和理论

不论是单相还是双相抑郁症，都可以伴有妄想和／或幻觉，而这一类的抑郁症往往是难治性的病例。新型抗精神病药物具有治疗幻觉、妄想等阳性症状的作用，因此，与抗抑郁药物联用可能更有益于抑郁症，特别是难治性抑郁的康复。因为早期有研究报道，对于妄想性抑郁，应用三环抗抑郁药物加奋乃静，效果比单用药物要好得多，近来的报道也发现典型抗精神病药物氟哌啶醇加三环抗抑郁药物阿米替林也有类似的效果。

非典型抗精神病药物与典型抗精神病药物的不同点之一，是对阴性症状和情感症状有比较明显的效果，在精神分裂症病人的治疗过程中，伴随的抑郁、焦虑、敌意甚至自杀都会随着治疗而好转或消失，说明新型抗精神病药物本身具有治疗抑郁和焦虑的作用。

非典型抗精神病药物氯氮平，对不少抑郁症有相似丁三环抗抑郁药或SSRIs 的作用，无论单用或联合抗抑郁药物应用都有比较好的效果，说明这一类药物有潜在的抗抑郁的效果，而且可以预防复发、中断躁狂与抑郁的循环，虽然其治疗的机制目前还不太清楚。

对于难治性的抑郁症，在治疗原则上往往是采取联合用药的原则。联合的药物主要是包括抗癫痫药物、甲状腺素、非典型抗精神病药物等，这种治疗方案是目前认为比较行之有效的方法。

利坦色林（ritanserin）是一种 5-HT$_2$ 受体拮抗剂，可以改善睡眠，应用于精神忧郁者可以使焦虑和抑郁都有明显的改善，说明该药对抑郁有效。目前的新型抗精神病药物实际上就是针对于 5-HT$_2$ 受体阻断的一种药物，因此具备了像利坦色林一样的作用机制，故有益于抑郁的改善。

抑郁症患者也有认知障碍，虽然这种认知障碍与精神分裂症的认知障碍有所不同，但是，在治疗过程中改善这种认知障碍理应是治疗的一个组成部分，而非典型抗精神病药物，特别是新型抗精神病药物具有改善认知功能的作用，有利于抑郁症的全面康复。

第二节　非典型抗精神病药物
在抑郁症中的临床研究

一、利培酮

1. 单一用药：Jacobsen 早在 1995 年就开始将利培酮用于情感性疾病患者的治疗。其报道了对包括重性抑郁在内的 20 例双相情感性精神病和 5 例强迫症应用利培酮治疗，治疗的首次剂量是 1~1.5mg，最高的剂量为 6mg，所有病例的平均治疗剂量是 3.5mg。结果发现 85% 的情感性疾病的患者（13 例双相患者、5 例重性抑郁患者）好转或痊愈，其中有 3 例难治性的强迫症也有非常显著性的好转。在这些病人中主要好转的症状有激越、精神病性症状、失眠，而且对于双相病人来说，一个特别好的是利培酮中断了躁狂和抑郁的快速循环。Lane 及 Chang（1998）也报道了 1 例 33 岁中国台湾女性难治性抑郁症病人应用利培酮治愈的过程，这是一位典型的抑郁症病人，病程已经有 16 个月，主要的表现有抑郁、无兴趣、食性欲降低、无力、精神运动迟滞及无助无望感严重，而且有消极意念、自责和罪恶妄想，同时还伴有幻听，氟西汀 60mg 治疗 3 周没有效果，逐渐加三氟噻吨至 18mg 治疗 2 周仍然没有效果，在第 6 周加 ECT 治疗，每周 3 次，按这些方法治疗 5 周，除了其他症状后好转外，还是没有明显的情绪上的好转，为此仅仅应用氟西汀 60mg/ 日治疗，治疗 7 周后症状复现。为进一步治疗在症状复现后的第 2 天停用原来所有的药物，换用利培酮，4 天内加至 4mg，1 周后情绪和精神病性症状均戏剧性地消失，追踪 8 个月后病人正常。次年Lane又报道了一例双相情感性精神病应用利培酮治疗的过程，这位病人原来是躁狂症，在此期间已经加用利培酮治疗，剂量为 3mg，2 次 / 日，疗效好，但是病人因自知力不全而停药，继而复发躁狂，在用药物利培酮后消失，第 2 次停药后转入抑郁相，第 3 次应用利培酮，1 周内加至以前治疗量，抑郁症逐渐好转，维持治疗 9 个月没有复发，精神状态基本正常，而且没有副反应。

抗精神病药物的单一治疗与联合抗抑郁药物治疗的方案应该是后者为好，特别是对于伴有精神病性症状的抑郁症来说更是如此，但是在选择药物方面，过去一直倾向于经典抗精神病药物与抗抑郁药物的联合，事实证明这种联合是有效的。那么，在新型抗精神病药物应用于临床的今天，在人们认识到新型抗精神病药物不仅有抗精神病的作用，还有抗抑郁的作用之后，这种新型抗精神病药物单一治疗抑郁症的效果是否与过去的方案有差异，便成为临床医生注意的焦点之一。Muller-Siecheneder 等（1998）单独应用利培酮治疗抑郁症进行了观察，并与阿米替林和氟哌啶醇联合治疗进行比较，这是一个多中心的双盲对照研究，研究的对象的诊断是分裂情感性疾病的抑郁型、伴有精神病性症状的重性抑郁、非典型精神分裂症伴有重性抑郁，他们共同的特征是抑郁和精神病性症状共存。123 例病人被随机分为 2 组，利培酮组 61 例，氟哌啶醇＋阿米替林组 62 例，利培酮的治疗剂量是平均 6.9mg/ 日，氟哌啶醇为 9mg/ 日，阿米替林为 180mg/ 日，治疗评估的时间为 3 周，总共有 98 例病人完成至少 3 周的治疗，利培酮组 47 例，氟哌啶醇＋阿米替林组 51 例，应用 BPRS 的阳性症状和阴性症状亚量表发现，利培酮组的变化率为 37%，氟哌啶醇＋阿米替林组的变化率为 51%；应用 Beck-Rafaelsen 忧郁量表评定发现，利培酮组的变化率为 51%，氟哌啶醇＋阿米替林组的变化率为 70%，可见，虽然利培酮单一治疗本身比较也有非常显著的变化，但是，单一用药的效果没有联合用药的效果好，差异有显著性（$P<0.01$）。但是不同亚型的病人的疗效也有所不同，这种差异主要是伴有精神病性症状的抑郁症病人之间的差异，而在其他诊断类型病人之间没有这种治疗的差异。在 EPS 方面，利培酮组为 37%，氟哌啶醇＋阿米替林组为 31%。这说明对于伴有精神病性症状的抑郁症来说，将抗精神病药物与抗抑郁药物联合应用是治疗上比较好的方法，特别是新型抗精神病药物与 SSRI 联用，可能效果会更好，至少副作用会很少。

　　目前还没有见到单一应用利培酮治疗抑郁症与 SSRI 进行比较的对照研究。

　　2. 联合用药：Ostroff 和 Nelson（1999）进行了利培酮联合 SSRI 治疗抑郁症的自身对照研究，他们对 8 例符合 DSM-IV 重性抑郁症而没有精神病性症状，但又对目前应用 SSRI 无效的病人进行观察，在原来应用 SSRI（氟西汀、赛乐特）的基础上加用利培酮，氟西汀、赛乐特的剂量在 20~40mg/

日，在加用利培酮治疗后进行评估，结果发现 HRSD 显示利培酮治疗一周内，8 例病人的症状就有变化，其中有 4 例病人的睡眠和性功能有明显的改善，这种效果与尼法唑酮的临床疗效相似，而尼法唑酮是一种能抑制5-HT和 NE 回收的抗抑郁药物，同时它又是一种 5-HT$_2$ 受体拮抗剂。Welner（1996）也报道应用利培酮联合单胺氧化酶抑制剂对激越性的抑郁有比较好的疗效。O'Connor 及 Silver（1998）也发现将利培酮、SSRI 联合应用对慢性抑郁有很好的疗效。最近 Kaplan（2000）报道 1 例女性抑郁症病人应用多种SSRI 治疗无效而加用利培酮后成功治疗的病例，这是一位经历过严重的儿童创伤，目前处于重性抑郁的 55 岁女性病人，由于严重的抑郁，能力受到严重的影响，而且焦虑明显，伴有中度的妄想，由于这些情况，病人虽然可以自己照顾自己，但是有明显的回避行为，抗抑郁治疗应用赛乐特，60mg/ 日，布普品（Bupropion，wellbutrin）450mg/ 日，同时还有丙戊酸钠，而且还有高计量的 BZD（苯二氮䓬类），但所有这些也无法改善她的焦虑和抑郁。加用利培酮 1mg 却改变了所有的一切——焦虑水平在开始用药不几天就明显降低，恢复了去商店购物和参加家庭聚会的欲望和兴趣，追踪2 年效果稳定。但是目前还没有见到这种联合用药的对照研究。

二、奥氮平

1. 单一用药：Ohaeri（2000）报道奥氮平对难治性精神分裂症、急性躁狂、抑郁症以及强迫症的治疗，年龄在 17~77 岁，其中精神分裂症 36 例、躁狂症 8 例、重性抑郁症 10 例、强迫症 4 例，几乎每一例病人都具有分裂情感性和妄想性障碍的特征，在应用奥氮平之后，在第 8 周，27 例难治性分裂症中的 13 例（48.1%）获得临床治愈，而所有的情感性疾病患者均获得完全的临床治愈，大多数在 2 周内好转，同时有 2 例强迫症也在第 8周获得治愈。作者认为奥氮平是一种多靶性的精神疾病治疗药物，而且没有副反应。Malhi 及 Checkley（1999）也报导 2 例难治性抑郁症应用奥氮平单一治疗的过程，这 2 例均是对 ECT 治疗没有反应的病人，而且已经表现出拒绝治疗的倾向，因为原来的药物不仅种类多、剂量大，而且没有效果，接受的药物治疗有文拉法辛（万拉法新）375mg/ 日和碳酸锂，而且还分别加有甲硫哒嗪或舒必利，这种治疗 3 个月已经没有效果，因此停止原来的药物，加奥氮平治疗，仅用 10mg/ 日，第 1 周症状就开始好转，在第 3 周症状好转明显，说明奥氮平对一些难治性的抑郁症有效果。Kaplan（2000）还报道 1 例女性抑郁症病人应用多种 SSRI 治疗无效而加用奥氮平后成功治疗的病例，这是一位经历过严重的儿童创伤、目前处于重性抑郁、多次住院治疗的女律师，在其治疗经历中，氟西汀 60mg/ 日，治疗 2 个月无效；赛乐特 60mg/ 日，治疗 6 周无效，左洛复 300mg/ 日，治疗 6 个月无效，氟伏草胺（氟伏沙明）200mg/ 日，治疗 6 周无效，西酞普兰 40mg/ 日，目前正在服用，也用过单胺氧化酶抑制剂，但是副作用明显，也用过万拉法新，虽然有效，但是不能忍受静坐不能这一副作用，还用过布普品（抗抑郁药物）也没有明显的效果，也按难治性抑郁症治疗加用甲状腺素、心境稳定剂都不见有理想的效果，最后加用了奥氮平 2.5mg，q.hs（睡前），不几天病情就有了戏剧般的好转，一直困绕她的焦虑和抑郁显著改善，而且在短时期内恢复了工作和参加社交的乐趣，追踪 8 个月，疗效肯定。

奥氮平不仅是对抑郁症有疗效，而且对多种疾病的抑郁症状也有疗效，特别是对精神分裂症的抑郁症状效果明显。Tollefson 等（1998）对 335 例慢性精神分裂症急性发作随机分组应用奥氮平、安慰剂、氟哌啶醇进行治疗对照，奥氮平的剂量有 5±2.5mg、10±2.5mg、15±2.5mg3 个不同的等级，氟哌啶醇的剂量是 10 ～ 20mg，BPRS 作为评定工具，经过 6 周的治疗后发现，奥氮平 10±2.5mg、15±2.5mg2 个不同的等级对焦虑—抑郁因子的改善明显优于安慰剂组，而且副反应明显少于氟哌啶醇。实际上，奥氮平不仅对抑郁症、精神分裂症的抑郁症状有效，而且还有效于与人格有关的忧郁，Schulz 等（1999）对边缘性人格障碍以及忧郁症进行治疗，11 例病人接受治疗，在前 4 周，治疗剂量是可变性的，2.5mg 开始，每次加 2.5mg，在第 4 周用至 10mg/ 日，在后 4 周应用固定剂量进行治疗，应用 SCL-90、BPRS、GAF（Global Asssessment Function）、BIS（Barratt Impulsivity Scale）、BDHI（Buss-Duekee Hostility Inventory）作为评定工具，结果表明：11 例病人完成至少 2 周的治疗，9 例病人完成全部疗程的治疗，5 种量表的评分有非常显著的减少，特别在 GAF 中，精神病性症状、抑郁、人际敏感性愤怒都是显著变化的症状，不论是自评还是临床评定都有显著性的变化，边缘性人格障碍和忧郁症都有改观，说明奥氮平对忧郁有效果，而且效果可靠。

2. 联合用药：Weisler 等（1997）报道了奥氮平治疗 5 例情感性疾病，

其中 2 例抑郁症，结果发现，包括 2 例抑郁症在内的 5 例情感性疾病患者都有了很快的康复，而且治疗的耐受性比较好。Adli 等（1999）也报道 2 例高龄抑郁症患者的治疗经过，第一位患者是 1 例 75 岁患有内源性抑郁的女性病人，这位老年患者经过系统的抗抑郁治疗 39 周无效，而且伴有幻觉。在原来治疗的基础上加用奥氮平，症状戏剧般地减轻，并且呈进行性好转。另一位患者是 57 岁的妄想性抑郁症的女性病人，应用奥氮平后不仅妄想消失，而且抑郁的情感症状也显著性地好转。Rothschild 等（1999）进行了临床回顾性的评价，选择应用奥氮平对 DSM-IV 精神病性抑郁（具有精神病性症状的重性抑郁、双相 I 型障碍、抑郁相等）进行治疗的 15 例病人（10 例男性、5 例女性），平均年龄为 36.9±10.1 岁。为了更好地比较这种治疗效果，作者又选择了应用经典抗精神病药物治疗的另 15 例精神病性抑郁患者（10 例男性、5 例女性），平均年龄 35.0±8.2 岁。治疗的方法由于是回顾性的研究，因此，合用药物与否取决于临床疗效。在奥氮平组，10 例（67%）的病人在服用药物后显著或非常显著性地改善，而对照组仅有 4 例（27%）在服用药物后显著或非常显著性地改善，两组的差异具有显著性（P=0.037），特别是奥氮平的药物耐受性比较好，没有一例因为有药物反应而终止治疗，而且有 3 例病人是单独应用奥氮平治疗，而没有合用抗抑郁药物。相反，在经典抗精神病药物组，不少的病人增加了抗副作用的药物。作者认为奥氮平对于精神病性抑郁来说是有明显效果的药物，而且治疗的耐受性好，没有副作用，但还需要进行前瞻性的相关研究。目前还没有见到这种前瞻性的对照研究。

三、喹硫平

一般情况下，300mg/ 日的奎硫平与氟哌啶醇一样对精神分裂症的阳性和阴性症状有效果，但是喹硫平对精神病性情感障碍的治疗研究不多，Zarate 等（2000 年）应用喹硫平治疗精神病性情感障碍，并且与非情感性精神病性障碍的治疗效果相比较，以便确定奎硫平的治疗反应相关的因子。其中有 145 例病人接受治疗，这些病人包括 DSM-IV 的双相情感性精神病（躁狂、混合或抑郁相）、重性抑郁伴有精神病性症状、精神分裂症、分裂—情感性障碍（双相或抑郁型）、妄想性障碍，或非特异性其他精神障碍，结果表明，诊断为双相障碍、躁狂、抑郁、混合型以及分裂—情感性障碍等与情感性疾病相关的精神障碍的病人有74%的改善率，明显高于精神分裂症的反应率。然而，那些重性抑郁伴有精神病性症状的患者和病程较长的患者疗效欠佳，但是奎的硫平对双相情感性精神病以及分裂—情感性精神病的疗效比较明显。

Kaplan医生（2000）也报道应用喹硫平联合尼法唑酮（nafazodone）治疗抑郁症的体会。这是一位30岁的男性抑郁症病人，过去10年中应用丙咪嗪治疗，300mg/日，症状有部分的缓解，他在儿童时期接受的关心少，在青少年和青春期有过多次的抑郁症发作并住院治疗，在心理治疗合并300mg/日丙咪嗪的治疗下，完成了学业并有了工作，虽然没有抑郁，但这位先生却有持续的焦虑，有时严重干扰其睡眠，SSRI加丙咪嗪没有效果，但是应用尼法唑酮600mg，抗抑郁效果比较好，而且可以入睡，从而停用丙咪嗪，但是病人一直为焦虑所困，BZD也解决不了问题，而且病人很讨厌其镇静作用。为此，Kaplan医生在其晚上加用25mg的奎硫平，在第一周内出现了戏剧性的变化，病人的感觉好极了，没有过度的镇静，也没有了焦虑，病人从来没有感到如此的轻松，病人可以清清楚楚地描述自己这种第一次的感觉，但是病人在遇到事情时仍然可以感受到"正常"的焦虑，这种反应持续6个月。

四、阿立哌唑

Berman等（2007）将共计1044例病人纳入研究，经过筛选有781例真正进入研究，总计有159例脱落研究（20.4%），余者622例完成研究，有效的262例继续原来的单一抗抑郁治疗，尚有362例被认定是所谓治疗困难的抑郁症。该研究主要是针对这362例抑郁症进行随机对照双盲研究。其中在原来抗抑郁药物基础上联合安慰剂者176例，联合阿立哌唑者182例。这些病人中服用艾司西酞普兰29.6%，氟西汀14.2%，帕罗西汀8.9%，舍曲林19.8%，文拉法辛27.4%；阿立哌唑平均每天的剂量是11.8mg/d；全程应用MADRS评价症状变化。结果显示，第2周末的MADRS减分在安慰剂和阿立哌唑分别是-3.4和-6.3，差异有统计学意义，$P<0.001$，这种差异一直持续到研究结束；在研究结束的终点，MADRS减分在安慰剂和阿立哌唑分别是-5.8和-8.8，差异有统计学意义，$P<0.001$，治疗效应达0.39而优势于阿立哌唑。从有效率和痊愈率来分析，安慰剂和阿立哌唑组在第

1 周的有效率分别是 1.8% 和 6.2%，差异有统计学意义，这种差异一直持续，终点的有效率分别是 23.8% 和 33.7%，差异同样有统计学意义。安慰剂和阿立哌唑组第 3 周的痊愈率分别是 8.7% 和 18.8%，差异有统计学意义，这种差异一直持续到终点，终点的痊愈率分别是 15.7% 和 26%，差异同样存在统计学意义。从 CGI 来看，无论是 CGI-I 还是 CGI-S 的减分，阿立哌唑组都比安慰剂组明显，这种具有统计学意义的差异从第 2 周就开始并且一直持续到研究结束。

从副作用来看，176 例安慰剂中有 110（62.5%）例报告至少有 1 项副作用组，182 例阿立哌唑组有 149（81.9%）。大于 10% 的副作用分别是静坐不能（阿立哌唑组 23.1%，安慰剂组 4.5%），不静（阿立哌唑组 14.3%，安慰剂组 3.4%），头痛（阿立哌唑组 6.0%，安慰剂组 10.8%）。由此可见，除了部分副作用比安慰剂组多外，疗效的增加明显。

五、齐拉西酮

Dunner（2007）等对 SSRI 单一治疗难以取得疗效的抑郁症进行添加齐拉西酮进行治疗。其具体方法是，对那些符合 DSM-IV 没有精神病性症状的难治性抑郁症在接受单一 SSRI 开放治疗 6 周后，随机分为继续单一 SSRI 组和添加齐拉西酮组，其中齐拉西酮组又分为不同的剂量治疗组，即舍曲林 100~200mg/d 组，舍曲林 100~200mg/d+ 齐拉西酮 80mg/d，以及舍曲林 100~200mg/d+ 齐拉西酮 160mg/d 共 3 个组，齐拉西酮分每天 2 次口服，用 Montgomery-Asberg Depression Rating Scale（MADRS）评定症状变化，观察 8 周。结果 64 例病人中，随机分到单一舍曲林组 21 例，舍曲林 100~200mg/d+ 齐拉西酮 80mg/d23 例，舍曲林 100~200mg/d+ 齐拉西酮 160mg/d20 例。结果显示，80mg/d 齐拉西酮组、160mg/d 齐拉西酮组，以及 SSRI 单一治疗组的 MADRS 的减分分别是 -5.98±1.87、-8.27±2.17、-4.45±2.03，但是组间没有差异（p=NS）。3 组的有效率分别是 19%（N=4），32%（N=6）和 10%（N=2），组间也没有差异（p=NS）。实验室检查、身体上的副作用及心电图在 3 组之间没有差异。虽然症状学变化在 3 组之间没有差异，但是总体上齐拉西酮改善比没有加齐拉西酮的单一治疗组要高，似乎还有剂量依赖性，所以还需要大样本的研究。本研究之所以在 3 组之间的症状学变化及有效率等方面无差异，很可能与病例少有关；然而研究显示齐拉西酮可能会提高 SSRI 对难治性抑郁症的效果。

第三节　非典型抗精神病药物
治疗抑郁症的可能机制

　　将 $5\text{-}HT_2$ 受体阻滞剂用于抑郁症的治疗后，$5\text{-}HT_{1A}$ 受体由于 $5\text{-}HT_2$ 受体的阻断而得以活化而抗抑郁，因为不少 $5\text{-}HT_{1A}$ 受体激动剂，如 8-OH-DPAT（8- 羟基 - 丙胺 - 四氢萘，即 5- 羟色胺 1A 受体激动剂）或吉吡隆（gepirone，BMY-13805）就具有抗抑郁的作用。与此同时，由于 $5\text{-}HT_2$ 的阻断，在一段时间后会发生受体的的上调（up-regulation），这种上调也与抗抑郁有关，即使是去甲肾上腺素回收阻断药阿米替林也是通过这一机制来实现治疗作用的，因为受体的上调需要一段时间，这段时间正好是服药后的 7～10 天或更长一段时间，这样药物才真正发挥作用，同时也说明了抑郁症的产生与中枢 5-HT 有着密切的关系。利坦色林就是通过这一作用机制来治疗忧郁症的。

　　新型抗精神病药物具有对中脑边缘系统的选择性作用，特别是对该区域的 D1 或 D4 受体有作用，同时引起前额叶皮层的多巴胺 / 去甲肾上腺素的释放，以及和 / 或 $5\text{-}HT_{2A、C}$ 的拮抗，是新型抗精神病药物治疗抑郁症的机制。

　　新型抗精神病药物治疗抑郁症的机制比较复杂，可能涉及的生化机制不仅仅是以上几个方面。目前在情感性疾病，特别是双相情感性精神病的治疗方面，倾向于使用心境（情感）稳定剂（mood stabilizer），这样既可以治疗疾病，又可以降低转相的可能性，同时还有预防复发的作用。近年来的一个观点是，非典型抗精神病药物是一种潜在的情感稳定剂，对躁狂和抑郁都有效果。一般来说，氯氮平对躁狂的作用优于抑郁，而新型抗精神病药物，如利培酮，则抗抑郁作用优于抗躁狂。从情感稳定剂的治疗范围来看，将碳酸锂、丙戊酸钠、卡马西平的药物应用于精神分裂症的治疗报道很多。从这一简单的理由来认识，与情感稳定剂相似的新型抗精神病药物也具有治疗躁狂抑郁的作用。这样新型抗精神病药物的作用谱司拓展到情感性疾病，特别是有利于那些长期治疗的情感性疾病病人，因为这一类药物的副作用很少。

第七章

心境稳定剂

第一节　碳酸锂在抑郁症中应用问题

调查研究表明，双相抑郁将近80%以上的病人会单一使用或联合使用抗抑郁药物，而使用心境稳定剂者不足一半，甚至几乎没有，这与国内外双相抑郁的治疗指南有差异，说明我们很多的理论还没有真正应用于实践中去。一般来说，碳酸锂的应用至少可以减少50%的转相率，针对这种现象，我们对国内的相关文献进行了循证医学的Meta分析。

一、资料与方法

1. 检索策略：①以抑郁症（或双相抑郁）、碳酸锂为检索主题词进行检索；②检索工具是《中国医院数字图书馆》；③联合手工检索国内的精神科专业杂志，包括《中华精神科杂志》《中国神经精神疾病杂志》《上海精神医学》《临床精神医学杂志》《中国心理卫生杂志》《中国临床心理学杂志》《神经疾病与精神卫生》《临床心身疾病杂志》《中国行为医学科学杂志》《山东精神医学》和《四川精神卫生》，以及可以检索到的国内精神科专业学术会议论文。

2. 文献收录标准：①公开发表的或全国、省级专业会议关于碳酸锂治疗抑郁症的对照比较研究论文；②治疗时间4周以上；③研究药物使用方法、时间描述准确，论文中有副作用的描述或由于副作用脱落的描述；④论文中有至少激越兴奋或躁狂发作的任何一种现象的具体例数。

3. 纳入标准：①研究设计为碳酸锂＋抗抑郁药物与安慰剂＋同一种抗抑郁药物或与单一使用同一抗抑郁药物的对照比较；②设计为临床调查研究，调查比较碳酸锂＋抗抑郁药物与单一使用同一抗抑郁药物的转相率，或临床治疗研究并提供在治疗过程中出现的转躁现象；③一般资料齐全；④治疗的对象为双相抑郁或抑郁症。

4. 排除标准：①抑郁症起源于其他躯体或中枢神经系统疾病，即使症状学符合通用诊断标准；②动物实验研究。

5. 文献一般情况：在中国医院数字图书馆中总共检索到 22 项研究。符合标准并纳入研究的只有 6 项，其中三环类药物对照 4 项，选择性 5- 羟色胺回收抑制剂（SSRI）2 项；2001 年 1 项，2005 年 4 项，2006 年 1 项；发表论文 5 项，会议论文 1 项；《山东精神医学》1 项，《四川精神卫生》1 项，《中国临床康复》1 项，《职业与健康》1 项，《神经疾病与精神卫生》1 项，《浙江省精神科年会论文》1 项。具体详细资料见表 1。

表1 碳酸锂联合抗抑郁药物治疗双相抑郁对照研究的原始资料

作者	年份	诊断	研究组方案	例数	对照组方案	例数	研究组转相	对照组转相
李成	2001	抑郁症	阿 +Li	35	阿 + 安慰剂	36	5（14.3%）	13（36.1%）
李尔玺	2005	双相抑郁	氯 +Li	38	氯	33	6（15.8%）	12（36.4%）
潭斌	2005	抑郁症	舍 +Li	40	舍	40	4（10.0%）	7（17.5%）
袁国锋	2005	抑郁症	阿 +Li	41	阿	42	5（12.2%）	13（31.0%）
丁万涛	2005	双相抑郁	丙 +Li	21	丙	23	0（0.0%）	2（8.7%）
李尔玺	2006	双相抑郁	氟 +Li	38	氟	33	2（5.3%）	9（27.3%）

注：Li= 碳酸锂；阿 = 阿米替林；氯 = 氯米帕明；丙 = 丙咪嗪（米帕明）；舍 = 舍曲林；氟 = 氟西汀。

6. 分析方法：应用固定效应模型（Fixed Effects Model，FEM）法分析两种治疗方法激越或躁狂发作的综合检验、OR 值，以及 OR 95% 可信区间，并应用循证医学统计方法计算失效安全数。

二、结果

进行齐性检验，Q=5.74，df=5，$P>0.05$，提示可以进行合并计算。

6 项研究中，共有研究组 213 例，发生转相 22 例，转相率 10.3%；对照组共有 207 例，共发生转相 56 例，转相率 27.1%，两组比较差异具有非常显著性（x^2=17.84，$P<0.01$，OR=0.37，95%CI=0.23~0.58），说明研究

组出现转躁的几率大幅度降低，仅有对照组的 1/3（OR=0.37），提示碳酸锂的确是预防躁狂发作的有益的药物，特别是在预防双相抑郁向躁狂转化的过程中的作用更为显著。

失效安全数（fail-safe number，Nfs）分别按照 P=0.05 与 P=0.01 水平来计算，其计算方式为分别按照 P=0.05 和 P=0.01 水平计算 Nfs，得出各研究计算出 Z 值后（二项分布时 Z 值 =x^2），则 Nfs0.05=（$\sum$ Z/1.645）^{2}−S，其中 S 是收录研究项目数为 6，则 Nfs0.01=（$\sum$ Z/2.33）^{2}−S=[（4.47+3.95+0.95+4.30+0.43+4.96）^{2}/2.33]−6=60.89，Nfs0.05=（$\sum$ Z/1.645）^{2}−S=[（4.47+3.95+0.95+4.30+0.43+4.96）^{2}/2.33]−6=128.21。说明按照 P=0.05 水平，需要 128 个阴性结果，按照 P=0.01 水平，需要 61 个阴性结果，才能推翻碳酸锂降可以低抗抑郁药物引起躁狂发作的结论。

三、讨论

抗抑郁治疗的一个重要原则是避免躁狂发作，这种现象的发生率变化较大，这主要是因为这类现象的发生与治疗时间的长短、调查的时间有很大关系，因此这种转躁的发生率大多数是回顾性。大约 1/3 的双相抑郁会出现转躁现象，由于转躁不仅意味着治疗的失败，还使疾病的发展更加复杂，所以多个治疗指南也强调，双相抑郁包括可能的双相抑郁，治疗过程中应该特别强调应用心境稳定剂，碳酸锂就是其中之一。

碳酸锂联合抗抑郁药物被作为双相抑郁的治疗方案之一在国内被广泛应用。6 项研究中研究组的转躁率为 10.3%，对照组的转躁率是 27.1%，两组比较差异具有非常显著性，说明研究组出现转躁的几率大幅度降低，降低的水平达到 62%，可见对于双相抑郁的治疗过程中，在应用了抗抑郁药物的情况下，联合碳酸锂是有其重要的临床意义的。但是，这其中的药理学机制却相当复杂。

失效安全数是循证医学研究中的重要概念之一，它反映了研究结果的可靠程度。一般而言，失效安全数越大，结论的可靠性越好，偏倚的影响越小。本结果说明，按照 P=0.05 水平，需要 128 个阴性结果，按照 P=0.01 水平，需要 61 个阴性结果，才能推翻碳酸锂可以降低抗抑郁药物引起躁狂发作的结论。这从另外一个角度体现了碳酸锂的预防作用，特别是对躁狂的预防效应。

第二节　丙戊酸钠与碳酸锂联合应用的药理与临床

在临床实践过程中，心境稳定剂联合抗精神病药物是针对大多数躁狂发作治疗的即定方案，即便如此联合治疗，也难以使一定比例的患者达到令人满意的效果。因此，在很多国家的双相心境障碍的治疗指南中，都提到了双心境稳定剂联合的问题，其中碳酸锂与丙戊酸钠联合最为常见。这样的联合在临床效应、毒副反应，以及药物之间的相互影响如何，已经引起大多数专科医生的关注，因此十分有必要对这些问题加以分析和评价。

一、药理学问题

（一）两种药物的药物代谢的特点

碳酸锂经肠道吸收，1~1.5h 达峰，$T_{1/2}$ 为 20h 左右，达稳态时间需 5~7天。锂不与血浆蛋白结合，也不参与代谢，无代谢产物，直接经肾脏排出。约 80% 从肾小球滤出的锂在近曲小管和钠竞争重吸收，缺钠和肾病时肾小球滤出减少可导致体内锂潴留，排钠利尿药物和噻嗪类利尿药物，增加钠排泄而不增加锂排泄，可使血锂升高直至中毒水平。有效治疗血锂水平为0.6~1.2mmol/L，中毒血锂水平 >1.4mmol/L。

丙戊酸钠经肠道吸收后 1~6h 达峰，$T_{1/2}$ 为 10~13h，达稳态时间需 2~4 天。丙戊酸钠和蛋白高度结合，结合率为 80~95%，主要与血清蛋白结合。丙戊酸钠在肝脏代谢，有 2 种代谢过程，即经 P450 微粒体酶系统和线粒体 ß-氧化系统，代谢产物是具有抗癫痫作用的 2-en- 丙戊酸和具有毒性作用的4-zh- 丙戊酸。40%~60% 的药物与葡萄糖醛酸结合排出，部分以羟基化合物和二丙基戊二酸形式排出。治疗心境障碍的有效血药水平是 50~120ng/ml。

（二）两种药物的作用机制

碳酸锂的作用机制除了对去甲肾上腺素、5- 羟色胺、多巴胺有作用外，至少还有以下几个方面：①碳酸锂干扰参与离子运转、膜泡运输、信号传导、细胞骨架再组合，以及核基因调整等细胞活动的磷酸肌醇（PI）的代谢；②影响脑内儿茶酚胺的转换、促进重吸收、增加 MAIO 活性以及降低受体敏感性；③促进兴奋性介质谷胺酸的再摄取、降低谷胺酸受体的功能，并减弱由于谷胺酸与受体结合所激活的细胞内的级联反应；④降低脑内磷酸激酶C（PKC）的活性，并可使神经细胞的神经源型一氧化氮合成酶（nNOS）的表达增加。

丙戊酸钠的抗躁狂作用机制不甚明了，但是其抗癫痫的作用机制相对清晰，这就是增加脑内GABA含量，这是通过抑制GABA转氨酶和琥珀酸半醛脱氢酶（SSAD）来增加脑内GABA含量的。由于GABA是一种抑制性介质，故对躁狂发作有作用，这可能就是其抗躁狂的作用机制。

（三）两种药物之间的相互影响

关于药物的联合应用，至少还需要考虑以下问题：例如，需要做的监测、药物之间的相互作用、妊娠安全性、中毒—治疗剂量比、副反应，以及对死亡率的影响和造成医疗费用的开支。在药物治疗过程中的监测方面，碳酸锂需要进行肾脏及甲状腺功能的监测以及皮肤疾病的检查，对于丙戊酸钠来说，则需要进行肝功能、血液学、胰腺，以及可能出现的多囊卵巢综合征和雌激素水平的监控；在药物相互作用方面，碳酸锂易与噻嗪类利尿剂、非甾体类抗感冒药、血管紧张素酶抑制剂、黄嘌呤、甲硝唑，以及Ca^{++}通道阻断剂发生相互作用，它们可以使血锂升高，此外，某些脱水剂（如速尿）也可以使血锂水平增加，低盐饮食、高龄以及肾脏疾病也这种现象，而可以使血锂水平降低的药物有乙酰唑胺、茶碱、氨茶碱、咖啡因，以及甘露醇。丙戊酸钠则易与拉莫三嗪、卡马西平、阿斯匹林、地西泮、氟西汀、双香豆素，以及苯巴比妥发生相互作用。同时两种药物分别应用在妊娠妇女时应该注意，特别是妊娠的头三个月更需要注意。Cohen（1994）以及Jacobson（1992）研究发现，这2个队列研究分别提示暴露于服用锂盐的先天畸形的危险比是1.5（95%CI=0.4~6.8）和3.0（95%CI=1.2~7.7）；在一项关于抗癫痫药物的致畸研究中，所有抗癫痫药物的致畸相对危险比是2.3（95%CI=1.2~4.7），丙戊酸钠是4.9（95%CI=1.3~18）。

中毒—治疗剂量比方面，碳酸锂与丙戊酸钠有很大的差异。碳酸锂的治疗剂量与中毒剂量的过度带很狭窄，而丙戊酸钠的中毒剂量大约是治疗剂量的3倍之多。

两种药物的联合使用在药物代谢动力学上是否彼此有影响，是值得关注的事情。研究发现，丙戊酸钠不会改变血锂水平，也不改变锂盐的

AUC、C_{MAX}、C_{MIN}、T_{MAX}、$T_{1/2}$，同样碳酸锂也不会改变丙戊酸钠的血液浓度，仅 AUC、C_{MAX}、T_{MAX}、$T_{1/2}$ 有轻度的增加。我们的研究也发现，丙戊酸钠对血清锂水平几乎没有影响。但是在临床上却见到疗效加强的现象，这可能与药物的作用机制相互补充或相互加强有关。例如碳酸锂可以降低去甲肾上腺素、多巴胺等神经介质的功能，而丙戊酸钠可以增加中枢 GABA 的含量，显然两者的联合有相互补充的可能。

近年来在对心境稳定剂作用机制研究中发现，碳酸锂与丙戊酸钠不仅有作用机制的差异，也有作用机制的相似之处。在碳酸锂作用机制的研究中发现，它还是糖元合成激酶 3 β（GSK-3 β）的非竞争抑制剂，在体外可以直接抑制 GSK-3 β，在体内也有类似的作用，并且认为这就是碳酸锂的作用位点，而同样的结果在丙戊酸钠的相关研究中也有类似的发现，它也是 GSK-3 β 的抑制剂，可以用于双相心境障碍的治疗，提示它们可能是一种治疗机制上的协作效应。

近年来，心境障碍长期治疗中信号通道的调节以及神经通路中的基因表达引起人们的关注。这些基因中因治疗所表达增加的转录因子多瘤强化限制蛋白（transcription factor polyoma enhancer binding protein，PEBP2 β）就是其中之一。有研究发现，碳酸锂和丙戊酸钠都可以使前额叶皮质 PEBP2 β 的功能增加，而 PEBP2 β 的功能之一就是调节具有神经保护作用的一种重要的调节蛋白 BCL-2（B 淋巴细胞 / 白介素 -2 基因）。进一步的研究发现，无论是碳酸锂还是丙戊酸钠都可以使 PEBP2 β 表达的细胞数目增加，而苯二氮卓类药物却没有这种效应，小鼠前额叶皮质的 II、III 层具有 BCL-2 免疫活性的细胞没有变化，说明这两种药物在一定程度上具有协同效应。

显而易见，神经保护作用是近年来对心境稳定剂认识的进一步提高的重要体现，碳酸锂对多种毒性物质引起的神经损害有对抗作用，从而发挥神经保护作用，如可以对抗谷氨酸的神经毒性、Ca^{++} 超载引起的细胞毒性、各种原因的细胞凋亡等，新近的研究也发现，丙戊酸钠也同样具有神经保护效应，与碳酸锂一样，它们对培养的体外神经元都具有神经营养作用。

二、临床疗效

碳酸锂和丙戊酸钠都是由 FDA 批准的急性躁狂治疗的药物。早期的一个研究是比较碳酸锂联合丙戊酸钠（n=5）与碳酸锂联合安慰剂（n=7）治疗双相 I 型进行对照的研究，碳酸锂的血清水平在 0.8~1.0mmol/L，丙戊酸钠的血清水平在 50~125mg/ml，结果发现在碳酸锂联合安慰剂的 7 例患者中，5 例症状复发或无效，而碳酸锂联合丙戊酸钠无 1 例复发且有效，卡方检验差异具有显著性（x^2=5.61，df=1，P=0.014）。此外，碳酸锂联合安慰剂的 5 例患者中，有 3 例出现至少一项中度至重度的副反应持续 4 周或更长时间，与碳酸锂联合丙戊酸钠组相比差异具有显著性（x^2=3.93，df=1，P=0.041），虽然这是一个很小样本的比较，但由于是一个盲法研究，也说明研究结果的循证医学等级较高。有些研究还发现，当单一使用碳酸锂没有效果时，联合丙戊酸钠同样可以得到比较理想的效果。

并非所有的双相心境障碍患者都需要这样的联合治疗。一般普通的躁狂发作或分裂情感障碍在进行这样的联合治疗并没有显示治疗的优势所在，而这样的联合往往是针对单一碳酸锂或单一丙戊酸钠治疗效果不理想的情况下，才能显示这种联合的好处。Emrich（1985）对 12 例应用碳酸锂无效的双相障碍及分裂情感障碍患者进行联合丙戊酸钠治疗，并进行了 18~78 个月的追踪研究，结果发现在此期间与过去没有联合的时间相比，症状改善明显。

其实碳酸锂与丙戊酸钠的联合还仅仅是一种基础联合。有些患者还需要在基础联合上加用抗精神病药物。Reischies（2002）等对碳酸锂或丙戊酸钠联合氯丙嗪治疗严重躁狂患者，结果发现，不仅症状有显著的改善，联合应用的氯丙嗪剂量与以前相比也有明显的减少，差异具有显著性，说明这样的联合治疗作用是肯定的，尤其对症状严重、治疗效果不明显或特别类型患者。

三、副反应

两种药物联合使用的副反应通常要比单一使用其中一种药物的副反应要多。但是，碳酸锂与丙戊酸钠的联合并非如此，它们的联合所产生的副反应要比单一使用碳酸锂或丙戊酸钠要少，原因之一就是两种药物都在相对低剂量下产生了可靠的临床或生理效应，包括也可以减弱突触后膜产生信号的进一步传递。在临床上，这样的联合增加了患者的治疗依从性，Keck（1997）研究发现，144 例双相障碍躁狂性或混合性的患者的 1 年维持治疗中，3组基本相同的人数当中，1年后单一服用碳酸锂的患者为59%，单一继续使用丙戊酸钠为48%，而服用碳酸锂和丙戊酸钠两种药物的患者，100%依然在继续服用这两种药物，而且这组患者的复发也最低，这说明这两种药物的联合直接或间接提高了患者接受治疗的依从性。

其实这两种心境稳定剂的副反应的表现也有差异。在一个双盲、随机、安慰剂对照、平行比较碳酸锂与丙戊酸钠历时1年的研究中，单一使用碳酸锂的主要副反应是多尿、烦、渴，单一使用丙戊酸钠的主要副反应是镇静、消化道症状以及耳鸣，而且还有一个倾向是碳酸锂患者消化道副反应明显，丙戊酸钠体重增加以及脱发明显。两种药物合用时最常见的副反应是震颤。值得关注的是目前临床多用丙戊酸镁药物，丙戊酸钠欧洲某些指南或美国FDA不建议用于生殖期女性。

第三节　拉莫三嗪对双相抑郁的治疗与预防

目前，双相心境障碍抑郁（简称双相抑郁）的治疗已引起广泛关注，因为它的治疗与单相抑郁的治疗有所不同。如果将这些双相抑郁按单相抑郁治疗，就可能会引起躁狂发作或者引发快速循环。因此，各国都制定了双相抑郁的治疗指南，其中心思想表明，双相抑郁的治疗在应用抗抑郁药物的同时，应该联合心境稳定剂。这样，不仅使抑郁得到治疗，又最大限度地减少了抗抑郁药物引起的躁狂发作，同时，也尽可能避免了快速循环。所以心境稳定剂是其中的关键。

心境稳定剂是既能治疗或预防躁狂或抑郁发作，又能中断两个时相之间相互转化的一类药物，一般包括碳酸锂、抗癫痫药物和可能的几种非典型抗精神病药物。但大多数的心境稳定剂都是对躁狂作用大于对抑郁的作用，从一定程度上可以称为用于躁狂的心境稳定剂，但有一个心境稳定剂与之不同，称为用于抑郁的心境稳定剂（depression mood stabilizer），这就是拉莫三嗪（lamotrigine）。

拉莫三嗪（lamotrigine）是一种苯三嗪的衍生物，通过抑制神经原突触前膜的钠离子和钙离子通道，对神经细胞的稳定作用而治疗双相抑郁，国外研究发现，它不仅是作为一种心境稳定剂，而且还具有较明显的抗抑郁作用，特别对双相抑郁、快速循环、混合发作等有良好效应。而且对双相Ⅰ型、Ⅱ型抑郁有预防复发效果，解决了双相抑郁在治疗上将抗抑郁药物与其他心境稳定剂联合应用的可能出现的弊端。

一、治疗和预防双相Ⅰ型抑郁

Calabrese 等（1999）对门诊的 195 例中度至重度双相Ⅰ型抑郁病人进行了为期 7 周的治疗，并且应用 HAMD、MADRS、CGI 等量表进行症状学变化的评定。结果发现，与安慰剂相比，拉莫三嗪治疗抑郁症改善显著，在第 3 周的差异即有显著性，说明拉莫三嗪的确有一定的抗抑郁作用。

拉莫三嗪不仅具有急性期抑郁的治疗作用，长期应用可能同样有效地改善抑郁症状。McEllroy 等（2004）对以上完成 7 周急性期治疗的病人进行了为期 1 年的开放性治疗。治疗剂量在 100～500mg/d 不等。前 3 周依然按照原来的方案进行治疗，接下来按照随机方法分成安慰剂或拉莫三嗪组，其中急性期有 77 例使用拉莫三嗪、47 例使用安慰剂。随后的 49 周按新方案治疗。前后治疗阶段合并起来，使用拉莫三嗪的时间是 10.4 个月，平均剂量 187mg/d，其中 56% 的病人能完成 1 年的研究。治疗前后MADRS 减分差异显著，在 4 周时 MADRS ≤ 11 者（痊愈）达到 81.4%。随后时间的追踪发现，躁狂或轻躁狂发作少，仅头痛是唯一常见的副作用。这个研究提示长期拉莫三嗪的治疗可以像急性期一样继续改善抑郁症状，同时还可以使后来的躁狂或轻躁狂显著减少。

为进一步证明拉莫三嗪的预防效应，Calabrese 等（2003）进行了为期 18 个月的长期观察。首先对双相Ⅰ型抑郁经过一般时间治疗稳定以后再随机分为拉莫三嗪，锂盐和安慰剂进行治疗。共 463 例病人，应用拉莫三嗪者 221 例，锂盐者 121 例，安慰剂 121 例，结果发现，①在 200 天，170 天和 93 天，不同时间内，拉莫三嗪和锂盐对预防任何形式的情感障碍发作明显大于安慰剂（$P=0.029$）；②对抑郁发作的预防与对躁狂发作的预防能力为 3∶1；③拉莫三嗪延迟抑郁发作的时间明显长于安慰剂（$P=0.047$）；④1 年内无抑郁的比例，3 组分别是 57%（拉莫三嗪）、46%（锂盐）和45%（安慰剂），但锂盐在延长躁狂或轻躁狂发作时间上明显优于安慰剂（$P=0.026$）；⑤1 年中无躁狂发作的比例分别是 77%（拉莫三嗪），86%（锂盐）和 72%（安慰剂）。由此可见，拉莫三嗪有的确可靠的抑郁预防作用。

　　为进一步验证拉莫三嗪的这种对双相 I 型病人的预防作用，84.6 对到目前为止的仅有的 2 项为期 18 个月的与安慰剂相对照的研究进行了汇总分析（Pooled analysis）。其中双相 I 型病人 1315 例。638 例病人经过治疗处于一种稳定状态，然后随机分为拉莫三嗪组（N=280；50～400mg/d），锂盐组（N=167；血药浓度 0.8～1.1mEg/L）和安慰剂组（N=191），起点到终点就是从随机分组开始到一次心境障碍发作。结果提示，拉莫三嗪和锂盐在预防任何形式的心境障碍发作方面大于安慰剂。平均复发时间：安慰剂 86 天，锂盐 184 天，拉莫三嗪 197 天。拉莫三嗪预防抑郁发作明显优于安慰剂。另外，在副作用的汇总分析方面，锂盐的副作用腹泻和震颤明显多于拉莫三嗪（19%VS7%，$P<0.05$；15%VS4%，$P<0.05$）。这一研究结果更进一步肯定了拉莫三嗪的预防效应；同时还说明它的某些副作用显著少于锂盐。

二、治疗双相 II 型抑郁

　　实际上双相 II 型抑郁的治疗同样需要联合心境稳定剂，很多双相抑郁的治疗指南都持这种观点。Marangell 等（2004）对此进行观察。在 483 例双相抑郁病人中，15.4% 的病人服用拉莫三嗪（258.12mg/d），与目前服用拉莫三嗪的病人相比，从来没有服用拉莫三嗪的双相抑郁病人，过去的快速循环多（62.5%vs43.1%，$P<0.01$）；抗抑郁药物引起的转躁比率高（49.3%vs33.3%，$P<0.01$）。相反在加用拉莫三嗪后，目前服用抗抑郁药物的转躁率显著减少，同时也显著低于那些没有用过拉莫三嗪的病人（16.9%vs29.1%）；这提示拉莫三嗪不仅可以治疗抑郁，还解决了双相 II 型抑郁治疗过程中常见的转躁问题。

　　此外拉莫三嗪可能还对难治性双相 II 型病人有效，Balbosa 等（2003）进行了这方面的研究，这些难治性病人包括双相 II 型 8 例以及 15 例重型抑郁发作病人，拉莫三嗪或安慰剂分别作为增加治疗用于研究组或对照组。结果经过 6 周治疗，CGI 分别是 2.15±1.28 与 3.40±1.17，拉莫三嗪的治疗作用显著优于安慰剂（P=0.0308）。用有效率来评价拉莫三嗪是 84.62%，而安慰剂仅为 30%（P=0.013），这一结果也进一步证实了拉莫三嗪的抗抑郁治疗作用，其不仅可以治疗双相 I 型抑郁，也可以治疗双相 II 型抑郁。

三、治疗快速循环

快速循环的双相心境障碍病人的治疗是一个相当困难的问题，一般强调不使用任何形式的抗抑郁药物，因为抗抑郁药物会使这种循环加速或更加难以控制。因此，心境稳定剂或联合抗精神病药物是推荐的方法之一。Calabrese 等则进行了大样本的研究，一些处于稳定状态的病人分别继续使用拉莫三嗪或安慰剂。拉莫三嗪的剂量是 100 ～ 500mg/d 不等。26 周后41% 的拉莫三嗪病人与 26% 的安慰剂病人能坚持完成研究，差异有显著性。从随机分组开始，拉莫三嗪组的循环中断率显著高于安慰剂组。生成曲线分析也发现拉莫三嗪可以更有效地预防循环发作。Walden 等（2000）对14 例快速循环病人随机分为拉莫三嗪和锂盐进行治疗。在 1 年的治疗时间里，7 例锂盐病人中，3 例（43%）病人少于 4 次发作，4 例（57%）病人有 4 次或更多发作。而拉莫三嗪病人组，6 例（80%）少于 4 次发作，1 例病人（14%）有 4 次以上发作。其中拉莫三嗪治疗的 7 例病人中有 3 例（43%）无任何的发作。这提示拉莫三嗪对快速循环有治疗作用。在疗效的回顾分析中，Suppes（2002）等在关于发现拉莫三嗪治疗快速循环的双相障碍病人的相关因素分析中发现，使用拉莫三嗪、使用多种心境稳定剂、女性病人、双相病程小于 10 年、无重型抑郁和双相家族史是控制快速循环的有利因素。

四、其他相关的双相障碍的治疗

1. 治疗老年双相心境障碍：5 例 65~85 岁的双相心境障碍病人接受拉莫三嗪治疗，其中 4 例是快速循环，1 例是混合发作者，他们的平均年龄为 71.5 岁，治疗时间为 6 周。剂量从 25mg 开始，每次加 12.5mg 至 75 或100mg，结果发现 5 例中的 3 例病人的症状痊愈，至少抑郁量表的改善率在 50% 以上，3 个月的追踪发现，3 例病人一直没有再住院，而且生活良好，对拉莫三嗪的耐受比较好，也没有病人出现药物疹。

2. 物质依赖的双相心境障碍：双相障碍病人的物质依赖的发病率很高，因此是必须同时治疗的临床问题。Brown 等（2003）对 30 例伴有可卡因依赖的双相病人应用拉莫三嗪进行治疗，男性 13 例，女性 17 例。双相I 型 22 例，双相 II 型 7 例，未分类 1 例。治疗剂量从 25mg 开始，最大剂量 300mg/d，治疗 12 周，应用 HAMD、YMRS、BPRS 以及可卡因渴求问卷（Cocaine craving questionnaire，CCQ）进行评价，结果发现 HAMD、YMRS、BPRS 的减分显著（P=0.02），CCQ 减分也同样改善显著（P<0.001），说明拉莫三嗪可能有助于双相障碍的戒断治疗。

3. 有边缘人格障碍的双相心境障碍：有边缘人格障碍的病人出现抑郁有时称为双重抑郁，这种病人的治疗难度加大。这些病人更容易出现转相。这是一项回顾性研究，对 35 例应用拉莫三嗪治疗的双相抑郁病人应用 DSM-IV 的边缘人格障碍标准进行再诊断，结果 40% 符合边缘人格障碍标准，与没有边缘人格障碍标准的双相障碍病人相比，这些病人有更多物质依赖和多动症（ADHD），在治疗的过程中，这些病人的人格障碍相关的某些症状及双相情感症状都得到了改善。

第四节　奥卡西平在精神科的临床应用

奥卡西平（oxcarbazepine，OXC）是一种新型抗癫痫药物，是卡马西平的 10- 酮衍生物，在芳香基酮降解酶的作用下代谢为羟基衍生物 MHD 也有抗癫痫作用。其优于卡马西平的地方在于：无肝酶诱导作用，生物利用度高（96%），蛋白结合率低（40%），疗效好，不良反应，尤其是皮肤过敏少，因此在抗癫痫过程中应用广泛，同时在精神科临床也得到广泛应用。

一、在双相心境障碍中的应用

抗癫痫药物，无论是被认为是心境稳定剂的丙戊酸钠、拉莫三嗪，还是托吡脂、卡巴喷汀、卡马西平，都一直在用于各种原因引起的躁狂发作。近年来，在双相障碍治疗中的一个重要进展之一，就是抗癫痫药物以及非典型抗精神病药物的临床应用。同样当 OXC 应用于癫痫取得一定的临床经验之后，也就将治疗的对象扩展到双相障碍。Ghaemi（2003）回顾性调查了 42 例符合 DSM-IV 标准的门诊病人的奥卡西平治疗过程，其中男性 10 例，女性 32 例，平均年龄在 33.3±12.4 岁，25 例双相 I 型，4 例双相 II 型，13 例普通双相。所有病人在 2000.4～2002.4 期间，用奥卡西平单独治疗或辅助治疗。治疗反应用 CGI 评定为 1（显著进步）或 2（中等进步）。

结果发现，奥卡西平治疗中总的说来约 57% 的病人中度至显著有效，其中混合症状最常见。奥卡西平的平均剂量约为 1056.6mg/d，平均治疗周期为 16.2 周。最常见的副反应是过度镇静（17/42，40%），男性比女性的治疗反应好（10/10VS14/32，$P=0.006$）。由此得出结论：奥卡西平在一半以上的双相障碍病人中有效，而且能很好地耐受。Benedetti（2004）也对 OXC 在双相障碍的长期维持治疗中的作用进行了研究，18 例病人在继续应用碳酸锂的基础上添加 OXC，用 CGI-BVS、BRMMs、BPRS 评定。这些量表用于基线评定，并且在第 2、4、8 周末分别评定 1 次。所有病人随后每 4 个月至 12 个月不等地进行长期间歇性追踪评定，18 个双相病人中（16 位 I 型、2 位 II 型），开放式给与奥卡西平 8 周，剂量 919.4mg/day（SD±335.7），结果在 8 周时有 11 例病人显著进步，而且在随后的观察中这些病人继续好转，这种 8 周有 66.3% 的病人达到显著进步，提示了奥卡西平在急性和长程双向障碍锂盐治疗中辅助治疗的潜在作用不可忽视。

混合型是双相障碍的类型之一，但是在临床上我们却忽视了这种类型病人的存在。这种病人的治疗应该以抗癫痫药物为主，碳酸锂一般效果不理想，抗抑郁药物往往会使疾病的发展更为糟糕，而过去所应用的卡马西平是首选的药物，OXC 比卡马西平的副作用轻、耐受性好，而逐渐替代了卡马西半，因此在躁狂症的急性期治疗以及随后的长期维持治疗中，OXC 的应用逐渐增多，并逐渐代替了卡马西平，而且越来越多的数据表明，奥卡西平有着与卡马西平类似的功效和耐受性，而一些不良反应，如过敏反应、肝功能的影响都处于较低的水平。双相障碍非典型表现出了包括混合状态，还包括快速循环、精神病性躁狂等，在这种状况下，单一的药物治疗几乎没有更多的效果，包括碳酸锂同样效果不理想，而新型抗癫痫药物，如托吡脂、卡巴喷汀、拉莫三嗪以及左乙拉西坦（levetiracetam）、丙戊酸钠等有良好效果，但有时也需要与其他抗癫痫药物联合治疗，特别是近年来针对双相障碍的表现型来选择抗癫痫药物，针对这些非典型类型，OXC 特别被受青睐。

双相障碍的特殊性决定了其治疗的长期性，因此也有不少病人发展为难治性病例，OXC 在治疗这样难治性双相障碍也有一定的效果，Nassir（2002 年）对 13 例被认定是难治性双相障碍的病人进行 OXC 治疗，结果发现 6 例（46%）进步，2 例（16%）显著进步，这说明 OXC 对这种病人有效果，特别是反复发作的以抑郁为主要表现的双相病人有治疗效果。Pratoomsri（2005 年）也进行了研究，这些病人是 2003 年 3 月至 2005 年 3 月期间的反复发作的 15 例心境障碍患者，其中双相 I 型 12 例，双相 II 型 2 例，分裂情感 1 例；症状表现为抑郁 9 例，躁狂 3 例，轻躁狂 1 例，混合型 2 例；6 例病人混合轴 II 诊断，10 例病人有心境障碍家族史，4 例病人有精神病性症状；OXC 剂量为 775±556.11mg/天，追踪观察时间 31.60±41.51 周，在治疗 1 个月后有 9 例病人，在 2 个月时有 7 例病人达到明显或非常明显改善，40% 的病人没有任何副作用，3 例病人因为副作用退出观察，这说明 OXC 对于反复发作的双相心境障碍有良好的治疗效果，而且这种效果持续时间比较长。

关于治疗双相障碍的新型药物和它们对自杀的影响，是体现治疗作用的一个重要方面，无论是抑郁状态还是躁狂状态或是特殊状态。通常的研究认为：和锂盐不同，新型抗癫痫药物对双相障碍病人自杀情况所起的作用不太清楚。研究中 128 个病人均有自杀意念的双相病人，至少 3 个月的不同情感稳定剂治疗和锂盐相比，结果发现，与锂盐相比，OXC、拉莫三嗪对自杀的影响几乎等同，没有统计学差异，这说明，OXC 与拉莫三嗪和锂盐一样可以用于对有自杀意念双相病人的治疗。

二、对精神分裂症兴奋状态的治疗

抗癫痫药物在精神分裂症治疗中的应用逐渐增多，主要对精神分裂症病人的兴奋、冲动、攻击，以及暴力行为有比较好的效果，一定程度上可以协助抗精神病药物更快地控制精神病性症状。它们具有 GABA 能效应和抗谷氨酸能作用而治疗精神症状，其中丙戊酸钠的应用最为广泛，卡马西平也有良好作用，其抗点燃效应对冲动、暴力等攻击行为有作用，但由于副作用的问题受到一定的限制，加之其酶诱导作用，对所联合的抗精神病药物代谢构成影响，故联合比较少。而 OXC 正好避免了这两方面的问题，因此在精神分裂症的协助治疗应用逐渐增多。Centorrino（2003）对 56 例用了 OXC 的病人进行回顾性的分析，31 例女性，25 例男性，43 例（76%）病人在出院时的剂量平均为 831mg/天，34% 的男性病人剂量高于女性，80% 的病人取得理想或比较理想的效果，4% 的病人出现副作用。Raja（2003）对奥卡西平和丙戊酸钠在治疗情感性和分裂情感性疾病中的作用进行了比较。分别用奥卡西平和丙戊酸钠系统治疗，在评定疗效时，SAPS、SANS、MMSE、CGI、GAF、UPDRS、BAS 和 Morrison's 量表的结果，在精神病理学和功能评价以及情感症状方面都提示奥卡西平和丙戊酸钠具有相似的疗效，意想不到的是奥卡西平在阴性症状治疗方面表现出更好的效果，这是不同于丙戊酸钠的特别之处。

三、对冲动行为的治疗

青少年的行为冲动是一个社会问题，也是一个医学问题。有些青少年是在某些精神障碍的背景上出现冲动行为，而有些则无法确定其可能存在的精神障碍。Gaudino 报道 1 例 15 岁青少年，长期存在着反复发作的冲动行为，虽然这种冲动行为与价值系统以及家庭教育有关，但是药物治疗却是必须的，其医学诊断是心境障碍和注意缺陷障碍（ADHD），在其仅 13 个月大时，吸毒的母亲就抛弃了他，从幼儿时期就缺乏关爱，因此一直用愤怒的方式对待人，经常以尖叫、吼叫、踢打方式表达情感，3 年级时被诊断 ADHD，应用过匹莫林，14 岁时用苯丙胺，都没有效果，因此联合应用了丙戊酸钠以及舍曲林疗效依然甚微，随后就联合应用 OXC300mg 开始，在 12 天加到 1200mg/ 天，效果明显。其实 OXC 对有人格障碍背景的冲动行为，以及情感的不稳定也有治疗效应，边缘性人格障碍的核心症状就是冲动行为以及情感的不稳定，这些症状过去一直都是应用心境稳定剂进行治疗。Bellino（2005）17 例符合边缘性人格障碍的病人应用 OXC 进行治疗，剂量 1200 ～ 1500mg/ 天，分 2 次口服，应用 CGI、BPRS、HAMA、HAMD、职业功能评定量表（Social Occupational Functioning Assessment Scale）以及边缘人格障碍严重度索引（Borderline Personality Disorder Severity Index，BPDSI）来分析治疗效应，结果有 4 例病人因为不依从退出研究，其余病人的 CGI-S 和 BPRS 降低非常显著（$P=0.001$），HAM-A 改善明显（$P=0.002$），BPDSI 降低显著（$P=0.0005$），其中主要的 4 个项目最为显著，包括人际关系（$P=0.0005$），冲动（$P=0.0005$），情感稳定性（$P=0.0005$），愤怒爆发（$P=0.045$）。

为进一步证实这种效果，Mattes（2005 年）再进行了研究。符合入组标准的对象都有冲动行为，而且没有精神障碍的其他背景，48 例对象被随机分为 OXC 组和安慰剂组，并且是双盲观察 10 周，应用的剂量在

1200～2400mg/天，应用全面外显冲动量表（Global Overt Aggression）、外显冲动修订量表（Overt Aggression Scale-Modified），病人评定用全面改善量表（patient-rated global improvement）来评价临床治疗效果，有45例完成了4周的治疗观察，最后有9例脱落，结果发现OXC组的治疗效果比安慰剂组显著高，而且差异有显著性。这样一项研究进一步证实了OXC对冲动行为的效应。

四、物质依赖与脱瘾

物质滥用及其相关障碍在美国和其他地区都是很严重的问题，很多时候药物治疗是有效的，不管是针对药物中毒还是预防发作。找到一种更有效而且更少副反应的药物，是很有必要的。有文章回顾了三种抗癫痫药物卡巴喷汀、噻加宾（tiagabine），和奥卡西平的作用，讨论了它们的代谢、剂量、相互作用、可能的副反应等，在治疗中每种药物都表现了潜在的优点，但是需要有更进一步的对照研究。

酒精依赖往往出现很多的其他症状，如癫痫发作、谵妄等，这时需要应用药物治疗，其中BZD是常用的一类药物，但是这类药物除了过度镇静作用外，有时还会导致一种新的药物依赖，奥卡西平在预防酒精依赖病人的癫痫发作或其他症状时作用是否存在，特别是对酒瘾的作用就需要进行比较与对照。Ponce（2005年）采用的研究方法是用两种药物对酒精躯体依赖病人对照观察，其中42个病人用奥卡西平治疗，而其他42例用BDZ作为系统治疗的一部分。结果发现，OXC和BZD都可以减少癫痫发作以及降低戒断反应，但是与BZD相比，OXC的副作用更少（$P<0.001$），在终末结束时出现的可能问题更少（$P<0.001$），这说明奥卡西平可以替代苯二氮卓类和其他药物治疗和预防酒精依赖的并发症以及脱瘾治疗，这主要是因为它没有成瘾可能，和比以往的抗癫痫药物更安全，而且效果更为可靠。

还有一项单盲随机试点研究，调查了29个酒精依赖的治疗病人，比较了奥卡西平和卡马西平的有效性和耐受性。从社会人口统计数据和酒精相关参数看，最初没有明显的变化，提示了良好的随机性。奥卡西平组表现了显著的戒断症状缓解，并且和卡马西平组相比，具有更少的酒精渴望。对副反应的主观体验和认知过程并无明显区别奥卡西平可能是卡马西平的很好的替代物，没有上瘾的可能，没有和酒精的临床相互作用，没有突出的镇静作用效应。

五、其他问题

1. 对抗精神病药物的影响：卡马西平对 P450 酶的诱导作用，决定了它对其他药物的影响。而 OXC 则没有这种作用，对所联合应用的药物代谢影响就比较小。Rosaria（2005）对这方面进行研究，25 例双相障碍和分裂情感障碍病人在原来接受利培酮或奥氮平稳定血药浓度之后，联合 OXC 进行治疗，10 例男性，15 例女性，年龄 25～64 岁，利培酮 2～6mg/d、13 例用奥氮平 5～20mg/d，在加用 OXC 之前之后维持治疗剂量不变，应用高效液相色谱（HPLC）测定利培酮 9-羟利培酮或奥氮平血液水平。加 OXC5 周前后结果分别是利培酮 5.6 ± 3.6ng/ml 和 4.8 ± 2.6ng/ml，9-羟利培酮是 23.6 ± 7.5 和 24.7 ± 7.4ng/ml，奥氮平是 26.5 ± 5.7ng/ml 和 27.8 ± 5.1ng/ml，说明奥卡西平并不影响利培酮和奥氮平的代谢。

2. 对卡马西平的替换：OXC 在不少方面比卡马西平有优势，因此用 OXC 替换卡马西平已经是一个临床的实际问题。一般情况下，可以直接替换，头天还在服用卡马西平的病人在第二天就可以直接换用 OXC，换用的剂量比是 1：1.5，而且换用后控制癫痫的效果依然存在，癫痫发作的控制得到进一步的加强，无癫痫发作时间延长，月发作次数显著减少。因此，对于精神科疾病也可以在谨慎情况下做这样的替换。

第五节　妥吡酯在心境障碍中的应用

妥吡酯是一种新型的抗癫痫药物，对癫痫的治疗有比较好的效果。近来国外一些学者将妥吡酯用于情感性疾病患者的治疗，取得比较好的疗效。这主要是基于以下几个方面的理论。

1. 在过去的一段时间里，其他的抗癫痫药物，如卡马西平、丙戊酸钠都可以应用于双相障碍，而且效果比较好，特别是对难治性或快速循环型的病例有效，或者是不能耐受锂盐副作用的病人。近年来的其他抗癫痫新药，如卡巴喷丁（gabapentin）、拉莫三嗪（lamotrigine）也被应用于躁狂症的治疗，而且效果很好。

2. 丙戊酸钠的抗躁狂作用部分是通过影响 GABA 能作用来实现的，而妥吡酯通过作用于 GABA 受体，也具有与丙戊酸钠一样的对 GABA 的作用，故可以具有抗躁狂的作用。其他的药物如卡巴喷丁也是通过兴奋 GABA 这种抑制性神经介质而达到治疗目的的。

3. 碳酸锂和丙戊酸钠的抗躁狂作用的另一种作用机制是通过 NMDA 受体降低谷氨酸能的功能，这是通过刺激谷氨酸的快速释放，从而慢性耗竭谷氨酸。妥吡酯也具有比较明显的抗谷氨酸能作用，因此，具备了抗躁狂的药理学基础。

4. 妥吡酯有一个比较好的药代动力学：很少与血浆蛋白结合，与其他抗癫痫药物没有药代动力学上的相互作用。

5. 妥吡酯有比较高的治疗指数：除了可以耐受的厌食和体重减轻外，几乎没有其他的副作用，而且这种副作用不是血液学和肝脏的问题所引起的，也不需要常规的血清或血浆的监测。

一、临床应用

在躁狂症的治疗方案中，联合治疗往往是一种十分常用而且是效果比较肯定的方法。应用妥吡酯治疗躁狂症的过程中，这种联合性的方案是一种比较合适的方法。在目前检索到的 3 篇研究论文中，都是采用联合的治疗方案，即原来的情感稳定剂加用妥吡酯。除了某些个案报道外，大宗的对照研究尚未全面开展，由于目前还处于初步的研究阶段，3 项研究都是开放性的研究，没有设立对照组，仅仅是比较治疗前后的症状学的变化，以及出现副反应的频率。

（一）Marcotte 的研究

Marcotte（1998）对 58 例双相心境障碍患者应用妥吡酯进行了治疗。其中门诊病人 39 例（男性 15 例，女性 24 例），住院病人 19 例（男性 6 例，女性 13 例），年龄 10～90 岁，平均 45±16 岁，按照 DSM-IV 诊断标准，44 例病人符合快速循环型（rapid cycling biopolar disorder，RCBD），目前的主要特征由是躁狂、轻躁狂或混合型发作（14 例 I 型，6 例 II 型，7 例混合型，10 例环性情感性，7 例非典型双相性），RCBD 病人有 7 例病人的第二诊断是强迫症或其他情感障碍，6 例病人有惊恐发作，1 例病人有精神发育迟滞，2 例伴有躯体化障碍，44 例 RCBD 病人中有 13 例（29.5%）有物质滥用或酒精依赖。更为重要的是 86%RCBD 患者还有潜在的躯体问题，如肌痛／癫痫发作、高血压和甲状腺功能低下。在精神症状方面，除一般的症状之外，还有强迫性思维、冲动行为、惊恐发作等，7 例病人有自杀意念，病程从 7 个月到 40 年不等。用过的药物有卡巴喷丁、氯硝安定、利培酮、丙戊酸钠、碳酸锂、拉莫三嗪、帕罗西汀、苯托品、奋乃静、阿普唑仑、氟奋乃静、罗拉西泮、奥氮平、三氟拉嗪、甲硫哒嗪、卡马西平、氟哌啶醇及洛塞平等多种药物，有的病人是多种药物的联合治疗，但均没有比较理想的效果，因此在原来治疗的基础上，加用妥吡酯治疗。

病人的妥吡酯治疗剂量平均每日 200mg，治疗的剂量从 25~400mg 不等。从 25mg，2 次／日开始，每 3~7 天加 50mg，最大剂量可以用到 400mg/日，治疗的时间为 16 周。但是，不同的病人的治疗剂量和治疗时间有所不同：双相 I 型，剂量 210mg，治疗时间 16.9 周；双相 II 型，剂量 162mg，时间 16.6 周；双相混合型，剂量 187mg，时间 14.1 周；双相非特异型，剂量 196mg，时间 15 周；环性情感型，剂量 98mg，时间 16.8 周；分裂情感型，剂量 242mg，时间 18 周，有痴呆特征的病人，剂量 210mg，时间 11.7 周，有精神病性特征的病人，剂量 260mg，时间 10.7 周。

从治疗的效果来看，58 例中的 36 例显示出明显或中度的改善，这种改善通常发生在用药妥吡酯后的几天或几周内，轻微改善或无变化者 16 例（28%），6 例（10%）恶化。在 44 例 RCBD 病人中，23 例（52%）显示明显或中度的改善，16 例（36%）轻微改善或无变化，5 例（11%）恶化。根据 DSM-IV 的不同诊断来看，14 例双相 I 型病人中，明显或中度改善者 9 例，轻微或无改善者 4 例，恶化 1 例；6 例双相 II 型病人中，明显或中度改善 3 例，轻微或无改善 3 例，没有恶化的病例；7 例双相混合型病人中，明显或中度改善 3 例，轻微或无改善 2 例，恶化 2 例；7 例双相非特异型病人中，明显或中度改善 3 例，轻微或无改善 4 例，无恶化病例；10 例环性情感型病人中，明显或中度改善 5 例，轻微或无改善 3 例，恶化 2 例；9 例分裂情感型病人中，明显或中度改善 7 例，轻微或无改善 2 例，无恶化病例；伴有痴呆的 3 例病人中，都显示了明显或中度的改善；2 例精神病性特征的病人中，也都显示了明显或中度的改善。从这些治疗的效果来看，与没有合并妥吡酯之前的治疗效果有明显的差异，事实证明了妥吡酯在治疗难治性双相情感障碍病人中的作用。

实际上，妥吡酯在治疗过程中也会出现一些副作用。在 Marcotte 治疗的 58 例病人中，7 例出现感觉异常，3 例疲劳、3 例困倦、2 例注意力不集中，意识模糊、谵妄、肠蠕动增加、惊恐发作、厌食各 1 例，这些副作用相对比较轻微，仅有 6 例因副作用而停止继续使用妥吡酯。

（二）Chengappa 的研究

Chengappa 等（1999）对原来情感稳定剂无效的双相心境障碍病人应用妥吡酯治疗。这 20 例病人均符合 DSM-IV 的诊断标准，其中双相 I 型18 例（符合躁狂症 12 例、轻躁狂 1 例、混合型 5 例、快速循环型 6 例），以及 2 例分裂情感障碍双相型，在应用原来的情感稳定剂的基础上加用妥吡酯，原来应用的情感稳定剂有碳酸锂、丙戊酸钠、卡马西平、卡巴喷丁，有的加用了抗精神病药物，有 4 例加用了传统抗精神病药物，10 例应用了第二代抗精神病药物。治疗的方法是以 100~300mg/ 日为治疗剂量，25mg 开始，每 3~7 天加 25~50mg，直至治疗剂量，除非无法耐受者。应用 YMRS、HAMD、CGI 的双相评分量表（CGI-BP）作为观察的手段，治疗时间 5 周。结果发现，60% 的病人有疗效，YMRS 的减分率在 50% 以上，CGI-BP 显示明显或非常明显改善；3 例病人改善轻微，4 例病人没有变化，1 例病人轻微恶化，因此，从总体效果来看，疗效是比较明显的，特别是与没有加用妥吡酯之前相比，有比较大的进步。

实际上，以 YMRS 和 CGI 减分率在 50% 以上为明显或非常明显有效时，在所接受治疗的病人中，不同的亚型也显示出不同的疗效。6 例快速循环型病人，有 4 例明显好转，占 67%，伴有边缘人格障碍的 3 例病人中，明显好转者 1 例，占 33%，伴有酒精和物质滥用者 10 例中，有 6 例明显好转，占 60%，以混合情感状态为表现的 5 例病人中，明显好转者 3 例，占 60%，以躁狂性精神病为表现的 11 例病人中，6 例明显好转，占55%，2 例分裂情感性障碍双相型的病人中，1 例明显好转，占 50%，提示基本上的大多数病人对这种治疗都有疗效，仅仅是在伴有人格障碍时可能会影响疗效。如果从量表分来衡量时，YMRS：基础分 29.7±10，第 3周 18.4±10，第 5 周 11.6±9；HAMD：基础分 13±4，第 3 周 9.5±4，第5 周 8.5±4；CGI-BP：基础分 5±1，第 3 周 4±1，第 5 周 2.6±1；应用 Wilcoxon 检验发现，第 3 周、第 5 周与基础分相比都有非常显著型的差异。

在副作用方面，6例病人出现感觉异常，3例感到疲乏，2例感到"词汇困难"，在所有的病人中，其他的副反应都是短暂性的，其中有意义的是，几乎所有的病人都有体重的减轻，在第五周时，平均体重减轻9.4lb，应用身体总体指数 [Body Mass Index，BMI= 体重（lb）÷ 身高2×704.5] 也发现，几乎所有的病人在应用妥吡酯后体重有比较明显的减轻。

为进一步观察妥吡酯对双相情感障碍的疗效，Chengappa 等对所接受妥吡酯治疗的病人进行了追踪观察，时间为10个月，其中有2例快速循环型患者，在第6个月和第7个月出现躁狂和轻躁狂发作，但是在增加妥吡酯的情况下都得以控制。有些病人在应用妥吡酯后可以逐渐将合用的其他药物减去，4例病人减去了罗拉西泮或氯硝安定，3例病人减去抗精神病药物，因此由这些药物产生的副作用也随之消失，提高了病人的生存质量。

（三）McElroy 等的研究

McElroy 等（2000）对56例双相情感障碍病人应用妥吡酯进行治疗，这些病人的表现有躁狂、抑郁和混合型，其中躁狂32例、抑郁11例、混合型13例，按照分类，双相Ⅰ型43例（77%），双相Ⅱ型11例（19%），分裂情感型2例（4%）；按照 DSM-IV 中的快速循环（RC）的标准，35例符合RC（67%）。56例病人中，39例为女性（70%），17例为男性（30%），平均年龄41.7±8.6岁，有酒精或药物滥用史者30例（59%），住过医院治疗者28例（63%），有自杀企图者18例（41%），平均过去的治疗天数为214.2±169.6天。其中54例完成治疗，在这54例病人中，过去应用碳酸锂者35例（65%），丙戊酸钠34例（63%），卡马西平13例（24%），拉莫三嗪4例（7%），而且用过抗抑郁药物者25例（41%），典型抗精神病药物者13例（24%），非典型抗精神病药物者6例（11%）。

妥吡酯的应用方法与其他作者基本相似，25~50mg 开始，于晚上服用或2次/日，以后根据病人的治疗反应和副作用，每3~14天加25~50mg/日，最大的剂量用至1200mg/日，治疗的时间为10周，在不同的阶段，病人的治疗剂量有所不同，在刚开始时，平均剂量为37±34.4mg/日，在第2周，平均剂量是83.7±57.8mg/日，在第4周，治疗剂量是121.9±79.3mg/日，第6周的治疗剂量是156.2±99.2mg/日，第8周的治疗剂量是169.7±109.8mg/日，在第10周时的治疗剂量是193.2±122mg/日，在6

个月时的治疗剂量为 290.7±185.9mg/ 日。每 2 周进行一次评定，应用的量表有 CGI-BP、YRMS、IDS（Inventory Depressive Symptoms），同时还根据疗效作等级评定。

在头 2 周有 56 例病人在接受妥吡酯的治疗，2 周后有 2 例病人因为不能耐受副作用（头晕、幻觉）而中断治疗。54 例完成为期 10 周的治疗。在 30 例躁狂病人中，第 4 周时明显改善者 5 例（18.5%），轻微或无改善者 18 例（66.7%），4 例恶化（13.3%），而到了 10 周末，明显改善者 11 例（36.7%），轻微或无改善者 15 例（50%），4 例恶化（13.3%）；在 11 例抑郁症病人中，在第 4 周时，明显改善者 3 例（27.3%），轻微或无改善者 8 例（72.7%），无恶化病例，在 10 周末，病情改善基本同第四周，仅 2 例出现恶化（18.2%）；在 13 例混合型病人中，在第 4 周和 10 周末均显示为轻微或无改善。但是当应用量表分来衡量时，对于 30 例躁狂病人来说，YMRS 和 IDS 在第 4 周和 10 周末与应用妥吡酯之前相比，都有非常显著性的降低，但是那些表现为抑郁或混合型的病人的量表分的改善不如躁狂病人那么明显，也说明妥吡酯可能对躁狂的作用优于对抑郁或混合型的疗效。

在治疗的终末，有 10 例病人因副作用而退出继续治疗的行列，其中比较常见的副作用有食欲减退、认知损害、乏力、嗜睡。但实际上，食欲的减退可能还不是一个副作用。其他少见的副作用还有口干、感觉异常、味觉异常、消化不良、共济失调、头晕、瘙痒、口吃、性欲减退、抑郁、流涎及失眠等。

二、妥吡酯应用的有关问题

1. 在目前妥吡酯治疗双相情感障碍的研究中大多数是联合用药，因此在判断临床效果的归因分析时，还难以将这种治疗效果完全归于妥吡酯，因为目前还没有设立相应的对照组进行研究，应该说原来治疗效果不好的双相情感障碍病人，在加用了妥吡酯之后病情的改善有了很大的进步，至少是一部分，甚至是相当一部分应该归于妥吡酯的效果。

2. 治疗的剂量：一般都在 100～300mg/ 日之间，平均 200mg/ 日左右，加量基本同治疗癫痫一样，有些病人可能治疗剂量较高，也有些病人的治疗剂量比较低。总的来看，有一定的个体差异，这一点与其他情感稳定剂的剂量变异有相似之处。

3. 副作用并不多见，主要的是消化系统和神经系统，而其中的食欲减退和体重减轻并不是一种副作用，在某种程度上，它还是一种比较认可的好现象。

4. 妥吡酯对快速循环型的病人有疗效，可以终止循环。但是在针对症状来说，它对躁狂更为有效，这种抗躁狂效果明显于抗抑郁的效果。

5. 由于妥吡酯具有情感稳定的作用，近来将其作为情感稳定剂来看待，这主要与其可以终止躁狂与抑郁的循环有一定的关系。

6. 在目前情况下，开展妥吡酯对情感型疾病的治疗研究是必要的，但更为重要的是应该设立对照组，这样才更科学、更规范、更有说服力，从而真正认识妥吡酯的治疗效应。

第八章

抑郁症的诊断标准与评估

第一节 抑郁症诊断标准

抑郁症的诊断标准大致包括四个方面，**一是症状学标准，二是严重程度标准，三是病程标准，四是排除标准。**目前所用的诊断标准有国际的 ICD-10，美国的 DSM-IV 以及我国的 CCMD-3。

ICD-10 抑郁发作（不包括双相障碍，= 首次发作 / 复发的抑郁症）：

一、症状标准，要求见严重程度所述

典型症状：

1. 心境低落；

2. 兴趣和愉悦感丧失；

3. 精力不济或疲劳感；

常见症状：

1. 注意力降低；

2. 自我评价降低；

3. 自罪观念和无价值感；

4. 悲观；

5. 自伤或自杀观念 / 行为；

6. 睡眠障碍；

7. 食欲下降。

二、严重程度

轻度抑郁：至少两条典型症状 + 至少两条常见症状；

中度抑郁：至少两条典型症状 + 至少三条常见症状；

重度抑郁：至少三条典型症状 + 至少四条常见症状。

三、病程标准

≥ 2 周

四、排除标准

排除其他精神疾病

第二节 抑郁症的临床评估

一、抑郁评定量表

1. 汉密尔顿抑郁量表。

汉密尔顿抑郁量表

项目	评分标准	无	轻度	分数中度	重度	极重度
1	抑郁情绪	0. 未出现；1. 只在问到时才诉述；2. 在访谈中自发地描述；3. 不用言语也可以从表情、姿势、声音或欲哭中流露出这种情绪；4. 病人的自发言语和非语言表达（表情、动作）几乎完全表现为这种情绪	0	1	2	3	4
2	有罪感	0. 未出现；1. 责备自己，感到自己已连累他人；2. 认为自己犯了罪，或反复思考以往的过失和错误；3. 认为疾病是对自己错误的惩罚，或有罪恶妄想；4. 罪恶妄想伴有指责或威胁性幻想	0	1	2	3	4
3	自杀	0. 未出现；1. 觉得活着没有意义；2. 希望自己已经死去，或常想与死亡有关的事；3. 消极观念（自杀念头）；4. 有严重自杀行为	0	1	2	3	4
4	入睡困难	0. 入睡无困难；1. 主诉入睡困难，上床半小时后仍不能入睡（要注意平时病人入睡的时间）；2. 主诉每晚均有入睡困难	0	1	2		

	项目	评分标准	无	轻度	分数 中度	重度	极 重度
5	睡眠不深	0.未出现；1.睡眠浅多恶梦；2.半夜（晚12点钟以前）曾醒来（不包括上厕所）	0	1	2		
6	早醒	0.未出现；1.有早醒，比平时早醒1小时，但能重新入睡；2.早醒后无法重新入睡	0	1	2		
7	工作和兴趣	0.未出现；1.提问时才诉说；2.自发地直接或间接表达对活动、工作或学习失去兴趣，如感到没精打彩，犹豫不决，不能坚持或需强迫自己去工作或劳动；3.病室劳动或娱乐不满3小时；4.因疾病而停止工作，住院病者不参加任何活动或者没有他人帮助便不能完成病室日常事务	0	1	2	3	4
8	迟缓	0.思维和语言正常；1.精神检查中发现轻度迟缓；2.精神检查中发现明显迟缓；3.精神检查进行困难；4.完全不能回答问题（木僵）	0	1	2	3	4
9	激越	0.未出现异常；1.检查时有些心神不定；2.明显心神不定或小动作多；3.不能静坐，检查中曾起立；4.搓手、咬手指、头发、咬嘴唇	0	1	2	3	4
10	精神焦虑	0.无异常；1.问及时诉说；2.自发地表达；3.表情和言谈流露出明显忧虑；4.明显惊恐	0	1	2	3	4
11	躯体性焦虑	指焦虑的生理症状，包括口干、腹胀、腹泻、打呃、腹绞痛、心悸、头痛、过度换气和叹息，以及尿频和出汗等。0.未出现；1.轻度；2.中度，有肯定的上述症状；3.重度，上述症状严重，影响生活或需要处理；4.严重影响生活和活动	0	1	2	3	4

	项目	评分标准	无	轻度	分数中度	重度	极重度
12	胃肠道症状	0.未出现；1.食欲减退，但不需他人鼓励便自行进食；2.进食需他人催促或请求和需要应用泻药或助消化药	0	1	2		
13	全身症状	0.未出现；1.四肢、背部或颈部沉重感，背痛、头痛、肌肉疼痛、全身乏力或疲倦；2.症状明显	0	1	2		
14	性症状	指性欲减退、月经紊乱等 0.无异常；1.轻度；2.重度不能肯定，或该项对被评者不适合（不计入总分）	0	1	2		
15	疑病	0.未出现；1.对身体过分关注；2.反复考虑健康问题 3.有疑病妄想，并常因疑病而去就诊 4.伴幻觉的疑病妄想	0	1	2	3	4
16	体重减轻	按 A 或 B 评定。A、按病史评定：0.不减轻；1.患者述可能有体重减轻；2.肯定体重减轻；B、按体重记录评定：0.一周内体重减轻 1 斤以内；1.一周内体重减轻超过 0.5kg；2.一周内体重减轻超过 1kg	0	1	2		
17	自知力	0.知道自己有病，表现为忧郁；1.知道自己有病，但归咎伙食太差、环境问题、工作过忙、病毒感染或需要休息；2.完全否认有病	0	1	2	3	4
	总分						

注：评分标准总分 <7 分：正常；总分在 7~17 分：可能有抑郁症；总分在 17~24 分：肯定有抑郁症；总分 >24 分：严重抑郁症。

2. Montgomery 和 Asberg 发明了一种比汉密尔顿抑郁量表简单，但对患者变化敏感的量表。此量表可以反映抗抑郁治疗的效果，监测患者的病情变化。作者来自于伦敦 Guy 医院和斯德哥尔摩 Karolinska 研究所。

项目表：

①观察到的抑郁；

②抑郁叙述；

③内心紧张；

④睡眠减少；

⑤食欲减退；

⑥注意力集中困难；

⑦懒散；

⑧无能感；

⑨悲观思想；

⑩自杀观念。

采用 0～6 分的 7 级记分法反映：0（正常）到 6（严重抑郁）。

问题评分标准：（0）（2）（4）和（6）。

介于两档分数之间分别评：1、3 和 5。

①观察到的抑郁：失去勇气，忧郁和比平常短暂性的情绪低沉，严重的绝望。

反映：

• 无；

• 看起来是悲伤的，但能使之高兴一些；

• 显得忧愁，大多数时候感到不快；

• 整天抑郁，极度严重分数。评分分别为 0、2、4、6，下同。

②抑郁叙述：主观体验到的抑郁心境，不管是否表现抑郁。包括情绪低沉，失去勇气，或者无助感。根据强度，持续时间，事情对情绪的影响程度评分。

反映：

• 日常心境中偶有抑郁；

• 有抑郁或者情绪低沉，但可使之愉快些；

• 沉湎于抑郁沮丧的心境中，但环境仍可对心境有些影响；

• 持续不变的重度抑郁，悲痛或者失去勇气。

③内心紧张：讲不清楚的不舒服，急躁，内心混乱，精神紧张直至苦

恼和恐怖。根据强度，频率，持续时间和需要的安慰保证的程度评分。

反映：

- 平静，偶尔瞬间的紧张；
- 偶有紧张不安及难以言明的不舒服感；
- 持久的内心紧张，或间歇呈现的恐惧状态，要花费相当努力方能克服；
- 持续恐惧或苦恼；极度惊恐。

④睡眠减少：指与往常相比，主观体验的睡眠深度或持续时间减少。

反映：

- 睡眠如常；
- 轻度入睡困难，或睡眠较浅，或时睡时醒；
- 睡眠减少或睡眠中断 2 小时以上；
- 每天睡眠总时间不超过 2～3 小时。

⑤食欲减退：指与以往健康时相比，食欲有所减退或丧失。食欲或摄食量减少。

反映：

- 食欲正常或增进；
- 轻度食欲减退；
- 没有食欲，食而无味；
- 不愿进食，需他人帮助。

⑥注意集中困难：指难以集中思想，直至完全不能集中思想。根据强度，频率和程度评分。

反映：

- 无；
- 偶有思想集中困难；
- 思想难以集中，以致干扰阅读或交谈；
- 完全不能集中思想，无法阅读。

⑦懒散：指日常活动的发动困难或缓慢；始动困难。

反映：

- 活动发动并无困难，动作不慢；
- 有始动困难；
- 即使简单的日常活动也难以发动，需花很大努力；

- 完全呈懒散状态，无人帮助什么也干不了。

⑧感受不能：指主观上对周围环境或原先感兴趣的活动缺乏兴趣，对周围事物或人们情感反应的能力减退。

反映：

- 对周围的人和物的兴趣正常；
- 对日常趣事的享受减退；
- 对周围不感兴趣，对朋友和熟人缺乏感情；
- 呈情感麻木状态，不能体验愤怒、悲痛和愉快，对亲友全无感情。

⑨悲观思想：指自责、自罪、自卑、悔恨和自我毁灭等想法。

反映：

- 无；
- 时有时无的失败，自责和自卑感；
- 持久的自责或肯定的但尚近情理的自罪，对前途悲观；
- 自我毁灭、自我悔恨或感罪恶深重的妄想，荒谬绝伦、难以动摇的自我谴责。

⑩自杀观念：指感到生命无价值，宁可死去，具自杀的意念或准备。

反映：

- 无；
- 对生活厌倦，偶有瞬间即逝的自杀念头；
- 感到不如死了的好，常有自杀念头，认为自杀是一种可能的自我解决的方法，但尚无切实的自杀计划；
- 已拟适合时机的自杀计划，并积极准备。

总分 = 所有 10 个问题分数之和。

3．解释。

（1）最小分：0；

（2）最大分：60；

（3）分数越高，抑郁的程度越高；

（4）应用评价：Maier 等设计此量表的检查方法为开放式检查，量表信度好，一致性高。

二、焦虑评定量表

大多数情况下，需要评定焦虑症状。因为焦虑与抑郁关系密切，抑郁症患者往往伴有明显的焦虑症状。因此汉密尔顿焦虑评定量表（HAMA）也十分常用。

HAMA 所有项目采用 0～4 分的 5 级评分法，各级的标准为：0 分，无症状；1 分，症状轻；2 分，中等；3 分，症状重；4 分，症状极重。

1. 焦虑心境：担心、担忧，感到有最坏的事情将要发生，容易被激惹。

2. 紧张：紧张感、易疲劳、不能放松，情绪反应，易哭、颤抖、感到不安。

3. 害怕：害怕黑暗、陌生人、一人独处、动物、乘车或旅行及人多的场合。

4. 失眠：难以入睡、易醒、睡得不深、多梦、梦魇、夜惊、睡醒后感到疲倦。

5. 认知功能：或称记忆力、注意力障碍。注意力不能集中，记忆力差。

6. 抑郁心境：丧失兴趣、对以往爱好的事务缺乏快感、忧郁、早醒、昼重夜轻。

7. 躯体性焦虑（肌肉系统症状）：肌肉酸痛、活动不灵活、肌肉经常抽动、肢体抽动、牙齿打颤、声音发抖。

8. 感觉系统症状：视物模糊、发冷发热、软弱无力感、浑身刺痛。

9. 心血管系统症状：心动过速、心悸、胸痛、血管跳动感、昏倒感、心博脱漏。

10. 呼吸系统症状：时常感到胸闷、窒息感、叹息、呼吸困难。

11. 胃肠消化道症状：吞咽困难、嗳气、食欲不佳、消化不良（进食后腹痛、胃部烧灼痛、腹胀、恶心、胃部饱胀感）、肠鸣、腹泻、体重减轻、便秘。

12. 生殖、泌尿系统症状：尿意频繁、尿急、停经、性冷淡、过早射精、勃起不能、阳痿。

13. 植物神经系统症状：口干、潮红、苍白、易出汗、易起"鸡皮疙瘩"、紧张性头痛、毛发竖起。

14. 与人谈话时的行为表现：①一般表现：紧张、不能松弛、忐忑不安、咬手指、紧握拳、摸弄手帕、面肌抽动、不停顿足、手发抖、皱眉、表情僵硬、肌张力高、叹息样呼吸、面色苍白；②生理表现：吞咽、频繁打呃、安静时心率快、呼吸加快（20次/分钟以上）、腱反射亢进、震颤、瞳孔放大、眼睑跳动、易出汗、眼球突出。

【结果分析】

1. 焦虑因子分析：HAMA 将焦虑因子分为躯体性和精神性两大类。躯体性焦虑：7~13 项的得分比较高。精神性焦虑：1~6 和 14 项得分比较高。

2. 按照全国量表协作组提供的资料：总分超过 29 分，可能为严重焦虑；超过 21 分，肯定有明显焦虑；超过 14 分，肯定有焦虑；超过 7 分，可能有焦虑；如小于 6 分，病人就没有焦虑症状。

第九章

抑郁症的西医临床路径

第一节　抑郁症临床路径标准住院流程

一、适用对象

第一诊断为抑郁发作（ICD-10：F32），复发性抑郁症（F33）。

1. 抑郁发作（F32）。

① F32.0　轻度郁症发作。

② F32.1　中度郁症发作。

③ F32.2　无精神病症状的重度抑郁症发作。

　　无精神病症状单一发作：焦虑性抑郁症、重度抑郁症、致命抑郁症。

④ F32.3　有精神病症状的重度郁症发作。

　　单次发作：有精神病症状的重度抑郁症、精神病性抑郁症、心因性抑郁性精神病、反应性抑郁精神病。

2. 复发性抑郁症（F33）。

① F33.0　轻度复发性抑郁症。

② F33.1　中度复发性抑郁症。

③ F33.2　无精神病症状的重度复发性抑郁症。

　　无精神病症状内因性抑郁症重度抑郁症；

　　无精神病症状复发性躁郁性精神病；

　　无精神病症状抑郁型致命性抑郁症；

　　无精神病症状复发性。

④ F33.3　有精神病症状的重度复发性性抑郁症。

　　有精神病症状内因性抑郁症躁郁性精神病；

　　有精神病症状抑郁型复发性严重发作：有精神病症状重郁症、心因性抑郁性精神病、精神病性抑郁症、反应性抑郁性精神病。

⑤ F33.4　复发性抑郁症，缓解期。

⑥ F33.8　其他复发性抑郁症。

二、诊断依据

根据《国际精神与行为障碍分类（第 10 版）》（人民卫生出版社）：

1. 主要症状为心境低落，兴趣和愉快感丧失，导致劳累感增加和活动减少的精力降低。常见的症状还包括稍做事情即觉明显的倦怠。

2. 病程 2 周以上。

3. 常反复发作。

4. 无器质性疾病的证据。

三、治疗方案的选择

根据《临床诊疗指南：精神病学分册》（中华医学会编著，人民卫生出版社）、《抑郁障碍防治指南》（中华医学会编著）：

1. 进行系统的病史、治疗史采集及精神检查，制定治疗方案。

2. 系统的抗抑郁药物治疗失眠，焦虑较突出的患者可予联合苯二氮卓类药物治疗。

3. 严重木僵、拒食、严重自杀企图的患者电抽搐治疗（ECT）。

4. 系统的心理治疗和康复治疗（工娱治疗）、物理治疗（脑电治疗、中频脉冲治疗、经颅磁刺激、音乐治疗等）。

四、标准住院日为≤ 56 天

五、进入路径标准

1. 第一诊断必须符合 ICD-10：F32 抑郁发作疾病编码，F33 复发性抑郁症。

2. 当患者合并其他疾病，但住院期间不需要特殊处理也不影响第一诊断的临床路径流程实施时，可以进入路径。

六、住院后的检查项目

1. 必需的检查项目：

①血常规、尿常规。

②生化常规、感染性疾病筛查（乙肝、丙肝、甲肝、戊肝、梅毒、艾

滋病等）；甲状腺功能、性激素组合。

③胸片、腹部 B 超、心电图、脑电图。

④心理测查：汉密尔顿抑郁量表（HAMD-17）、攻击风险因素评估量表、自杀风险因素评估量表、治疗中需处理的不良反应量表（TESS）、护士用住院病人观察量表（NOSIE）、日常生活能力量表（ADL）。

2. 根据患者情况可选择的检查项目：大便常规、血脂、心肌酶、超声心动图、头颅 CT、头颅 MRI、脑地形图、诱发电位、P300 认知电位、凝血功能、抗"O"、抗核抗体、药物浓度监测、MMPI、EPQ、韦氏智测、HAMA、SAS、SDS、CGI 等。

七、选择用药

1. 选择原则

总原则是根据病情，结合备选药物的安全性、耐受性、有效性、经济性和服用的简易性进行选择。即遵循 STEPS 原则：Safety（安全性）、Tolerability（耐受性）、Efficacy（有效性）、Payment（经济性）、Simplicity（简易性）。

①根据患者起病形式、临床症状的特征、既往用药史（品种、疗效、不良应等）以及患者的经济承受能力，结合抗抑郁药物和抗焦虑药物的受体药理学、药代动力学和药效学特征，遵循个体化的原则，选择最适合患者的药物。

②对于既往所用药物的疗效好，因中断用药或减药过快所致病情恶化的再住院患者，原则上仍使用原药、恢复原有效剂量继续治疗。

③提倡单一抗抑郁药物治疗的原则，避免同时使用作用于同一递质系统的两种或两种以上抗抑郁药物，以免引发 5- 羟色胺综合症等严重不良反应。

④对伴有焦虑和睡眠障碍的抑郁症患者，可联合使用苯二氮卓类抗焦虑药物，但不能同时使用两种或两种以上该类药物，并应当在睡眠障碍和焦虑症状缓解后逐渐停药，以免引发药物滥用和药物依赖。同时应当注意，大部分抗抑郁药物均有抗焦虑作用，因此无需长时间使用苯二氮卓类等抗焦虑药物。

2. 药物种类

包括抗抑郁药物、抗焦虑药物和镇静安眠药。

①常用的抗抑郁药物包括：

A. SSRIs 类：氟西汀（20～60mg/日），帕罗西汀（20～60mg/日），舍曲林（50～200mg/日），氟伏沙明（50～300mg/日），西酞普兰（20～60mg/日）等。

B. SNRIs 类：文拉法辛（75～225mg/日），度洛西汀（60mg/日）等。

C. NaSSAs 类：米氮平（30～45mg/日）。

D. SARI 类：曲唑酮（50～300mg/日）。

E. NDRI 类：安非他酮（150～450mg/日）。

F. 三环类及杂环类（慎用）：阿米替林（50～250mg/日），丙咪嗪（50～250mg/日），多塞平（50～250mg/日），氯米帕明（50～250mg/日），马普替林（50～225mg/日）。

G. 其他类：黛力新（2片/日）等。

②常用的抗焦虑药包括：

苯二氮卓类（BDZ）；5-HT1A 部分激动剂，如丁螺环酮；β_1- 肾上腺能阻滞剂，如普萘洛尔（心得安）；α_2- 肾上腺能激动剂，如可乐定；组胺能阻滞剂，如非那根；TCA 类、SSRI 类和 SNRI 等抗抑郁药。

③镇静安眠药：

包括咪唑吡啶类（扎来普隆、唑吡坦）、环吡啶类（佐匹克隆）和苯二氮卓类等。

3. 药物剂量调节

①遵循个体化原则。在治疗开始后的一周内将所用抗抑郁药物剂量快速增至推荐的有效治疗剂量。症状控制后的巩固治疗期，原则上应继续维持急性期的有效治疗剂量，巩固疗效，避免症状复发或病情反复。对于使用剂量较大的患者，在完成快速综合治疗方案后，准备出院前，根据病情可适当减量，但不能低于最低有效量。

②苯二氮卓类药物用于镇静安眠或抗焦虑时，应当在症状改善后逐渐停药。

③根据患者病情轻重和病程长短，决定抗抑郁药物维持治疗的疗程。首次发作的抑郁患者，经治疗痊愈后，应继续治疗 8～12 个月；二次发

作的患者，痊愈后，应继续治疗 12 ～ 18 个月；三次以上发作的患者，应维持治疗 3 ～ 5 年；长期反复发作未愈者，应长期乃至终生服药。不同维持治疗疗程中的药物剂量，应视病情轻重、按个体化原则决定。

八、出院标准

1. 汉密尔顿抑郁量表（HAMD-17）评分，与基线相比减分率 ≥ 50%。

2. 严格检查未发现有残留自杀观念和自杀行为。

3. 自知力开始恢复。

4. 配合医疗护理，生活能自理（病前生活不能自理者除外）。

5. 能主动或被动依从服药，患者家属能积极配合实施继续治疗方案。

九、变异及原因分析

1. 辅助检查异常，需要复查和明确异常原因，导致住院治疗时间延长和住院费用增加。

2. 住院期间病情加重，或出现并发症，需要进一步诊治，导致住院治疗时间延长和住院费用增加。

3. 既往合并有其他精神或躯体疾病，抑郁症等精神病性障碍可能导致合并疾病加重而需要治疗，从而延长治疗时间和增加住院费用。

4. 住院期间出现自伤、冲动、自杀、擅自离院导致不良后果，会延长治疗时间并增加住院费用。

十、参考费用标准

9000 ～ 22000 元。

第二节 抑郁症临床路径表单

适用对象：第一诊断为抑郁发作（ICD-10：F32）

患者姓名：　　　性别：　　　年龄：　　　门诊号：　　　住院号：

住院日期：　年　月　日　出院日期：　年　月　日　标准住院日：≤56天

时间	住院第 1 天	住院第 2 天	住院第 3 天
主要诊疗工作	☐ 病史采集，体格检查，精神检查 ☐ 开立医嘱 ☐ 化验检查、物理检查 ☐ 临床评估、风险评估 ☐ 生活功能评估 ☐ 初步诊断和治疗方案 ☐ 向患者及家属交待病情 ☐ 完成入院病历	☐ 上级医师查房 ☐ 明确诊断 ☐ 确定治疗方案 ☐ 药物副反应评估 ☐ 风险评估 ☐ 完成病程记录 ☐ 医患沟通（可选）	☐ 上级医师查房 ☐ 确定诊断 ☐ 确定治疗方案 ☐ 风险评估 ☐ 完成病程记录 ☐ 药物副反应评估 ☐ 医患沟通（可选）
重点医嘱	长期医嘱： ☐ 护理常规 ☐ 精神科监护 ☐ 行为观察及治疗（可选） ☐ 饮食 ☐ 药物治疗 ☐ 心理治疗 ☐ 康复治疗、物理治疗（可选） ☐ 保护性约束（可选） 临时医嘱： ☐ 血常规、尿常规 ☐ 生化常规、感染性疾病筛查、甲状腺功能、性激素组合 ☐ 胸片、心电图、脑电图、B 超 ☐ HAMD-17 量表、护士观察量表（NOSIE） ☐ 自杀风险因素评估量表、攻击风险因素评估量表、日常生活能力量表 ☐ 大便常规、血脂、心肌酶、凝血功能、抗"O"、抗核抗体、性激素组合（可选）	长期医嘱： ☐ 护理 ☐ 精神科监护 ☐ 行为观察及治疗（可选） ☐ 饮食 ☐ 药物治疗 ☐ 心理治疗（可选） ☐ 康复治疗、物理治疗（可选） ☐ 保护性约束（可选） ☐ 无抽搐电休克（可选） ☐ 对症处理药物副作用（可选） 临时医嘱： ☐ 复查异常化验（可选） ☐ 自杀风险因素评估量表、攻击风险因素评估表 ☐ 冲动行为干预（可选） ☐ 依据病情需要下达（可选）	长期医嘱： ☐ 护理 ☐ 精神科监护 ☐ 行为观察及治疗（可选） ☐ 饮食 ☐ 药物治疗 ☐ 心理治疗（可选） ☐ 康复治疗、物理治疗（可选） ☐ 保护性约束（可选） ☐ 无抽搐电休克（可选） ☐ 对症处理药物副作用（可选） 临时医嘱： ☐ 复查异常化验（可选） ☐ 自杀风险因素评估量表、攻击风险因素评估表 ☐ 冲动行为干预（可选） ☐ 依据病情需要下达（可选）

时间	住院第 1 天	住院第 2 天	住院第 3 天
重点医嘱	□ 超声心动图、头颅 CT、头颅 MRI、脑地形图、诱发电位、P300 认知电位（可选） □ MMPI、EPQ、韦氏智力测验、HAMA、SAS、SDS、CGI 等（可选） □ 冲动行为干预（可选） □ 依据病情需要下达（可选）		
主要护理工作	□ 护理病史采集 □ 护理计划制订 □ 入院宣传教育 □ 护理量表 □ 评估病情变化 □ 观察睡眠和进食情况 □ 观察患者安全和治疗情况 □ 观察治疗效果和药物不良反应 □ 修改护理计划 □ 特级护理 □ 室内监护、安全检查 □ 床边查房、床旁交接班 □ 执行治疗方案 □ 保证入量 □ 清洁卫生 □ 睡眠护理 □ 心理护理	□ 护理量表 □ 评估病情变化 □ 观察睡眠和进食情况 □ 观察患者安全和治疗情况 □ 观察治疗效果和药物不良反应 □ 修改护理计划 □ 特级护理 □ 室内监护 □ 安全检查 □ 床边查房 □ 床旁交接班 □ 执行治疗方案 □ 保证入量 □ 清洁卫生 □ 睡眠护理 □ 心理护理	□ 护理量表 □ 评估病情变化 □ 观察睡眠和进食情况 □ 观察患者安全和治疗情况 □ 观察治疗效果和药物不良反应 □ 修改护理计划 □ 特级护理 □ 室内监护 □ 安全检查 □ 床边查房 □ 床旁交接班 □ 执行治疗方案 □ 保证入量 □ 清洁卫生 □ 睡眠护理 □ 心理护理
心理治疗	□ 初始访谈 □ 收集患者资料	□ 参加医师查房 □ 心理治疗	□ 参加三级医师查房 □ 诊断评估 □ 心理治疗
康复治疗		□ 药物知识 □ 睡眠知识	适宜的康复治疗

时间	住院第 1 天	住院第 2 天	住院第 3 天
病情变异记录	☐　无 ☐　有，原因： 1. 2.	☐　无 ☐　有，原因： 1. 2.	☐　无 ☐　有，原因： 1. 2.
护士签名			
医师签名			

时间	住院第 1 周	住院第 2 周	住院第 3 周
主要诊疗工作	☐　临床评估 ☐　药物副反应评估 ☐　风险评估 ☐　完成病程记录 ☐　实验室检查及辅助检查 ☐　确认检查结果完整并记录（可选） ☐　医患沟通（可选）	☐　临床评估 ☐　药物副反应评估 ☐　风险评估 ☐　完成病程记录 ☐　实验室检查及辅助检查 ☐　确认检查结果完整并记录（可选） ☐　医患沟通（可选）	☐　临床评估 ☐　药物副反应评估 ☐　风险评估 ☐　完成病程记录 ☐　实验室检查及辅助检查 ☐　确认检查结果完整并记录（可选） ☐　医患沟通（可选）
重点医嘱	长期医嘱： ☐　护理常规 ☐　精神科监护 ☐　行为观察及治疗（可选） ☐　饮食 ☐　药物治疗 ☐　心理治疗 ☐　康复、物理治疗（可选） ☐　处理药物副作用（可选） ☐　保护性约束（可选） ☐　无抽搐电休克（可选） 临时医嘱： ☐　HAMD-17 量表 ☐　护士观察量表（NOSIE） ☐　TESS 量表	长期医嘱： ☐　护理常规 ☐　精神科监护 ☐　行为观察及治疗（可选） ☐　饮食 ☐　药物治疗 ☐　心理治疗 ☐　康复、物理治疗（可选） ☐　处理药物副作用（可选） ☐　保护性约束（可选） ☐　无抽搐电休克（可选）	长期医嘱： ☐　护理 ☐　精神科监护 ☐　行为观察及治疗（可选） ☐　饮食 ☐　药物治疗 ☐　心理治疗 ☐　康复、物理治疗（可选） ☐　保护性约束（可选） ☐　无抽搐电休克（可选） ☐　处理药物副作用（可选）

时 间	住院第 1 周	住院第 2 周	住院第 3 周
重点医嘱	☐ 自杀风险因素评估量表、攻击风险因素评估表 ☐ HAMA、CGI、SAS、SDS 等（可选） ☐ 冲动行为干预（可选） ☐ 血常规、肝功能、心电图 ☐ 异常实验室及辅助检查结果的复查（可选） ☐ 药物浓度监测（可选） ☐ 依据病情需要下达（可选）	临时医嘱： ☐ HAMD-17 量表 ☐ 护士观察量表（NOSIE） ☐ TESS 量表 ☐ 自杀风险因素评估量表、攻击风险因素评估表 ☐ HAMA、CGI、SAS、SDS 等（可选） ☐ 冲动行为干预（可选） ☐ 血常规、生化常规、心电图 ☐ 异常实验室及辅助检查结果的复查（可选） ☐ 药物浓度监测（可选） ☐ 依据病情需要下达（可选）	临时医嘱： ☐ HAMD-17 量表 ☐ 护士观察量表（NOSIE） ☐ TESS 量表 ☐ 自杀风险因素评估量表、攻击风险因素评估表 ☐ HAMA、CGI、SAS、SDS 等（可选） ☐ 冲动行为干预（可选） ☐ 血常规、肝功能、心电图 ☐ 异常实验室及辅助检查结果的复查（可选） ☐ 药物浓度监测（可选） ☐ 依据病情需要下达（可选）
主要护理工作	☐ 护理量表 ☐ 评估病情变化 ☐ 观察睡眠和进食情况 ☐ 观察患者安全和治疗情况 ☐ 观察治疗效果和药物不良反应 ☐ 护理量表 ☐ 评估病情变化 ☐ 观察睡眠和进食情况 ☐ 观察患者安全和治疗情况 ☐ 观察治疗效果和药物不良反应 ☐ 修改护理计划	☐ 护理量表 ☐ 评估病情变化 ☐ 观察睡眠和进食情况 ☐ 观察患者安全和治疗情况 ☐ 观察治疗效果和药物不良反应 ☐ 修改护理计划 ☐ 一级护理 ☐ 安全检查 ☐ 床旁交接班 ☐ 执行治疗方案 ☐ 工娱治疗 ☐ 行为矫正	☐ 护理量表 ☐ 评估病情变化 ☐ 观察睡眠和进食情况 ☐ 观察患者安全和治疗情况 ☐ 观察治疗效果和药物不良反应 ☐ 修改护理计划 ☐ 一级护理 ☐ 安全检查 ☐ 床旁交接班 ☐ 执行治疗方案 ☐ 工娱治疗 ☐ 行为矫正

时间	住院第 1 周	住院第 2 周	住院第 3 周
主要护理工作	□ 一级护理 □ 安全检查 □ 床旁交接班 □ 执行治疗方案 □ 工娱治疗 □ 行为矫正 □ 睡眠护理 □ 心理护理 □ 健康教育	□ 睡眠护理 □ 心理护理 □ 健康教育	□ 睡眠护理 □ 心理护理 □ 健康教育
心理治疗	□ 阶段性评估 □ 各种心理治疗	□ 阶段性评估 □ 各种心理治疗	□ 阶段性评估 □ 各种心理治疗
康复治疗	□ 情绪管理 □ 技能训练 □ 其他适当的康复治疗	□ 行为适应 □ 技能训练 □ 其他适当的康复治疗	□ 技能评估 □ 技能训练 □ 其他适当的康复治疗
病情变异记录	□ 无 □ 有，原因： 1. 2.	□ 无 □ 有，原因： 1. 2.	□ 无 □ 有，原因： 1. 2.
护士签名			
医师签名			

时间	住院第 4 周	住院第 6 周	住院第 7 周
主要诊疗工作	□ 临床评估 □ 实验室检查及辅助检查 □ 药物副反应评估 □ 风险评估 □ 完成病程记录 □ 确认检查结果完整并记录（可选） □ 医患沟通（可选）	□ 临床评估 □ 实验室检查及辅助检查 □ 药物副反应评估 □ 风险评估 □ 完成病程记录 □ 确认检查结果完整并记录（可选） □ 医患沟通（可选）	□ 临床评估 □ 实验室检查及辅助检查 □ 药物副反应评估 □ 风险评估 □ 完成病程记录 □ 确认检查结果完整并记录（可选） □ 医患沟通（可选）

时间	住院第 4 周	住院第 6 周	住院第 7 周
重点医嘱	长期医嘱： ☐ 护理常规 ☐ 精神科监护 ☐ 行为观察及治疗（可选） ☐ 饮食 ☐ 药物治疗 ☐ 心理治疗 ☐ 康复、物理治疗（可选） ☐ 保护性约束（可选） ☐ 处理药物副作用（可选） ☐ 无抽搐电休克（可选） ☐ 临时医嘱： ☐ HAMD-17 量表 ☐ 护士观察量表（NOSIE） ☐ TESS 量表 ☐ 自杀风险因素评估量表、攻击风险因素评估 ☐ HAMA、CGI、SAS、SDS 等（可选） ☐ 冲动行为干预（可选） ☐ 血常规、生化常规、心电图 ☐ 异常实验室及辅助检查结果的复查（可选） ☐ 药物浓度监测（可选） ☐ 依据病情需要下达（可选）	长期医嘱： ☐ 护理 ☐ 精神科监护（可选） ☐ 行为观察及治疗（可选） ☐ 饮食 ☐ 药物治疗 ☐ 心理治疗 ☐ 康复、物理治疗（可选） ☐ 保护性约束（可选） ☐ 处理药物副作用（可选） ☐ 无抽搐电休克（可选） 临时医嘱： ☐ HAMD-17 量表 ☐ 护士观察量表（NOSIE） ☐ TESS 量表 ☐ 自杀风险因素评估量表、攻击风险因素评估表 ☐ HAMA、CGI、SAS、SDS 等（可选） ☐ 冲动行为干预（可选） ☐ 血常规、生化常规、心电图 ☐ 异常实验室及辅助检查结果的复查（可选） ☐ 药物浓度监测（可选） ☐ 依据病情需要下达（可选）	长期医嘱： ☐ 护理 ☐ 精神科监护（可选） ☐ 行为观察及治疗（可选） ☐ 饮食 ☐ 药物治疗 ☐ 心理治疗 ☐ 康复、物理治疗（可选） ☐ 保护性约束（可选） ☐ 处理药物副作用（可选） ☐ 无抽搐电休克（可选） 临时医嘱： ☐ HAMD-17 量表 ☐ 护士观察量表（NOSIE） ☐ TESS 量表 ☐ 自杀风险因素评估量表、攻击风险因素评估表 ☐ HAMA、CGI、SAS、SDS 等（可选） ☐ 冲动行为干预（可选） ☐ 血常规、生化常规、心电图 ☐ 异常实验室及辅助检查结果的复查（可选） ☐ 药物浓度监测（可选） ☐ 依据病情需要下达（可选）

时间	住院第 4 周	住院第 6 周	住院第 7 周
主要护理工作	□ 护理量表 □ 评估病情变化 □ 观察睡眠和进食情况 □ 观察患者安全和治疗情况 □ 观察治疗效果和药物不良反应 □ 修改护理计划 □ 一级护理 □ 安全检查 □ 床旁交接班 □ 执行治疗方案 □ 工娱治疗 □ 行为矫正 □ 睡眠护理 □ 心理护理 □ 健康教育	□ 护理量表 □ 评估病情变化 □ 观察睡眠和进食情况 □ 观察患者安全和治疗情况 □ 观察治疗效果和药物不良反应 □ 修改护理计划 □ 二级护理 □ 安全检查 □ 床旁交接班 □ 执行治疗方案 □ 工娱治疗 □ 行为矫正 □ 睡眠护理 □ 心理护理 □ 健康教育	□ 护理量表 □ 评估病情变化 □ 观察睡眠和进食情况 □ 观察患者安全和治疗情况 □ 观察治疗效果和药物不良反应 □ 修改护理计划 □ 二级护理 □ 安全检查 □ 床旁交接班 □ 执行治疗方案 □ 工娱治疗 □ 行为矫正 □ 睡眠护理 □ 心理护理 □ 健康教育 □ 指导患者认识疾病、药物作用和不良反应 □ 自我处置技能训练
心理治疗	□ 阶段性评估 □ 集体心理治疗 □ 各种适合的心理治疗	□ 阶段性评估 □ 集体心理治疗 □ 各种适合的心理治疗	□ 阶段性评估 □ 集体心理治疗 □ 各种适合的心理治疗
康复治疗	□ 技能评估 □ 技能训练	□ 技能评估 □ 技能训练 □ 家庭社会评估	□ 技能评估 □ 技能训练 □ 家庭社会评估
病情变异记录	□ 无 □ 有，原因： 1. 2.	□ 无 □ 有，原因： 1. 2.	□无 □有，原因： 1. 2.
护士签名			
医师签名			

时间	住院第 8 周	出院日（末次评估）
主要诊疗工作	□　完善化验检查 □　心电检查 □　临床评估 □　药物副反应评估 □　完成病程记录 □　确认检查结果完整并记录（可选） □　医患沟通（可选）	□　出院风险评估、生活功能评估 □　药物治疗方案 □　向患者及家属介绍出院后注意事项
重点医嘱	长期医嘱： □　护理常规 □　精神科监护（可选） □　行为观察及治疗（可选） □　饮食 □　心理治疗 □　康复、物理治疗（可选） □　药物治疗 □　处理药物副作用（可选） 临时医嘱： □　血常规、肝功能、心电图 □　HAMD-17 量表 □　护士观察量表（NOSIE） □　TESS 量表 □　HAMA、CGI、SAS、SDS 等（可选） □　异常实验室及辅助检查结果的复查（可选） □　药物浓度监测（可选） □　依据病情需要下达（可选）	临时医嘱： □　日常生活能力量表（ADL） □　自杀风险因素评估量表、攻击风险评估表 □　出院带药 □　出院
主要护理工作	□　护理量表 □　评估病情变化 □　观察睡眠和进食情况 □　观察患者安全和治疗情况 □　观察治疗效果和药物不良反应 □　修改护理计划 □　二级护理 □　安全检查 □　床旁交接班 □　执行治疗方案	□　病人满意度 □　出院护理指导

时间	住院第 8 周	出院日（末次评估）
主要护理工作	☐ 工娱治疗 ☐ 行为矫正 ☐ 睡眠护理 ☐ 心理护理 ☐ 健康教育 ☐ 指导患者认识疾病、药物作用和不良反应 ☐ 自我处置技能训练	
心理治疗	☐ 出院总评估 ☐ 集体心理治疗	☐
康复治疗	☐ 技能评估	☐ 对疾病知晓 ☐ 家庭适应改善 ☐ 工作或学习适应改善
病情变异记录	☐ 无 ☐ 有，原因： 1. 2.	☐ 无 ☐ 有，原因： 1. 2.
护士签名		
医师签名		

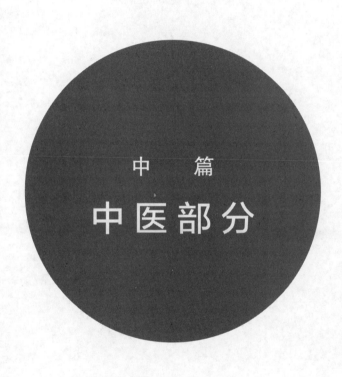

中　篇

中医部分

第十章

中医药与抑郁症(郁病)

第一节 抑郁症（抑郁障碍）的中医概念

一、定义与病机

本病主要病因是情志失调，又兼禀赋薄弱，遇事多虑善忧，或性情抑郁寡欢，肝气不畅。病位主要在肝，可涉及心、脾、肾。病性初期多实，日久转虚或虚实夹杂。主要病机为肝失疏泄，脾失运化，心神失养，脏腑阴阳气血失调。本病始于肝失调达，疏泄失常，故以气机郁滞不畅为先，气郁则湿不化，湿郁则生痰，而致痰气郁结；气郁日久，由气及血而致血郁；气郁还能化火，皆为实证；如久郁伤神、伤脾、伤阴者，均系由实转虚之变。

但是，抑郁症这个概念在中医中是没有的。与之对应的是郁病。郁病是以性情抑郁，多愁善虑，易怒欲哭，心疑恐惧，以及失眠，胸胁胀闷或痛，咽中如有异物梗塞等表现为特征的一类疾病。由于七情所伤，或素体虚弱致肝失疏泄，脾失运化，心失所养，五脏气机失和，渐致脏腑气血阴阳失调而形成的。西医学中神经症、抑郁症、更年期综合征、反应性精神病及老年抑郁症等，具有郁病临床表现者，可参考本篇辨证论治。因此，抑郁症与郁病虽然不能等同，但是，分属于两个不同体系的医学范畴，却有类似的概念范畴。如果将郁病狭义理解，可以作为抑郁症来看待。

1. 病因

五志过极，七情内伤为郁病主要原因，素体虚弱或性格内向，肝气易结者为郁病发生的体质因素。忧思郁怒、精神紧张、过度思虑、悲哀愁忧等情志刺激，均可使肝气郁结，脾失健运，心神受损，渐至脏腑气血阴阳失调而成郁病。

2. 病机

①发病。郁病起病可急可缓。情志刺激突然而强烈，至肝气骤结，则起病较急；情志所伤相对和缓，如忧愁思虑日久致郁，则起病较缓。

②病位以肝、心、脾为主。

③病性。初病多实，渐至虚实夹杂，久则以虚为主，虚中夹实。

④病势。始病以气机郁结为主；进一步可兼见血瘀、痰阻、湿郁、食滞、火郁等；终可伤及脏腑，致气血阴阳虚弱，以肝心脾虚为常见。

⑤病机转化。郁病初起常是以七情所伤致肝失条达，疏泄失司，气郁气滞为主要病机。肝体阴用阳，内寄相火，气郁久化热化火可致肝经气机郁滞，火热内郁或郁火上逆，燔灼三焦，火热伤阴耗血可致阴血亏虚或阴虚火旺之候；郁火迫逆，血络受损，还可致热迫血行诸症；肝藏血，主疏泄，肝郁气滞，血行不畅可致血瘀证；女子以肝为先天，肝郁气滞血瘀，水津运行不畅，可兼见月经不调、不孕，经前、经期水肿等症；肝气郁滞，横逆克犯脾胃，或致脾胃升降失常，运化失司之木旺克土证；肝郁化火，上逆犯肺，致肺失肃降，木火刑金之木反侮金证；思虑劳倦伤脾，肝郁伤及脾胃，气机升降失常，受纳消磨水谷乏力，食滞不化可致食郁；水湿津液失于运化敷布则成湿郁；湿聚为痰，又致痰郁。痰、湿、食困脾，重伤脾气，气虚不运，中焦气机失和失畅，脾气不升，胃气不降又可致肝失疏泄条达，出现所谓土壅木郁，土虚木郁，木不疏土之证。脾胃运化失司，气血生化乏源，日久可致心脾两虚之证。肝郁日久化火伤阴耗血，脾生化气血功能失健，阴血亏损可致营血不足，心神失养之郁证；阴血虚少，肝体失柔可致肝阴亏虚，肝用肝阳偏亢之证。

二、证型与证因分析

临床上抑郁障碍大体分为实证肝郁气滞、气滞血瘀、肝郁痰结、肝郁脾虚、肝肺双郁，虚证脾两虚、肝肾阴虚、肾阳亏虚、气血亏虚、阴虚阳亢 10 个不同类型。

（一）实证

1. 肝郁气滞型

临床表现：精神抑郁，忧伤愁苦，唉声叹气，易怒心烦，胸胁胀满不适，叹气，女性月经延期或痛经或闭经，舌红苔薄腻，脉弦。

证因分析：病因情志所伤，心肝气郁，故精神抑郁，忧伤愁苦，唉声叹气；肝脉布两胁，肝气郁结，肝络失和，则见叹气，胸胁胀满不适；肝气久郁，气病及血，气滞而血行不畅，女子则见月经延期或痛经或闭经；舌红苔薄腻，脉弦，为肝郁气滞之象。

2. 气滞血瘀型

临床表现：精神抑郁，闷闷不乐，急躁易怒，心神不宁，呃逆心悸，头痛胁痛，胸痛，失眠多梦，舌边有瘀点，脉弦紧或涩。

证因分析：肝郁日久，血瘀气滞，使气血不能充养于脑，使脑神失养，故精神抑郁，闷闷不乐，急躁易怒，心神不宁；气血不畅，壅滞脉络，不通则痛，故头痛，胁痛，胸痛；面色暗滞，舌边有瘀点，脉弦紧或涩，兼为气滞血瘀之征象。

3. 肝郁痰结型

临床表现：精神抑郁，情绪低沉，表情忧愁呆滞，呆坐呆立呆卧，少语懒动，自责自罪自伤，惊恐，食少纳呆，呃逆呕吐，舌红，中有沟裂，苔黄腻，脉滑数或弦数。

证因分析：气郁日久，气滞而水湿聚而成痰，痰浊蒙闭清灵之窍，使神明不清，故精神抑郁，情绪低沉，表情忧愁呆滞，呆坐呆立呆卧，少语懒动，自责自罪自伤，惊恐；肝气犯胃，故食少纳呆，呃逆呕吐；舌红，中有沟裂，苔黄腻，脉滑数或弦数，为肝郁痰结之象。

4. 肝郁脾虚型

临床表现：情绪低沉，郁闷不欢，精神疲惫，坐立不安，心神不宁，烦躁哭泣，头痛目眩，食少纳呆，无力倦怠，心悸胆怯，面色憔悴，苍白无华，健忘少寐，月经不调，舌淡，苔薄腻，脉弦细无力。

证因分析：此乃肝郁日久化火伤阴，肝血不足则头痛目眩，肝气横逆犯胃伤脾，则食少纳呆，脾虚则气血生化不足，心失所养而神疲倦怠，软弱无力，无精打采，面色无华，口干舌燥咽干，月经失调。

5. 肝肺双郁型

临床表现：病情日久，心情抑闷不欢，时叹息，唉声叹气，悲伤哭泣，恐惧多疑，面色憔悴，精神不振，舌淡红，苔薄白，脉弦或涩。

证因分析：肝失条达，无以疏泄，故见心情抑闷不欢；肝郁气结，木气太过，病久则木反侮金，肺主宣发与肃降，失司则时叹息，唉声叹气，面色憔悴，精神不振；肺郁不畅致悲伤哭泣；舌淡红，苔薄白，脉弦或涩为气郁之征。

（二）虚证

1. 心脾两虚型

临床表现：心神不宁，坐立不安，忧愁郁闷，失眠多梦，惊悸怔忡，健忘，食少纳呆，呃气呕吐，脘闷腹胀，自汗，舌淡红，苔薄白，脉细弱。

证因分析：思虑忧郁损伤心脾，运化失司，气血化源不足，心神失养，则心神不宁，坐立不安，忧愁郁闷，失眠多梦，惊悸怔忡，健忘；脾胃纳化失职，则食少纳呆，呃气呕吐，脘闷腹胀；舌淡红，苔薄白，脉细弱，则为心脾两虚之象。

2. 肝肾阴虚型

临床表现：白天喜倦卧，精神萎靡不振，神疲倦怠，喜静少语，不能与人交谈，少动，行动呆滞，反应缓慢，注意力分散，头晕目眩，耳鸣，健忘，失眠多梦，多疑敏感，易焦虑，心烦惊悸，口苦咽干，腰膝酸软，舌红少苔，脉细数。

证因分析：肾阴不足，不能上济，心神失养，则神疲倦怠，喜静少语，反应缓慢，注意力分散，或心烦惊悸，失眠多梦，多疑敏感，易焦虑；肾阴亏虚，髓海不充，水不涵木，风阳上扰，则见头晕目眩；肾精不足，不能充窍养府，故腰酸耳鸣；阴虚内热，则口苦咽干；舌红少苔，脉细数，则为肝肾阴虚之候。

3. 肾阳亏虚型

临床表现：情绪抑郁，性功能减退缺乏，遗精早泄，阳痿不举，阳事不兴或阴冷，腰膝酸软，肢冷畏寒，小腹冷痛，小便频数清长，食欲不振，身倦神疲，有气无力，懒怠少动，头晕目眩耳鸣，自汗，面色㿠白，舌淡，苔薄白，脉沉细无力。

证因分析：肾气不足，命门火衰，宗脉失于温煦，则性功能减退缺乏，遗精早泄，阳痿不举，阳事不兴或阴冷；肾精亏耗，髓海空虚，故见头晕目眩耳鸣，身倦神疲，有气无力；阳虚失于温煦，则肢冷畏寒，小腹冷痛，自汗，面色㿠白；肾阳虚，膀胱气化无权，则小便频数清长；舌淡，苔薄白，脉沉细无力，肾阳亏虚之象。

4. 气血亏虚型

临床表现：郁闷不乐，心烦不安，多疑敏感，自卑为废人，或懒言少动，反应迟钝，喜独处，不愿与人交往，失眠多梦易醒，健忘，头晕目眩，腰酸背痛，食少纳呆，心慌气短，精神萎靡不振，全身无力疲乏，面色淡白或萎黄，舌淡，苔薄白，脉细数。

证因分析：久病不愈，气血两伤，气血亏虚，不能养心、养神、上荣头面，故有郁闷不乐，心烦不安，多疑敏感，或懒言少动，反应迟钝，喜独处，不愿与人交往，失眠多梦易醒，健忘，头晕目眩；气虚，则食少纳呆，心慌气短，精神萎靡不振，全身无力疲乏；血虚，则面色淡白或萎黄；舌淡，苔薄白，脉细数，则为气血亏虚之象。

5. 阴虚阳亢型

临床表现：精神郁闷，抑郁不舒，烦躁哭泣，动辄大发雷霆，易怒，血压升高，健忘，失眠，胸闷，腰酸背痛，头胀痛，眩晕耳鸣，口干舌燥，手足麻木，遗精，女性月经不调，舌红，少苔，脉细数。

证因分析：疾病日久，耗损肾阴，脏腑形体失其滋养，精血髓汁不足而脑髓失其充养，故精神郁闷，抑郁不舒，健忘，眩晕耳鸣，腰酸背痛；阴虚不能制阳，虚火内扰，则烦躁哭泣，动辄大发雷霆，易怒，血压升高；阴液不能滋养形体、口舌，则口干舌燥，形体消瘦；相火妄动，扰乱精室，则遗精；精血亏少，冲任失调，则月经不调；舌红，少苔，脉细数，则阴虚阳亢之象。

第二节　肝郁与抑郁症

抑郁症作为常见精神疾病，其病因、病机目前还处于探索阶段，其治疗自然也是在假说的基础上应用选择性 5-羟色胺再摄取抑制剂或去甲肾上腺素再摄取抑制剂进行治疗，然而不能彻底解决的问题依然是复发问题，因此抗抑郁药物的应用相对需要比较长的时间。中医也有类似的论述，某些观点与抑郁症的发生、发展有极为相似之处，因此近年来将中西医观点结合起来认识、治疗、评价抑郁症的研究增多，显然是有利的。

一、中医学观点与现代医学对抑郁症认识的统一

中医学并无抑郁症的病名，与其相类似的症状描述散见于"郁证""脏躁""百合病""癫病""梅核"等。有临床调查发现，中医肝病占五脏发病的39.56%，而肝郁证及相兼证候则居其首，占肝病总数的41.9%；肝郁证是肝病证候的基本病机变化，是肝病证候的核心。肝郁证是临床常见的基础证候，许多疾病都可出现肝郁证，抑郁症亦是如此。有学者进行了中医肝郁证模型的研究，特别是抑郁症肝郁模型的研究，发现情志异常是肝郁证的主要病因，情志病因的实质是不良生活事件所形成的心理应激，中医的七情与现代医学的心理应激概念的内涵基本一致。同时，中医认为情志与肝的关系最为密切，在对心理应激的调节过程中，肝起着决定性的作用，这与抑郁症社会心理因素的病因学理论不谋而合。

我国早期的部分医家就已注意到社会心理因素对疾病的产生、发展有很大影响。朱丹溪正是在这种背景下创建了肝郁学说，提出"气血冲和，万病不生，一有拂郁，诸病生焉"，奠定了抑郁症从肝郁论治的基础。

中医学认为肝藏血，主疏泄，性喜条达而恶抑郁。肝藏血与主疏泄相互为用，以保持全身气机疏畅条达，通而不滞，散而不郁。大凡气血的运行，津液的输布，脾胃之升清降浊，情志的调畅，均取决于肝的疏泄。六淫、七情、痰饮、瘀血皆能阻遏气机，使肝的疏泄失常而发生郁滞，其中又以七情对肝的影响较大，正如《医碥》所云："百病皆生于郁……郁而不舒，则皆肝木之病矣。"情志抑郁则肝失疏泄，五志过极则木火多焚。《圣济经》曰："原四时之所化，始于肝木也。十二经之养，始于肝也。"《血证论》云："木之性主乎疏泄，食气入胃，全赖肝木之气以疏泄之，则水谷乃化，设肝木能疏泄水谷，渗泄中满之证在所不免。"《素问·灵兰秘典论》谓："肝者将军之官，谋虑出焉。"谋虑，即谋思虑。此句说明在五脏中与思维情绪变化等精神活动联系密切的是肝；频繁情志失调，使肝气郁结，气机不肠，升降失常，抑脾犯胃，由气及血，由实转虚，病损及肾，变生抑郁诸症。张景岳之"因郁致病""因病致郁"充分揭示了肝郁与情志二者的密切关系。

二、抑郁症的中医证型研究反映了肝郁的地位和价值

中医对于抑郁症目前在临床上沿用西医的病名。古代医家对该病病因病机的认识主要是先天禀赋异常和七情所伤导致神气郁结，脏腑气机功能失调。其中肝郁起到了中心枢纽的作用，这可以通过目前关于抑郁症中医证型的研究得以解释。赵燕等为了探讨抑郁症中医证候的临床分布规律，在此基础上进行证候要素的提取，总结其分布规律。方法：通过对近10年抑郁症文献资料的统计分析，遵循循证医学原则，建立数据库，将符合纳入标准的文献进行二次录入核对，运用 SPSS 软件对证候及证候要素进行频次分析。结果：出现频次前3位的证候是肝气郁结、心脾两虚和肝郁脾虚，出现频次前3位的病位类证候要素为肝、脾、心，可见肝以及肝郁在其中的重要性。

从抑郁症的中医证型的分类来看，大多数文献表明了与肝郁相关的证型在其中占有相当的比例。杨关林等对100例抑郁症患者进行了中医证候的临床流行病学调查，研究结果显示，抑郁症患者最常见的症状分别是精神抑郁、神疲、烦躁、面色异常、睡眠质量差等，这些症状的发生率均在95%以上；患者以肝气郁结和肝郁脾虚型最为多见，二者所占的百分比均为35%，其次为心胆气虚型和忧郁伤神型。可见，涉及到肝郁者达70%。

章洪流从文献分析的角度对16篇涉及抑郁症中医证型的文献进行了统计，共计570例抑郁症患者。病例在10例以上的中医证型分别有肝气郁结176例，占30.8%；心脾两虚84例，占14.7%；肝郁脾虚79例，占13.8%；血行瘀滞56例，占9.8%；肝胆气虚21例，占3.7%；气滞血瘀19例，占3.3%；肝肾阴虚18例，占3.1%；阴虚火旺17例，占3.0%；肝胆湿热14例，占2.5%；脾肾两虚11例，占1.9%；忧郁伤神11例，占1.9%；肝血瘀滞10例，占1.8%。显然，涉及肝郁的证型部分所占比例较大。

三、抑郁症的肝郁证型及临床表现

1. 肝气郁结和肝郁脾虚是最常见的证型

陈珍贵等对这两个证型进行了专门的探讨以便建立抑郁症肝郁气滞证、肝郁脾虚证的证候辨证标准。他们选择抑郁症临床流行病学调查肝郁气滞证588例、肝郁脾虚证487例，共1075例，对75项证候指标进行频

数分析、χ^2检验等统计学处理，建立判别方程，并根据统计分析，采取主证辨证法确定两证的证候标准。结果发现，肝郁气滞证的证候标准为情绪抑郁、悲观厌世、善叹息、烦躁和脉弦，5项中具备3项（情绪抑郁必备）、记分在4分以上者，即可诊断；肝郁脾虚证的证候标准为情绪抑郁、悲观厌世、善叹息、倦怠乏力、纳差、形体消瘦和脉细，7项中具备4项即肝郁两项（情绪抑郁必备）、脾虚两项，总记分在6分以上者，即可诊断。很遗憾的是，如果能有或结合中医所表达的症候更好，比如舌质与舌苔等。杨林认为，在肝郁气滞型中，以精神抑郁、情绪不宁、胸胁胀痛为辨证要点，兼见胸闷、善太息、脱痞、嗳气、乳房胀痛、月经不调、舌淡红、苔薄白、脉弦；同样，在肝郁脾虚型中，以情志抑郁或急躁易怒、腹胀便溏为辨证要点，常伴胸闷脱痞、纳呆嗳气、两胁胀痛、呕恶泛酸、神倦乏力、形体消瘦、舌淡、苔薄白、脉弦细或沉弱等。

2. 肝郁痰阻和肝郁化火也比较常见

肝郁痰阻证的精神症状包括：情绪抑郁，表情沮丧，神思迟钝，嗜卧少动，妄见妄闻。善叹息。躯体症状则包括：眩晕，胸胁胀闷，恶心欲呕，喉有梗阻感，泛吐痰涎，苔白腻，脉弦滑。肝郁痰阻证以情绪抑郁、表情沮丧、神思迟钝、胸胁胀闷和苔白腻，脉弦滑的重要性明显大于其他指标，可作为该证的主症。而肝郁化火型由于情志不畅，肝气郁结，久郁化火所致，以急躁易怒、失眠多梦，胸闷胁胀为辨证要点。兼有头晕头痛，口苦咽干，嘈杂吞酸，大便干结等，舌红，苔黄，脉弦数。

3. 肝郁还有其他证型

肝郁肾虚型多因情志不畅、肝气郁滞、肾失封藏所致，以烦躁易怒、胸胁胀痛、头晕、健忘为辨证要点，常伴虚烦少寐、腰膝酸痛、汗出尿频、性欲减退，甚则阳痿、精神不振、舌红、苔薄，脉弦细等。

肝郁血虚型多因情志拂郁、肝失条达、气火内郁、阴血暗耗所致，以胸闷心悸、多梦易醒、神志恍惚、郁郁寡欢为辨证要点，常伴心烦不宁、悲伤欲哭、面色萎黄、神疲倦怠、两胁胀痛、月经量少色淡、舌质淡、脉弦细弱等。

肝郁气虚型多因情志内伤、气滞失疏、肝用不展所致，以抑郁不快、烦躁不安、多怒善恐、神疲乏力为辨证要点，常伴胸满闷、善太息、少腹坠胀、月事不调等。

肝郁血瘀型多因情志不遂、肝气郁滞、脉络失和、血行不畅、血凝成痕所致，以烦躁少寐、精神抑郁、胸胁胀满疼痛为辨证要点，常伴乳房胀痛、经行不畅、头痛心悸、肢体麻木、身痛不适、舌质暗、脉弦涩等。

四、证型评价的量表化

肝气郁结作为抑郁症常见的证型之一，有必要对其证候和精神症状进行量化评估，特别是在建立了肝气郁结的诊断标准之后。肝的主要功能是调气机，畅情志。肝的疏泄功能与情绪密切相关，疏泄功能正常，气血和调，则精神愉快，心情舒畅；疏泄不及，肝气郁结，则出现精神抑郁、沉闷不乐、多疑善虑、频频叹息等抑郁情绪。肝气郁结可以导致情志异常，情志异常也可以导致肝气郁结。肝失疏泄的第一表现为情志的异常变化，肝气郁结证主要表现为精神抑郁，对于诊断肝气郁结证具有特异性。情绪障碍是躯体症状的基础，不仅可以导致躯体症状的发生，还可随情绪的波动使躯体症状时轻时重。情绪是人类的一种心理现象，持久的情绪活动会造成自主神经系统的功能紊乱，从而引起各种躯体自觉症状如胸胁胀痛、咽有梗阻感等。因此，建立证型的诊断标准之后，对证型进行量化评估是必要的，因此建立评定量表是有益处的。

证型量表化是中西医结合的一个重要体现，这必将促进抑郁症中医证型的研究，使抑郁症的中医研究更加丰富和完善。

抑郁症作为常见的精神疾病，还有很多问题需要我们去认识和解决。特别是目前中西医结合诊断、治疗、预防抑郁症还有很多问题有待解决。例如中西医的方法如何来诊断抑郁症，如何进行亚型划分，如何进行严重程度的量表评定，如何兼顾到西医的辩证施治，这是我们目前面领的重要课题。

第三节　软双相抑郁中医证型的研究策略

近年来，抑郁症的诊断逐渐走进临床医生的视野，抗抑郁治疗也逐渐得到重视，然而，由此也引发很多临床问题，诸如治疗剂量不足、治疗时间过短、多种抗抑郁药物联合应用问题、5- 羟色胺综合征的出现、难治性病例的增加，以及治疗过程出现躁狂发作，或者长期使用抗抑郁药物导致慢性激惹状态等，都给抑郁症的治疗带来了种种麻烦。分清楚抑郁的性质对疗效的影响非常重要。所以，我们提出软双相的概念就是基于这个临床问题，并力图通过中西医结合的方法来解决这些问题。

一、软双相的概念与特点

软双相是精神医学中的一个新概念，主要指软双相抑郁，也是一个过渡性诊断概念，它是指一种处于双相障碍诊断建立之前的抑郁状态，因为没有躁狂的存在而称为"软"的双相。它还有其他的一些名称，如假性单相的双相障碍（pseudo-unipolar bipolar disorder）、假单相障碍（false unipolar disorder），也就是"没有躁狂"的双相障碍。但是这些软双相具有某些特征，这些特征决定了它们在将来某个特定的时间就很有可能成为或发展为真正的双相障碍，也就是出现了躁狂发作、轻躁狂、混合发作或快速循环。建立软双相概念的目的就是要使躁狂不出现、迟出现、少出现，因为一旦躁狂出现，就提示疾病向着不利的方向发展，可能使疾病复杂化、出现快速循环、混合状态、结局不良。而其中抗抑郁药物的负面作用相当明显。在目前这个泛抑郁时代，提出区分抑郁的性质，不仅有重要的临床实践意义，也有重要的临床指导意义。因此，应用中医的方法对这个过渡性的状态进行辨证分型，有利于其诊治。

二、双相抑郁不是传统的"郁病"

抑郁发作是西医学名词，其症状表现千变万化，以心境低落、思维迟缓、认知功能损害、意志活动减退和躯体症状为主。其病因尚不完全清楚，遗传因素、生物学因素和心理学因素等均对其有明显影响。而且抑郁症还分出双相抑郁和单相抑郁，这两种抑郁的治疗差别很大，双相抑郁内源的生物学因素更为重要。虽然大多数医生应用同样的治疗方法来处理，结果出现很多意外的而且是不理想的现象，双相抑郁需要特别的处理，其中重要的是需要应用心境稳定剂。显然将抑郁症或双相抑郁都作为"郁病"来处理是不够妥当的，这是因为中医的"郁病"概念更为广泛。

三、抑郁症中医证型研究的目标与意义

正是因为软双相抑郁的处理困难，而且大多数情况下由于不能早期识别双相抑郁，结果治疗效果常常出现两种不理想的现象，要么长期没有效果，要么很快出现躁狂发作或混合发作，这样疾病就向着不利的方向发展，因此对于这类病人必须使用心境稳定剂进行基础治疗，这在国内外已经达成共识，并在治疗指南中明确做了规定。

因此，双相抑郁的治疗目标是改善症状，达到痊愈，而且不出现躁狂发作，社会功能及时恢复，并坚持一定时间的药物维持治疗以防复发。

作为没有双相抑郁典型特征的软双相抑郁的治疗，实际上也应该遵循这样的原则。但是西药的心境稳定剂副作用明显，而且有些心境稳定剂有明显的过敏反应，严重地影响着治疗的安全性。显然进行有效的辩证，进行软双相的中医证型研究，并进行有效的综合调理治疗，阻断向躁狂的发展，显然是对软双相进行中医证型的研究的主要目标。

四、软双相中医证型研究的思路与策略

在开展抑郁症中医分型研究中，应当详辨其病位、病因、病性、病势等，掌握其病机，并参考患者个人情况、与疾病相关的社会坏境等内容，体现中医学的整体观。只有正确地分型并依此施治，才有可能在改善抑郁的同时，不会演变成真正的双相障碍，否则病情的发展就会更为不利。简而言之，目的是将软双相抑郁稳定在抑郁发作阶段并进行治疗，而不继续向不利的方向发展。

除运用临床流行病学调查和数理方法研究证型外，尚需运用对证方药对属于某证型进行干预，以验证所研究出的证型是否正确，是否符合临床实际，即方证对应研究。这种运用临床流行病学调查和方证对应研究相结合的方法，可以避免使用"历史经验"来检验证候正确与否的片面性和主观性，从而消除了证候判断主观性给进一步研究带来的影响，其研究结果将会更可靠，其成果将具有较好的临床指导价值，有助于解决以往证候研究与临床严重脱节的难题。

有关抑郁症中医分型方面的研究主要有以下几方面：①各医家的个人经验认识；②以专家经验为基础的各种证型标准；③部分以临床流行病学

调查为基础所研究出的证型。但或由于混淆了抑郁症和中医郁病的概念，或由于研究思路的局限，导致目前的各类分型标准与抑郁症的临床实际存在着一定的偏差。

此研究还应该特别强调疾病的特征以及与疾病特征相关群体因素，比如疾病或症候的变化规律，发病的年龄、症状的特征性、家族史、过去用药规律，以及人格特点或素质特征，这些因素都影响着包括抑软双相抑郁在内的郁症中医证型的研究。我们研究软双相的主要目标就是阻止它的进一步发展，特别是向躁狂发展。

五、软双相抑郁中医证型的研究方法

采用什么方法进行软双相研究才可以达到以上的目标，这是我们要解决的主要问题。在全面研究软双相抑郁的全部特点以后，应该考虑一下几点。

1. 软双相抑郁分几类中医证型

首先肯定的是不像抑郁症那样分出更多的证型，这样不利于阻止向躁狂转化的预防。因为抑郁症中医证型最多达 10 余种，显然这不符合我们的要求。我们要求：①按辨证划分的证型施治有利于抑郁症状的改善；②按辨证出的中医证型施治有利于阻止躁狂的转化；③依中医证型施治达到①和②的综合目的；④按辨证划分的软双相中医证型进行干预有利于预防复发，有利于社会功能的恢复。按向躁狂转化的可能性划分为三类比较适宜，一是很容易出现向躁狂转化的，其次是中度的或可能性小的，最后是几乎不太可能向躁狂转化的。

2. 应用什么方法进行软双相中医证型的分类

抑郁症中医证候的聚类研究，可能是有利于决定中医证型分类数量的一个重要方法。聚类分析是根据指标或样品之间相似程度的大小，将性质相近的归于一类，而将性质相差比较大的归在不同的类。即同类事物间的性质判别较小，类和类间事物的性质判别较大，根据其分析结果绘制出一张聚类图，研究者再根据专业知识从中获取分类信息。

聚类分析包括两种方法，其一是用指标进行分类分析，也称为 R 型聚类，就是把多个指标按其类似大小而将其归为若干类，再根据专业知识在每类指标中挑选出对该类指标具有代表性者，以其替代原来众多的指标。

其二为 Q 型聚类，这是把多个样品按照相似性大小聚成几类，以满足分类研究的需要。对于亚型研究，应该选用 R 型聚类分析。

3. 选用哪些"症候"来作为中医证型的内容

从传统的中医证型来看，几乎没有涉及到患者的过去用药历史、发病年龄、家族史以及人格特点和施治情况，这是心境障碍这个疾病的重要特征，忽略这些特征来进行软双相的中医证型的研究不可能达到我们所需要的目的，显然除了我们所说的传统症候外，这些因素必须设计在其中，才有可能进行有效、可靠、有意义的软双相的中医证型研究，否则按照传统的方法来做，不可能达到目的。例如，已经有些关于抑郁症的研究就已经估计到中医体质在中医证型中的地位。

4. 中医证型是否需要西医量表的支持而达到中医和西医的有机融合

在软双相中医证型分型研究的过程中，应该有抑郁症状的评估。抑郁症状的全面评估实际上就是由国际通用的抑郁量表来完成。无论是汉米尔顿（HAMD）还是蒙哥玛丽（MARGS）抑郁评定量表都是常用的评价抑郁症状以及严重程度的量表，具有比较理想的信度和效度。因此，发展具有中西医结合的评价量表应该是本研究中的重要任务之一。因为证型分出后，经过治疗有无效果，不可能单一使用 HAMD 或 MARGS，而是需要具有中医症候又有西医症状的合成量表，显然这样才可以充分体现中医药方法在治疗软双相、预防软双相复发或转向躁狂方面的作用，有助于利用中西医结合的方法在软双相治疗，以及预防转向躁狂发作方面做出理论及实践的方面贡献。

第四节　有治疗抑郁作用的中药

一、有相关抗抑郁作用单味中药

人参

药性苦，平。归肺、脾、心经。

功效有大补元气，补脾益肺，生津，安神益智。现代药理发现人参可增强机体的免疫能力和对心血管作用。对抗体形成的影响：人参对各种抗原刺激后的动物抗体产生有明显的促进作用。人参皂苷免疫调节作用与机体免疫状态有关。

大黄

药性苦，寒。归脾、胃、大肠、肝、心包经。

功效有泻下攻积，清热泻火，凉血解毒，逐瘀通经。可应用积滞便秘、血热吐衄、目赤肿痛，热毒疮疡、烧烫伤、淤血诸证，湿热痢疾，黄疸，淋证。破"痰实"。现代药理发现对中枢神经系统的影响：大黄浸液和大黄提取液有明显的解热作用，大黄提取液有明显的镇痛作用。大黄不能使正常体温者 CAMP 水平降低，但可影响体温调节中枢内的 CAMP 水平。大黄对内毒素引起的发热有明显的抑制作用，对 CGMP 亦有抑制作用。

川芎

药性辛，温。归肝、胆、心包经。

应用于活血行气，祛风止痛。主治血瘀气滞痛证，头痛，风寒痹痛。现代药理发现对免疫系统的作用：川芎嗪可提高正常机体和免疫功能低下的机体的免疫功能，同时提高白细胞介素的活性，对抑制性 T 淋巴细胞功能异常上升者，可调节至正常水平。

天麻

药性甘平。归肝经。

功效有熄风止痉，平抑肝阳，祛风通络。应用于肝风内动，惊痫抽搐，眩晕头痛，肢体麻木，手足不遂，风湿痹痛。现代药理发现对中枢神经系统的作用：①镇静催眠作用：天麻苷具有镇静作用。天麻的有效成分能明显延长催眠剂的催眠时间，且能协同阈下剂量的催眠剂产生催眠作用。天麻的镇静催眠作用可能与其降低脑内 NA 的含量有关。②抗惊厥作用：天麻浸膏、天麻注射液有明显的抗惊厥作用，天麻及苷元能延长戊四氮阵发性惊厥的潜伏期。人工培育的天麻抗惊厥效应比野生的强，多次用药比单次用药效果佳。③镇痛作用：人工培育天麻与野生天麻均有非常明显的镇痛作用，以野生者作用较强，但二者均弱于吗啡。

丹参

药性苦，微寒。归心、心包、肝经。

功效有活血调经，祛瘀止痛，凉血消痈，除烦安神。应用于月经不调，闭经痛经，产后瘀滞腹痛；疮痈肿毒，热病烦躁神昏，心悸失眠，血瘀心痛，脘腹疼痛，症瘕积聚，跌打损伤，风湿痹症。现代药理发现对中枢神经系统的作用：丹参能使大脑皮质自发活动振幅减小，重复刺激引起后发放电阈值升高，单刺激大脑皮质出现的重复电反应减少，对较高频率的组分无明显增加，所以此电活动减小不是去同步的结果。丹参能抑制丘脑后核对内脏痛放电。

半夏

药性辛，温。有毒。归脾、胃、肺经。

功效有燥湿化痰，降逆止呕，消痞散结，外用消肿止痛。应用于湿痰寒痰证，呕吐，恶心下痞，胸闷，梅核气，瘿瘤，痰核，痈疽肿毒，蛇虫咬伤。现代药理发现对中枢神经系统的作用：通过研究证实，半夏能抑制中枢神经系统，具有一定程度的镇静、镇痛、催眠作用。

白术

药性甘，苦，温。归脾、胃经。

功效有健脾益气，燥湿利尿，止汗，安胎。应用于脾气虚证，气虚自汗，脾虚，胎动不安。

现代药理发现对免疫系统的作用：白术能增强网状内皮系统的吞噬功能，能提高淋巴细胞转化率和玫瑰花环形成率，促进细胞免疫功能；而且能增加IgG的含量，纠正T细胞亚群分布紊乱状态，可使低下IL-2水平提高，并有升高白细胞的作用。

生地黄

药性甘，苦，寒。归心、肝、肾经。

功效有清热凉血，养阴生津。应用于热入营血，舌绛烦渴，斑疹吐衄，阴虚内热，骨蒸劳热，津伤口渴，内热消渴，肠燥便秘。文献记载发现对免疫系统的影响：地黄能增强猕猴的细胞免疫。地黄多糖能促进网状内皮系统的吞噬功能；水提出物使外周血 T 淋巴细胞显著增加，醇提出物明显促进溶血素生成。

甘草

药性甘，平。归心、肺、脾、胃经。

功效有补脾益气，祛痰止咳，缓急止痛，清热解毒，调和诸药。应用于心气不足，脉结代，心动悸；脾气虚证；咳喘；脘腹和四肢的拘急疼痛；热毒疮疡，咽喉肿痛，药食中毒。现代药理发现对中枢神经系统的作用：甘草中某些成分有解热、镇痛的作用，其中甘草甲醇提取物 FM100 有明显的镇痛作用，对戊四氮引起的惊厥有较弱的抗惊厥作用，同时还可以解除惊厥后引起的痉挛疼痛。甘草酸与链霉素的碱性基团结合成甘草酸链霉素后，不影响其抗菌活性，但能减轻霉素对前庭神经的损害。

红花

药性辛，温。归心、肝经。

功效有活血通经，祛瘀止痛。应用于血滞闭经，痛经，产后瘀滞腹痛；胸痹心痛，血瘀腹痛，胁痛。现代药理发现对中枢神经系统的影响：①镇痛、催眠及抗惊厥作用：红花黄色素有一定镇痛作用。②对脑组织的作用：红花注射液能明显减轻由脑卒中引起的脑水肿。红花既能使脑血管扩张，增加脑缺血区血流量，减轻脑水肿，又能减轻脑组织中单胺类神经质的代谢紊乱。③耐缺氧作用：红花的多种制剂都具有提高小鼠耐缺氧能力的作用，可对抗急性缺血造成的乏氧性脑病。

合欢皮

药性甘，平。归心、肝、肺经。

功效有解郁安神，活血消肿。应用于心神不宁，忿怒忧郁，烦躁失眠，跌打骨折，血瘀肿痛，肺痈，疮痈肿毒。现代药理发现合欢皮有降压的作用。合欢皮水提取物有抗蠕虫活性，还有驱杀绦虫、灭螺活性，并可降低膜壳的感染程度。除此以外，合欢皮水煎剂可以抗过敏，所含多糖有抗肿瘤的作用。合欢花水提物对行为绝望动物模型具有明显抗抑郁作用。

香附

药性辛，微苦，微甘，平。归肝、脾、三焦经。

功效有疏肝解郁，调经止痛，理气调中。应用于肝郁气滞胁痛，腹痛；月经不调，痛经，乳房胀痛；气滞腹痛。现代药理发现对中枢神经系统的作用：①镇痛作用：香附所含的三萜类化合物灌服、注射给药效果强。生香附与制香附均有提高痛阈的作用，其中将炮制辅料改为米醋者最佳。②催眠麻醉作用：香附挥发油具有催眠和麻醉的作用。③解热、降温作用：香附解热有效成分是三萜类化合物，且其作用较氯丙嗪强，但效果不持久。

钩藤

药性甘，凉。归肝、心包经。

功效有清热平肝，熄风定惊。应用于头痛眩晕，肝风内动，惊痫抽搐。现代药理对脑的保护作用：在体外培养大鼠小脑颗粒细胞试验中，钩藤水提液能剂量依赖性地对抗谷氨酸诱发的神经细胞死亡率 CA2+ 内流，提示它是通过阻碍 CA2+ 内流而对谷氨酸诱发的神经细胞死亡率起保护作用。进一步研究表明，钩藤碱等显著抑制多巴胺所致的 NT2 细胞乳酸脱氢酶的漏出，明显提高 P-S 试剂转化为指标的生存率，在分化的 NT2 细胞神经元中，钩藤碱能使多巴胺诱导的转染 BC1-2 基因神经元和未转染 BC1-2 基因神经的凋亡率均明显减少，显示出对抗多巴胺诱导的 NT2 细胞损伤的作用。

槟榔

棕榈科槟榔植物，具有行气导滞之功。

小鼠强迫游泳及悬尾实验表明其抗抑郁作用与吗氯贝胺效果相似。槟榔的二氯甲烷分与其抗抑郁作用有关，而其生物碱无此作用。

罗布麻

夹竹桃科植物，具有清热平肝、强心利尿之功。

其叶提取物 30 ～ 120mg/kg 的剂量范围能缩短强迫游泳大鼠的不动时间，其抗抑郁作用可能与提取物中主要的类黄酮—罗布麻甲素、异槲皮素有关。

附子

毛茛科植物乌头的籽根，能温肾助阳、祛寒回阳、祛寒止痹痛。

可降低反复寒冷应激小鼠大脑 NE 含量，提高延髓 5-HT 含量。

石菖蒲

天南星科植物，能豁痰开窍、醒神宁心，是中医治疗精神疾病的常用药之一。

刺五加

五加科植物，具益气健胃、补肾安神之功效，多用于治疗体虚乏力、食欲不振、腰膝酸痛和失眠多梦。

临床研究表示，刺五加能改善人的自我感觉、记忆力和注意力，提高人的情绪和工作能力，并使睡眠正常。

银杏

银杏科银杏属植物，具活血化瘀、益智安神作用。

银杏叶提取物治疗 4 周后，抑郁大鼠行为改善，海马 CA3 区脑源性神经营养因子阳性精神元面积比增加。

贯叶连翘

贯叶连翘为藤黄科金丝桃属植物，多年生草本，全草入药。别名有过路黄、千层楼、小叶金丝桃等，在西方国家又名圣约翰草（ST. John's wort）。传统中医认为贯叶连翘具有清心明目、调经活血、止血生肌、解毒消炎的功效。现代药理研究表明：贯叶连翘具有抗抑郁、抗病毒、抗菌、镇痛等作用。

酸枣仁

属于李科植物酸枣的干燥成熟种子，具有补肝、宁心、敛汗、生津的功能。

酸枣仁对治疗慢性应激抑郁症有一定疗效，其机理可能是通过降低大脑组织前额叶中 DA、5-HT 的含量而发挥抗抑郁作用的。

白松片

中药白松片主要由刺蒺藜、甘松等中药制成，具有疏肝理气、醒脾益肾之功效，临床上用于治疗抑郁症取得了良好的疗效。通过实验观察，白松片对慢性应激抑郁大鼠模型行为，及血浆促肾上腺素皮质激素释放激素（CRH）和促肾上腺皮质激素（ACTH）浓度，具有促进作用。

二、有抗抑郁作用的方剂

1. 方药：柴胡疏肝饮加减（柴胡12克，枳壳12克，香附12克，郁金12克，青皮9克，苏梗12克，合欢皮15克，绿萼梅6克，川芎10克，白芍12克，甘草6克）。

加减：气郁兼有食滞，症见脘腹痞胀、不思饮食，加鸡内金9克，山楂15克，神曲12克；恶心呕吐，加旋复花15克，代赭石15克，半夏9克；胸胁胀痛，女子闭经痛经，加当归12克，桃仁12克，红花6克，丹参15克。

主要用于肝郁气滞。其治法是疏肝解郁，理气止痛，清泄肝火。

2. 方药：血府逐瘀汤加减（当归15克，红花6克，桃仁12克，生地12克，枳壳12克，赤芍12克，柴胡12克，桔梗9克，川芎9克，牛膝12克，甘草6克）。

主要用于气滞血瘀。其治法是舒肝解郁，行气活血，化瘀止痛。

3. 方药：温胆汤加减（半夏9克，枳实12克，竹茹12克，茯苓15克，柴胡12克，白芍12克，菖蒲12克，黄芩12克，陈皮9克，甘草6克）。

主要用于肝郁痰结。其治法是疏肝解郁，化痰开窍。

4. 方药：逍遥散加减（柴胡12克，白芍12克，当归12克，茯苓15克，炒白术12克，薄荷9克，合欢皮15克，枳壳12克，甘草6克）。

主要用于肝郁脾虚。其治法是疏肝解郁，健脾宁心。

5. 方药：宣肺解郁汤加减（柴胡6克，香附6克，萱草15克，紫苑15克，地黄15克，枣仁15克，茯神12克，归身6克，朱砂1克。）。

主要用于肝肺双郁。其治法是疏肝理气，宣通肺郁。

6. 方药：萱草忘忧汤加减（桂枝 1.5 克，白芍 1.5 克，郁金 15 克，青陈皮各 3 克，半夏 3 克，合欢花 30 克，贝母 12 克，茯神 12 克，柏仁子 12 克，萱草 15 克，龙眼肉 12 克，甘草 1.5 克）。

主要用于心脾两虚。其治法是行气补血，养心健脾。

7. 方药：六味地黄丸加减（生地 12 克，淡萸肉 12 盒，淮山药 15 克，枸杞子 12 克，黄精 12 克，茯苓 12 克，淡竹叶 15 克，车前子 12 克，女贞子 12 克，五味子 9 克）。

主要用于肝肾阴虚。其治法是滋补肝肾。

8. 方药：右归丸加减（熟地 12 克，淡萸肉 12 盒，淮山药 15 克，枸杞子 12 克，杜仲 12 克，菟丝子 12 克，肉桂 9 克，当归 12 克，附子 6 克，鹿角胶 12 克）。

主要用于肾阳亏虚。其治法是温补肾阳。

9. 方药：酸枣仁汤、补心丹加减（酸枣仁 15 克，知母 12 克，川芎 9 克，茯神 15 克，麦门冬 12 克，天门冬 12 克，石菖蒲 12 克，天花粉 12 克，当归 12 克，黄芪 15 克，地骨皮 12 克，牛膝 12 克，甘草 6 克，大枣 30 克）。

主要用于气血亏虚。其治法是滋阴清热，养血安神。

10. 方药：镇肝熄风汤加减（龙骨 30 克，牡蛎 30 克，代赭石 15 克，淮牛膝 12 克，生白芍 15 克，天冬 12 克，玄参 12 克，川楝子 12 克，茵陈蒿 12 克，龟板 12 克，甘草 6 克，钩藤 15 克，白菊花 12 克）。

主要用于阴虚阳亢。其治法是滋阴降火，重镇安神。

第十一章

抑郁症（郁病）的
中医诊断指南与评估

第一节　抑郁症（郁病）的诊断指南与评估

本章节中的诊断，主要是指中医的郁病诊断。

郁病中医诊断标准：参照《中医内科学》（王永炎主编，上海科技出版社，第6版，2005年）。

郁病是由于情志不舒，气机郁滞，脏腑功能失调所引起的一类病证。临床表现主要为心情抑郁，情绪不宁，胸胁胀痛，或易怒喜哭，或咽中如物梗塞，不寐等。以情志内伤为主要因素，病机发展以气郁为先，进而变生它郁。

一、诊断依据

1. 辨病位。辨别受病脏腑之标本主次。郁病见精神抑郁，胸胁不舒，喜叹息者，病位主要在肝；若兼愁思忧虑，不思饮食，神疲乏力，则病位在脾；若症见心悸胆怯，坐立不安，食少甘味，烦闷难眠，则病位在肝与心，以心为主。

2. 辨病性。若症见胁痛胸闷善叹息，甚则嗳气，腹胀气攻者，病变以气滞为主；面色黧黑阴郁，胁部刺痛且固定不移，舌紫暗或有瘀斑者，属血瘀内阻；若症见烦躁易怒，口干苦，或目赤者，病性属火；若症见头昏沉思睡，胸闷痞塞，身重懒言者，病性属痰湿。

3. 诊断依据。

①忧郁不畅，精神不振，胸闷胁胀，善太息。或不思饮食，失眠多梦，易怒善哭等症。

②有郁怒、多虑、悲哀、忧愁等情志所伤史。

③经各系统检查和实验室检查可排除器质性疾病。

④应与癫病、狂病鉴别。

二、郁病的虚实

郁证可以分为虚实两大类。

初期多实，实症：指致病的邪气盛，邪正斗争激烈。实症中，虽然外邪的力量胜过人体正气而使人致病，但正气还有力量与病邪进行搏斗。

1."暴病多实"，一般实症的病程较短，多属病的初、中期，病势较凶，但一般痊愈较快。

2.由于邪正交争激烈、肌体对病邪反应较明显，故症状表现得较剧烈，如高热、无汗、精神兴奋、谵语、声高气粗、腹痛拒按、便秘、小便短赤、剧咳痰盛、舌红苔黄、脉数有力等。

3.实症一般多与热症同时存在（实热症）。

4.如肝郁气滞。

久病多虚。虚实：主要是说正邪两方面力量的强弱。正气虚，抵抗力不足，受外邪侵袭致病。

1."久病多虚"，一般虚症多发生于重病之后，病期往往迁延较长，不易速愈，易于反复。

2.由于正气不足，肌体对疾病的反应可能不明显或反应不出来，故症状表现不剧烈。低热迟久不退、消瘦、出虚汗、精神不振、两目无神、语言低怯、长期食欲不振、腹痛隐隐不休、舌淡苔少、脉细无力等。

3.虚症一般多与寒症同时存在（虚寒症）。

4.如心脾两虚。

三、郁病的虚实夹杂

虚实夹杂证，即正气不足与邪气过盛同时并见。既可为以虚为主的虚中挟实证，又可见以实为主的实中挟虚证，具体表现为表虚里实、表实里虚、上虚下实、上实下虚等。治疗时须明辨虚实主次，先后缓急，或以攻为主，或以补为主，或先攻后补，或先补后攻，或攻补兼施等。

如气虚夹实证，泛指气虚兼夹痰湿、水饮、瘀血等邪的证候。其症除有气虚表现外，并因实邪不同而各具特征。

第二节　抑郁症（郁病）的评估

　　本章节中的评估，主要是指基于临床、针对中医的证型的主要项目，经过筛选并进行量化而建立的临床评定量表，有利于临床使用。

　　由于抑郁症（郁病）的证型比较多，因此在此选择两个证型作为实证、虚症的代表证型，一个是实证的肝郁气滞，一个是虚证的心脾两虚。

一、肝郁气滞的评估

　　肝郁气滞是郁病（抑郁症）的常见证型，其临床表现为：精神抑郁，忧伤愁苦，唉声叹气，易怒心烦，胸胁胀满不适，叹气，女性月经延期或痛经或闭经，舌红苔薄腻，脉弦。证因分析为病因情志所伤，心肝气郁，故精神抑郁，忧伤愁苦，唉声叹气；肝脉布两胁，肝气郁结，肝络失和，则见叹气，胸胁胀满不适；肝气久郁，气病及血，气滞而血行不畅，女子则见月经延期或痛经或闭经；舌红苔薄腻，脉弦，为肝郁气滞之象。因此结合主要征候并进行筛选，进行如下的评分。实际上，这是一个反映肝郁气滞严重程度的评定量表。不仅有利严重程度的评估，也有利丁反映征候的好转观察。

表 1　肝郁气滞证症状程度记分表

症状	0（0分）	轻（1分）	中（2分）	重（3分）	严重（4分）
胸胁、乳房、少腹胀痛	无或消失	偶发、轻痛	常发、轻痛	终日疼痛较重，但可耐受	疼痛难忍
抑郁太息	无或消失	偶发闷闷不乐，情绪不稳	经常忧郁，频频叹息	终日闷闷不乐，影响生活工作	沉闷思虑无穷，甚至流泪
易怒心烦	无或消失	偶有	常发	小事发脾气	发怒
痛经（女）	无或消失	经期少腹隐痛	腹痛较重能坚持工作	腹痛重，影响工作	腹痛剧烈不能活动
月经不调（女）	无或消失	偶发	常发连续3个月以上	连续4～5个月	连续半年以上
咽有梗阻感	无或消失	偶有	一月1～2次	一周1～2次	大部分时间
神疲体倦	无或消失	略有倦意，说话尚有力	说话乏力，眼神不足	双目少神，坐卧均感乏力	卧床不起，不能睁眼抬头

症状	0（0分）	轻（1分）	中（2分）	重（3分）	严重（4分）
纳差	无或消失	较原饭量减少1/3	减少1/2	减少2/3	纳呆不食
腹胀	无或消失	偶有腹胀	常有腹胀	腹胀每日达6小时以上	整日腹胀或腹胀如鼓
便溏	无或消失	偶有	一月1-2次	一周1-2次	大部分时间
脉弦	无或消失	略有	有	显著	很明显
舌质与舌苔	正常	舌苔略少稍腻	舌苔薄腻	舌苔薄腻明显	舌苔薄腻显著

这个量表主要体现在中医的"体"上，如胸胁、乳房、少腹胀痛、咽有梗阻感、神疲体倦、舌质与舌苔、脉弦等，并进行量化，从正常或无到严重，从而相对使这个量表反映出肝郁气滞的严重程度，当然不能离开"情绪"评估。该量表中也有至少2项反映出情绪问题。这个量表与HAMD、HAMA的相关性很好。不仅如此，每一个项目与HAMD、HAMD也有比较好的相关性。

二、心脾两虚的评估

心脾两虚也是郁病（抑郁症）的一个常见证型，属于虚症。其临床表现为心神不宁，坐立不安，忧愁郁闷，失眠多梦，惊悸怔忡，健忘，食少纳呆，呃气呕吐，脘闷腹胀，自汗，舌淡红，苔薄白，脉细弱。证因分析为思虑忧郁损伤心脾，运化失司，气血化源不足，心神失养，则心神不宁，坐立不安，忧愁郁闷，失眠多梦，惊悸怔忡，健忘；脾胃纳化失职，则食少纳呆，呃气呕吐，脘闷腹胀；舌淡红，苔薄白，脉细弱，则为心脾两虚之象。因此结合主要征候并进行筛选，进行如下的评分。实际上，这是一个反映心脾两虚严重程度的评定量表。不仅有利严重程度的评估，也有利于反映征候的好转观察。

表2　心脾两虚证症状程度记分表

症状	0（0分）	轻（1分）	中（2分）	重（3分）	严重（4分）
脘闷腹胀	无或消失	偶发	常发	终日、伴呃气	终日、伴呕吐
心神不宁	无或消失	偶发心神不宁，情绪不稳	经常心神不宁频频焦虑	终日心神不宁，影响生活工作	沉闷思虑无穷，甚至惊恐

症状	0(0分)	轻(1分)	中(2分)	重(3分)	严重(4分)
忧愁郁闷	无或消失	偶有	常发	常发忧愁	常发忧愁、影响生活
健忘	无或消失	偶发	常发	重要事忘记	丢三落四
自汗	无或消失	偶发	常发每周1次	常发每周2～3次	常发几乎天天如此
失眠	无或消失	偶有	常发每周1次	常发每周2～3次	常发几乎天天如此
神疲体倦	无或消失	略有倦意，说话尚有力	说话乏力，眼神不足	双目少神，坐卧均感乏力	卧床不起，不能睁眼抬头
纳差	无或消失	较原饭量减少1/3	减少1/2	减少2/3	纳呆不食
多梦	无或消失	偶有	常发每周1次	常发每周2～3次	常发几乎天天如此
脉细数	无或消失	略有	有	显著	很明显
舌象	正常	舌苔薄白	舌苔薄白明显	舌苔薄白明显，舌体胖大	舌苔薄白明显，舌体胖大有齿痕

这个量表也主要体现在中医的"体"上，如胀痛、纳差、神疲体倦、舌象、脉象等，并进行量化，从正常或无到严重，从而相对使这个量表反映出心脾两虚的严重程度，当然不能离开"情绪"评估，但是这个情绪评估焦虑更明显。该量表中也有至少2项反映出情绪问题。同时还有失眠、多梦的评估。这个量表与HAMD、HAMA的相关性很好，特别是与躯体症状的相关性更好。不仅如此，每一个项目与HAMD、HAMA也有比较好的相关性。与HAMA的躯体焦虑相关性最好。

第十二章

抑郁症（郁病）的中医临床路径

第一节　郁病（抑郁症）中医临床路径

路径说明：本路径适合于西医诊断为抑郁症的轻、中度抑郁发作患者。

一、郁病（抑郁症）中医临床路径标准住院流程

（一）适用对象

中医诊断：第一诊断为郁病。

西医诊断：第一诊断为抑郁症（轻、中度抑郁发作）（ICD-10 编码：轻度抑郁发作：F32.0，中度抑郁发作：F32.1）。或西医诊断标准：参考《中国精神障碍分类与诊断标准》第 3 版（中华医学会精神科分会编，山东科学技术出版社，2001 年）。

（二）诊断依据

1. 疾病诊断。

①中医诊断标准：参照《中医内科学》（王永炎主编，上海科技出版社，第 6 版，2005 年）。

②西医诊断标准：参照《ICD-10 精神与行为障碍分类》（世界卫生组织编，人民卫生出版社，1995 年）。或西医诊断标准：参考《中国精神障碍分类与诊断标准》第 3 版（中华医学会精神科分会编，山东科学技术出版社，2001 年）。

2. 症候诊断。

郁病（抑郁症）临床常见症候：

肝郁脾虚证；

肝郁气滞证；

心脾两虚证；

肾虚肝郁证；

肝胆湿热证。

（三）治疗方案的选择

1. 诊断明确，第一诊断为郁病（抑郁症）。

2. 患者适合并接受中医治疗。

（四）标准住院日为≤21 天

（五）进入路径标准

1. 第一诊断必须符合郁病、抑郁症（轻、中度抑郁发作）的患者。

2. 当患者同时具有其他疾病，但在住院期间不需特殊处理也不影响第一诊断的临床路径流程实施时，可以进入本路径。

3. 以下情况不进入本路径。

①伴有严重心、肝、肾功能不全等躯体疾病的患者。

②伴有严重消极观念、有自杀自伤倾向者。

③儿童和妊娠期妇女。

（六）中医症候学观察

四诊合参，收集该病种不同症候的主症、次症、舌、脉特点，注意症候的动态变化。

（七）入院检查项目

1. 必需的检查项目。

①血常规、尿常规、便常规；

②肝功能、肾功能、血糖、电解质、甲状腺功能；

③心电图；

④胸部 X 线片；

⑤心理测量：抑郁自评量表、汉密尔顿抑郁评定量表、汉密尔顿焦虑评定量表。

2. 可选择的检查项目：根据病情需要而定，如 B 超、经颅多普勒、头颅 CT 或 MRI 等。

（八）治疗方法

1. 辩证选择口服中药汤剂、中成药：

①肝郁脾虚证：疏肝健脾，化痰散结。

②肝郁气滞证：疏肝和胃，理气解郁。

③心脾两虚证：健脾养心，补益气血。

④肾虚肝郁证：益肾调气，解郁安神。

⑤肝胆湿热证：清肝利胆，宁心安神。

2. 针灸治疗：根据症候分型采用相应的穴位治疗。

3．其他疗法：可采用中医系统心理疗法、中医五行音乐疗法、静坐疗法、理疗和电针疗法等。

4．护理：辩证施护。

（九）完成路径标准

1．抑郁症状缓解，兴趣恢复，疲乏感消失，睡眠改善。

2．自我评价良好。

3．社会功能恢复。

（十）有无变异及原因分析

1．病情加重，需要延长住院时间，增加住院费用。

2．出现合并症或并发症者，需要特殊处理，导致住院时间延长、费用增加。

3．因患者或家属意愿影响本路径的执行时，退出本路径。

郁病（抑郁症）中医临床路径住院表单

适用对象：第一诊断郁病［抑郁症（轻、中度抑郁发作）］

患者姓名：_____ 性别：____ 年龄：____ 门诊号：____ 住院号：____

住院日期：___年___月___日 出院日期：___年___月___日

标准治疗日：≤21天 实际治疗日：____天

时间	年月日 （第1～7天）	年月日 （第8～14天）	年月日 （第15～21天）
主要诊疗工作	□ 询问病史及体格检查 □ 精神科检查 □ 采集中医信息，进行中医证候判断 □ 书写入院病历及首次病程记录、病程记录 □ 常规检查、心理测量 □ 上级医师查房、拟定治疗方案 □ 向患者及家属交代注意事项	□ 上级医师查房 □ 调整治疗方案、评价治疗疗效 □ 采集中医信息，进行中医证候判断 □ 完成病程记录 □ 据检查结果予相应处理 □ 注意病情变化 □ 心理测量	□ 上级医师查房确定出院 □ 完成出院相关记录 □ 制定出院随访计划 □ 指导患者病后康复 □ 出院后注意事项 □ 做好出院宣教
重点医嘱	长期医嘱： □ 精神病护理 □ 分级护理 □ 普食 □ 中医汤剂 □ 中成药或院内制剂 □ 针灸 □ 特色疗法 临时医嘱： □ 血、尿、便常规 □ 生化全项、血糖、甲状腺检查 □ 心电图 □ 胸部X线 □ 心理测量 □ 可选择：TCD、头颅CT、B超等	长期医嘱： □ 精神病护理 □ 分级护理 □ 普食 □ 中医汤剂 □ 中成药或院内制剂 □ 针灸 □ 特色疗法 临时医嘱： □ 根据病情变化选择必要的实验室检查和特检 □ 心理测量	长期医嘱： □ 精神病护理 □ 分级护理 □ 普食 □ 中医汤剂 □ 中成药或院内制剂 □ 针灸 □ 特色疗法 临时医嘱： □ 出院 □ 带药 □ 心理测量 □ 门诊随诊

时间	年月日 （第 1～7 天）	年月日 （第 8～14 天）	年月日 （第 15～21 天）
主要 护理 工作	□　入院宣教 □　根据医嘱协助完成相 　　关检查 □　完成护理记录 □　饮食、睡眠、生活观 　　察 □　心理护理	□　完成护理记录 □　饮食、睡眠、生活 　　观察 □　心理护理	□　出院宣教
病情 变异 记录	□　无 □　有，原因： 1. 2.	□　无 □　有，原因： 1. 2.	□　无 □　有，原因： 1. 2.
责任 护士 签名			
医师 签名			

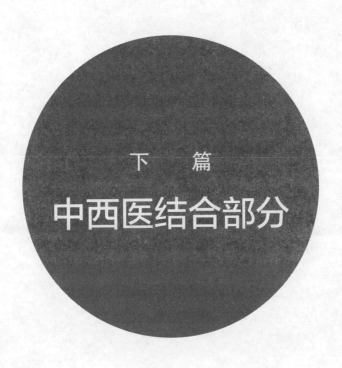

下 篇

中西医结合部分

第十三章

中西医结合的背景与发展

第一节 文化差异与中西医结合

一、东西方文化的差异

中西医在各自文化底蕴的影响下，在世界观和认知模式方面表现得截然不同：中医承传着华夏文明的精神，视人为自然的产物，是融自然、生物、社会、心理、征候等于一体的自然界的组成部分，提出"天、地、人"相互作用、相互影响的理论，并把"天人合一"作为人类健康的最高追求目标。在认知模式上，中医强调"天、地、人"以及"人"自身的协调、统一和平和，就具体证候而言，则认为应当根据经验积累采用因人而异、因地而异、因时而异的辨证论治（从整体着眼，针对功能，采取多方面的调节性治疗）。西医则基本上着眼于疾病的局部，以局部的诊断和治疗（从局部出发，针对结构，采取单方面拮抗性治疗）为标准划分出诸如解剖学、生理学、病理学、药理学、微生物学、免疫学、遗传学、诊断学和临床学等学科，并将之组成庞大的理论体系。与此理论相适应的是，西医则是从实验室里走出的科学，从器官到组织、细胞直至分子，在定量的基础上以数字化的分析剖析着疾病的病症及其治疗，这种精确的概念化与中医综合的意象化大异其趣。这些差异印证了一个基本观点，那就是中西医如中西方文化一样在各自的轨道上产生和发展，并造福于一定的人群，二者之间属并驾齐驱的两种文明成果。我们不能用西医的理论强解中医，也不能用中医理论强解西医，将它们进行任何刻意的硬性结合都将破坏各自的逻辑而适得其反，其结果只能是与中西医结合的初衷背道而驰。

二、中医与西医的文化模式与理论背景

近现代西医借助日新月异的科技力量，在其发展进程中呈现着突飞猛进的态势，自然科学的任何一点进步，包括基础理论、认识、方法和技术手段，它都可以据为己用，并引申出自己的内涵。这种情形的出现，源于在西方医学和其他自然科学无论在基本观点还是在研究方法和手段上都是

一脉相承的，它能够适时地吸收其他自然科学的尖端成果为己所用，其体系具有开放性。相反，中医是依附于人们的经验积累和对世界的基本观点的，而这些内容是具有相对的稳定性和封闭性的，可以说传统意义上的中医是拒绝现代科技的介入的。但这种拒绝是否是恒定不变的呢？笔者认为，科技的更新和演变为人类认识世界提供了巨大的手段上的支持，这无论在中国还是在西方都是不争的事实。因此，作为认识世界这一主题中一部分的中医，也不应该拒现代科技于千里之外，西医有的诊断设备，中医也应当有，西医没有的中医也可以有，中药的研发方面也可以引进国际先进的工艺和设备，提高中药的产业规模和功能效用。

与此同时，我们也应该看清现代科技介入中医和西医的理论体系介入中医这两者之间的区别。现代科技介入中医只是在中医领域借助现代的认知手段和认知方法，而仍然保有中医自身发展所需要的逻辑元素和逻辑体系。

三、差异为结合提供理论和实践基础

正是由于两个医学体系的模式、观点、方法等诸多方面存在着差异，这种差异的存在反而为两者的结合提供了基础，否则方法、模式相同的医学，就完全没有理由去相互融合。这种结合是相互渗透、相互借鉴、相互补充、相互完善的过程，因此有其积极的因素。同时也避免了用一种模式审视另一种模式的局限。但是，不可否认的事实是，持西医观点的某些人有这样一种倾向，就是用西医的要求和模式来审视中医，由此引发对中医的否定现象，应该避免。

中西医结合临床治疗相互取长补短，既可提高疗效，又可降低药物的毒、副反应，还可扩大治疗范围、开拓新的治疗途径。传统中药药性理论和现代中药药理研究成果相结合，辨证结合辨病用药，改革中药剂型，多途径综合治疗，中医非药物疗法等的应用，尤其可促进中医药临床疗效的提高。

也许中药现代化不是真正意义上的中西医结合，但中药现代化是中西医结合与现代医学高科技相结合的产物，是在中西医结合的前提与大好前景下所提出来的，所以笔者在此也将其归为中西医结合的途径之列。

中药现代化包括单味中药的现代化和复方的现代化，主要指利用现代

科学技术进行各种药理实验，测出单味中药的有效成分以加强其治疗的针对性和准确性，或测出在临床上曾取得疗效的复方，认识其有效成分，明确其治疗机制后再付诸临床，指导实践，可使古方得到新用，开辟用药新途径。如从青蒿中提取青蒿素治疗疟疾，丹参中提取丹参酮治疗心血管疾病，用砒霜（三氧化二砷）治疗早幼粒细胞性贫血，用猪苓中提取的猪苓多糖治疗慢性病毒性肝炎，从三七中提炼出的三七皂甙 Rd 能抑制肿瘤细胞和提高体液免疫功能，以及日本对小柴胡汤的研究从而扩大了小柴胡汤的应用范围等。中西医结合的基本思路与方向已经明了，但具体到某一个疾病同时用中西医处理时，谁占主要，谁为次要，这就需要具体问题具体分析。再者，随着现代经济与科技的发展，生态环境与精神情志的不断变化，疾病变得越来越复杂，而且精神情志方面的疾病在日益增多，对中医的需求量越来越大，当然这也与人们对健康的要求，对生命价值以及对健康认识的不断提高有关。有人说 21 世纪是中医的世纪，中医将成为世界范围内医学发展的焦点，这是件喜事。但应该知道，无论是中医还是西医，都有其自身的不足，单独使用中医或西医，仍然有很多疾病不能克服，这就是为什么中医和西医要结合的原因，中西医结合无论是对医生还是对病人都是件了不起的大事，路还长，唯有发奋图强才能使这条医学发展必由之路健康持续地发展卜去。

第二节　中西医结合的概念与发展

一、中西医结合的内涵与外延

由于中西医产生的时代不同，各有其特点和不足，便产生了两者结合的必要性和可能性，从而产生了一门新的医学，即中西医结合医学。其定义为："中西医结合是一门研究中医和西医在形成和发展过程中的思维方式，对象内容和观察方法，比较两者的异同点，吸取两者之长，融会贯通，创建医学理论体系，服务于人类健康和疾病防治的整体医学"，简称为中西医结合医学。

中西医结合是中国医学的一个特点，它既有临床实践意义，又有理论发展的内容，同时也是中国医疗卫生事业的一项工作方针。

中西医结合发源于临床实践，以后逐渐演进为有明确发展目标和独特方法论的学术体系。中西医结合与中医一样，在世界医学体系上独树一帜。

中西医结合是中西医学的交叉领域，反映我国医学学科各个领域发展的形式、途径和方法的思维形式，并反映着医学科学发展的先进的、前瞻的思想与观念。这是中西医结合概念的外延。概念的外延并不是静止不变的，中西医结合的思维形式随着社会历史发展、人类认识层次的提高、医学认识领域的深化而变化，不断发展着。

二、中西医结合的水平与层次

（一）中西医理论结合

中西医要想达到真正的融汇贯通，首先必须实现理论上的结合，这是一项非常艰巨而长期的工作，包括中医理论西医化和西医理论中医化。中医理论西医化就是指利用现代科学手段对中医阴阳五行、气血津液、脏腑经络、病因、病机、舌诊和脉诊等内容进行深入研究，阐明其机理，用西医的理论加以解释说明，从而突破中医宏观性、抽象性、模糊性的特点，使其微观化、具体化及明朗化。

现就目前研究举几例说明：

①从内分泌和分子生物学的角度探讨阴阳五行学说；阴证与交感神经功能亢进，阳证与副交感神经功能亢进，阴阳俱虚与植物神经功能紊乱，平衡阴阳与调整植物神经关系密切。

②元气就是现代医学所说的基因（DNA）；宗气是吸入的氧气和机体从消化物中吸收的糖类、氨基酸、脂肪酸、甘油、维生素、某些无机离子和小分子物质；营气（也叫营血、营阴）即为血管中循环不息的血液；卫气指透过毛细血管内皮的吞噬细胞和免疫蛋白成分。

③细胞内 ATP 合成不足，是产生气虚证的内在物质基础，气虚患者细胞免疫功能低下。

④血虚与微量元素缺失、免疫功能低下和微循环障碍有关，与内分泌、物质能量代谢水平降低有联系；血瘀与微循环障碍及免疫功能异常有密切联系。

⑤舌菌状乳头内循环改变与舌质颜色关系密切。

⑥中医的肾与下丘脑—垂体—靶腺轴有关，肾阳虚证的定位在下丘脑；肾阳虚患者新陈代谢降低、免疫能力降低、甲状腺功能低下、垂体功能低下、性功能降低、清除氧自由基能力降低；肾阴虚患者新陈代谢加快、免疫功能降低、甲状腺功能亢进、垂体功能亢进、性功能亢进及氧自由基活性降低；"天癸"就是垂体分泌的促性腺激素。

⑦解剖上肺与大肠确有密切关系，肺部病变时多有大肠病变，哮喘患者肺通气不畅，往往大肠壁细胞亦充气，这就解释了中医的肺与大肠相表里的理论。

西医理论中医化主要体现在将中药的四气、五味应用于西药（因为中药和西药均由化合物分子所组成，作用对象均为人体，故二者都具有物质和生物活性的同一性）。检测出西药的气味属性，从而使某些西药疗效更具体、更明确，以期提高其疗效。如头孢菌素类抗生素，其性味苦寒，用于舌苔黄腻实热证细菌感染的患者效果好；若用于舌苔白腻虚寒证细菌感染的患者则效果差，这远比西医解释为个体差异所致要深刻得多。以上例证说明中西医理论上的结合是完全可能实现的。

（二）中医辨证与西医诊断结合

由于中西医理论体系的不同，故两者的病名、诊断、治疗等也不相同，但可以通过辨证（中医）与辨病（西医）相结合的方式统一于病人身上。辨证与辨病相结合，绝不是按照西医的诊断，抛弃中医理论应用中药，而是立足于中医整体观念和辨证论治的特点，借助于西医现代仪器的诊断手段，对某些仅凭中医直观感觉难以确切辨证的疾病，可以明确疾病的性质和病位，加强立方用药的针对性，扩大中医的辨证依据和丰富辨证内容，能更好地发挥中医治疗之优势。参照西医化验单进行辨证论治，为判定中医疗效增加一些客观指标，打破传统中医视症状和体征消除即为治愈的认识，可以提高中医治疗的水平。许多疾病，如单纯用西药治疗，疗效不理想；如单纯中医辨证论治，有些治疗机制难以阐明。

中医学要发展，就必须在不脱离中医理论的前提下，将现代科学技术中可用的成果和西医的某些检测方法，有选择地吸收过来为我所用，这是中西医结合的重要方法之一。目前在临床上有很多疾病都是通过中医辨证，辅以西医诊断（通过各种西医检查手段），效果理想。

（三）中西药合用

中西药合用指在一个病人身上同时应用中西两种药物或应用中西药的混合制剂（如速效伤风胶囊、消渴丸等），目前在中西医结合的治疗中较为普遍。对于某些疾病，单用中药或单用西药效果不太理想时，就应该中西药合用，只要二者相互协同，增强疗效，或是相互拮抗，去其副作用者皆宜提倡。如治疗重症糖尿病时，可用中药加胰岛素或口服降糖西药；治疗妇女闭经，以补肾活血中药配合西医激素的人工周期疗法；治疗癌肿病人放、化疗的毒副作用，以扶正固本中药、减轻消化道反应和提高血象等，均比单用中药或单用西药效果为佳。但对于某些中西药合用可能会降低疗效或产生副作用者则持谨慎态度。由此可知中西药合用既有其好的一面，也有其不利的一面，只有深入研究中西药如何正确地与科学地配伍，才能合理地进行中西药合用。

三、中西医结合与精神病学

早在二十世纪五六十年代，一些精神卫生界的有识之士如许又新、纪明等，就整理了中医药在各个朝代的有关精神卫生方面的论述和方剂，如纪明教授整理的中国医籍中关于重性精神病的记载，许又新教授整理的两晋南北朝及隋唐时代我国精神医学简介和我国古代的精神病学等。在这方面论述和实践较多的当属上海的周康任，他做了大量的临床实践取得了一定的成绩。在全国首开全院中西医结合的精神病院当属天津广济医院，当时他们全院动员，大搞中西医结合治疗，并把在这方面有特长的老中医请进医院进行辨证讨论，又大量使用单方验方，当时曾轰动全国。到了众所周知的十年动乱，精神医学基本处于休克期。受当时一些极左思潮的影响，提出了"一棵针、一把草"的口号，并要废除"三把斧头"（即现代医学的三大治疗），严重干扰和破坏了精神卫生的临床与科研。随着四人帮的粉碎，医学界逐渐复苏，尤其是 1981 年中国中西医结合会精神疾病专业委员会成立后，精神卫生的中西医结合工作进入了正规的科研之路，有了大踏步的进展。尤其是中西医结合精神疾病专业委员会成立之后，先后在成都、九江、厦门、襄樊、西安、北京等地召开了 6 次全国性的学术交流会，交流论文 800 余篇，不仅团结了广大中西医结合和中医队伍，并且在广泛征求全国各地精神卫生事业同道意见的基础上，自 1981 年开始陆续制定了中西医结合辨证分型诊断标准。其中精神分裂症、躁狂抑郁症、神经症的辨证分型标准经过不断实践和修正，于1989年正式在全国通用，并被收录于沈渔屯教授编的《精神病学》第3版，这样就在全国范围内统一了精神疾病的中医辨证分型标准，便于统一评定治疗效果，规范了治疗方案。科研方面，在"痰迷心窍"的传统理论指导下，虽然取得了一定的疗效，但后来"活血化瘀"学说又盛行起来。"痰火论"与"瘀血论"曾在精神疾病的治疗方面引起过争论，但最后的结局都是在合并精神药物的基础上取得了一定的疗效，且二者均比单用中药或西药疗效为好。

在针灸治疗方面，北医大精神所罗和春教授牵头的10个省市合作，进行了阿米替林与电针百会、印堂穴治疗各类抑郁症的比较研究，取得了类同的疗效。这一治疗缩短了疗程，减少了抗郁药的副作用，在全国得到了推广，有些国外患者还专门来我国进行此项治疗。

开展中西医结合研究，要突出重点，单病种突破。多年的实践使我们清醒地认识到，精神科领域实行全面突破，不仅不现实，也是不可能的，而先易后难，先轻后重或对某一症状的集中攻关，这样做易出成果。"先易"应是对某些神经症或在原来已取得一定疗效的基础上，进一步进行方药的精选改进，取得肯定的疗效。如电针百会、印堂穴治疗各类抑郁症已在全国10省市做过临床研究，取得了与抗郁药阿米替林相同的疗效，而其副作用明显低于阿米替林，从而在此基础上做进一步的改进和研究。在精神科领域，西药确实存在诸多的毒副作用，但它有肯定的疗效，而中西医结合首先是可减少西药的用量，提高治愈率。

第三节　中西医结合的建立与发展

一、基于临床的中西医结合

（一）辨病与辨证相结合

西医辨病与中医辨证相结合论治的组方方法，是在对疾病作出确切的现代医学诊断后，按照中医辨证论治的原则确定为符合临床实际的某个证型，在此基础上遣药组方。处方可以是传统方，也可以是自拟方。该方的特点是：既针对中医的证，又针对西医的病，具体点说，是针对西医特异或比较特异的理化检测指标，以求从病、证两个方面获取确切的疗效；也可以西医辨病确立基础方，再辨证加减。

辨证论治是中医的基本特点之一，也是中医学认识疾病和治疗疾病的基本原则，要学中医，就必须掌握好"辨证论治"。它作为中医学的临床体系与西医学的"辨病论治"遥相对应，由于中医和西医发展的历史不同，所以认识方法、理论体系也不完全相同。实际临床诊疗的最终形式，中医采用"辨证论治"，西医采用"辨病论治"。所以中西医结合的一个重要方面就是"辨证论治"与"辨病论治"的结合。中医所创立的辨证论治理论，虽然具有许多优越之处，富有极其博大的内涵，并具有许多先进的思想方法，为医者展现了临证的辨证思维过程，然而毕竟受到历史条件的限制，对疾病中的好多问题，特别是对某些疾病、局部问题认识不够深入和确切，需要我们重新去认识和把握。

当前医学科学随着近代科技的发展，逐渐提升到细胞水平。生物化学、免疫学的发展与应用，使诊断进入了生化领域的检测。20 世纪中叶开始，人们对组成人体生物大分子中的蛋白质和核酸的结构与功能的关系，有了较深入的认识。后期随着分子生物学的飞速发展，人们能够在分子水平上认识人类的遗传与变异的本质，从而对疾病的诊断达到基因水平。基因诊断的意义是在分子水平上揭示病因病理的基本规律。因此，把西医病与中医证结合起来，尤其能弥补中医辨证之不足，把西医的各种科学原理方法和各种理化指标纳入到中医辨证中来，发挥二者之长，将会对中医辨证大大提高其标准性、完整性。例如：一个肾炎病人水肿消退没有明显的证候，只是尿蛋白不消，就必须对尿蛋白辨证施治。糖尿病的"三消症"表现已消，只剩高血糖和尿糖指标，那么就按病针对血糖、尿糖施治。在中医肿瘤方面，目前研究的 P53 等胃癌的相关基因，未来可广泛常规运用于对浸润前早期肿瘤和癌前病变的分子检测，并按个体基因特点针药调治，争取在胃癌未出现症状前得到治愈。这是新时代赋予我们中医辨证论治的新内容、新意义、新的活力。只有如此，中医才能不断发展和提高。当前强调中西医结合的同时，并不意味着贬低中医辨证论治的特色，我们应该充分认识到，有许多西医无法解决的疾病，经过中医辨证论治而得到治愈，我们应该实事求是地既要看到它的特点，又要看到它的不足之处，才能给予客观的评价。

（二）宏观辨证与微观辨证相结合

中医的辨证论治由于受历史条件的限制，缺乏精密的客观量化指标，决定了中医学临床长期停留于临床经验医学的水平上，临床诊断指标及科技成果的可操作性，可重复性较差，教育周期也较长，这是阻碍中医学发展的缺陷，有待用现代医学的方法进行完善和提高；而现代医学也同样面临着发展和提高的问题，有待微观上下工夫，而西医诊治方法的丰富又必须在整体上做努力，把西医侧重病因和病理形态的诊断与中医侧重全身生理病理的疾病反映的诊断有机地结合起来，使医生对整个病情有更全面的了解，增强诊断的深度和广度，既可使着眼于整体宏观的中医辨证进一步深入走向微观化、客观化，又可使侧重局部和微观的西医辨病走向整体化和综合化。将宏观辨证与微观辨证结合起来，探讨中医学宏观上的"证"在微观上的物质基础，开展"证"本质上的研究，如中医辨证肾阳虚证，是否有一群肾阳虚的相关基因，这种基因诊断的发展意义是，在分子水平上揭示证的基因规律。建立"辨证客观化""诊断定量化""证候规范化"等客观指标相关联的体系，到达一种宏观与微观、整体与局部，相辅相成、浑然一体的境界，才能在最大程度上体现医学的价值。

（三）中西药联合应用组方方法

随着我国中西医结合工作的不断深入，中药与西药联合应用在临床治疗中已极为普遍。中药方剂与西药各有优势，中药方剂强调药物与机体相互作用的协调统一，发挥多层次、多环节、多途径的整体调节作用，但难以达到方便速效；西药药效快而明显，但不良反应多且易产生耐药性。二者合理配伍应用，往往可使药物间产生协同作用，取长补短，增强疗效，达到标本兼顾、相辅相成的目的。如在抗感染方面，中西药联合应用显示了优越性，清开灵、双黄莲、鱼腥草注射液等为目前常用药物，配合西药抗生素，疗效可靠，是临床最多见的中西药联合应用。临床辨证使用归脾汤、犀角地黄汤及六味地黄汤等，加用激素、免疫抑制剂治疗原发性血小板减少性紫癜，其疗效明显优于单纯西药。中西药联合应用组方的基本原则是药简力专，取长补短，发挥独特疗效和较大优势。

合理的配伍，有益于疾病的治疗；不合理的配伍，非但不能增强疗效，反而会降低疗效，甚至产生毒副作用，增加药源性疾病发生的危险和造成资源浪费。类似下例情况为临床中西药联合应用组方所禁忌：①影响药物代谢。有些中西药成分发生沉淀或络合反应则会影响药物吸收。如含有钙、镁、铝、铁等金属离子的中药（石膏、瓦楞子、龙骨、牡蛎、寒水石、明矾），及中成药如防风丸、橘红丸、牛黄上清丸等与四环素类抗生素、异烟肼、左旋多巴等配伍，则生成不易被吸收的螯合物，使彼此吸收减少，疗效降低。②影响药物药代动力学过程。如各种中药酒剂与巴比妥、苯妥英钠等同服，因乙醇会增加药酶活性，可使这些药物代谢加速，半衰期缩短，疗效下降。③影响药物排泄。尿液的酸碱度会影响肾脏对弱酸性或弱碱性药物的排泄。如山楂、乌梅、山萸肉、五味子等能酸化尿液，使利福平、阿斯匹林等酸性药物吸收增加，加重肾脏的毒性反应；而与碱性药物四环素、红霉素同用，亦使其排泄增加，疗效降低。④药性作用相拮抗。如麻黄为拟肾上腺素药物，新斯的明为拟胆碱药，二者同用则会产生药效的拮抗。中药鹿茸中含糖皮质激素，使血糖升高，故不宜与降糖药同用。⑤联用产生毒性。有些中西药均有较强的药理作用，合用后药理作用相互加强产生毒副作用。这种情况多发生于强心甙和生物碱类药。如蟾酥、罗布麻、夹竹桃等含强心甙成份的中药及其制剂，与洋地黄、地高辛、毒毛旋花子甙 K 等强心甙合用，可诱发洋地黄中毒。

中西药联合应用组方涉及到药理学、生物化学、临床各科，对促进中西医结合，提高医疗水平具有重要意义。但目前中西两套理论体系尚未达到融合贯通、有机结合，因此中西药联合应用必须建立在中西医双重诊断的基础上，要坚持中医辨证与西医辨病相统一，而寻求中西药的最佳组合。故应跨学科协作攻关，运用循证医学方法开展多中心临床随机对照实验研究，总结疗效确切、特色明显的联合应用方案，使中西药联合应用组方逐步走向规范化。

（四）改革中药剂型和给药途径

中药剂型和给药途径的改革，是实现中医现代化的关键。近年除了继承和发掘传统剂型丸、散、膏、丹、汤、锭、煎等外，还运用现代先进技术工艺将中药制成具有时代特点的新剂型片、膜、胶囊、合剂、冲剂、糖浆、滴丸、栓剂、针剂、气雾剂等，加上多途径给药，特别是静脉给药，弥补了传统剂型的部分不足，对中医治疗手段的改进和中药对急证的治疗均有重要的意义，使疗效及给药速度有所提高。如清开灵或生脉注射液等研究都取得了可喜的成果。给药途径除口服外，灌肠、雾化吸入、静脉点滴等，如鱼腥草水剂超声雾化吸入治疗呼吸道感染，其疗效优于口服。大黄液灌肠治疗尿毒症，能改善肾功能，排出毒物、降低尿素氮。

中医现代化同样也是这方面的主要内容，除研究中药的有效化学成分外，不同中药组合后所发挥作用的生物学机制更是临床上应该关注的对象。同样，给药途径的改变，特别是静脉给药可能是更重要的一个方面。

二、基于研究的中西医结合

（一）循证医学方法

循证医学又称证据医学。其定义为明确、明智及审慎地应用最佳证据作为临床决策方法。可概括称之为遵循科学依据的医学。中医学是一门经验医学，其特点是整体观念和辨证论治；西医学是一门实验医学，医疗过程不仅强调观察患者的临床表现，而且更重视客观指标的变化。二者虽各有侧重，但均部分体现了循证医学的核心思想。现代医学和中医学都有各自的理论体系和认识方法，这是两个不同的学术体系，各有特点及优势，又各有不足和局限。例如在中医学中，因为历史的局限，没有专门对 IgA 肾病的论述。在目前的研究中，借助分子生物学、免疫学和遗传学等前沿学科的飞速发展，对其病理过程的重要分子机制进行探讨很有必要。李夏玉应用酶联免疫法对 69 例 IgA 肾病的尿蛋白组份进行检测，发现妙肾病尿蛋白组份与肾脏病理损害严重程度密切相关。通过对不同中医证型尿蛋白组份分析，从阴虚、气阴两虚与阳虚，IgA 肾病的临床表现和病理损害逐级加重，对指导中医辨证有重要意义。因此，根据循证医学医疗决策应以现在最好的临床研究为依据的思想，即有中医特色的实质内容，又有现代医学的客观依据，循证医学的引入将给中西医结合医学的发展带来巨大的推动作用，中西医结合必将取得更大成绩。

（二）建立动物模型、开展实验性科学研究

中医运用动物模型方法，是通过中西医结合中介，把西医动物实验方法引进后，结合自身的学术内容发展起来的。实验动物模型以动物作为人的替身，研究其生物医学规律。建立中医动物实验模型，为中医基础病理学、基础药理学研究提供了重要证据，可以验证中医药治疗效果，揭示传

统中医理论本质。近年来，随着分子生物技术的发展，转基因技术、克隆技术等在实验动物方面的运用，研制出符合中医病证自然发展规律、反应指标的敏感性与特异性较高的自发性动物模型等较理想的病证模型将为期不远，中西医结合研究领域必将获得长足发展。

（三）数理统计方法

科学的认识需在定性的基础上提出定量分析和依据。定量是定性的深化和精确化，中医学发展也是这一个过程。特别是近十几年以来，中医学在研究方法上已从个体研究向群体研究发展，数理统计学的方法在中医学中已经广泛地应用。数理统计学是以概率为基础的数学的一门分科，它运用统计学方法来论证和推求事物偶然性中所隐藏着的规律性。主要研究如何安排试验或抽样能更有效地进行统计分析；如何根据观察或试验所得数据来找出描写随机现象的某些数量指标的分布或其平均值；检验一些指标间有无显著差异；找出各类指标间的相互关系等。例如，根据抽样调查资料来估算某种疾病的发病率，检验某种疗法在治疗前后疗效的水平差异，对一些具有联系性研究因素进行相关性的判断等。

（四）中药的标准化建设

中药会因为产地、季节、采集方法以及炮制方式等不同而发生变化。因此，中药的标准化就显得特别必要。这需要大规模的调查研究，特别是中国地大，南北气候差异大，东西环境也不同，地理环境、地质环境也有很大差异，所以建立中药标准化有其现实和理论意义，而且有必要建立基因库。

三、中医与西医的对应性

利用现代科学技术手段对传统中药的化学成分进行分析，并结合疾病的病理生理指标，进行大量的动物实验观察，来研究中药的药理和药效学原理，已经取得了很大的进展。现代出版的中药书籍中，绝大多数均有常用中药的现代药理研究成果的介绍说明，但对单味中药成分及中药药理药效学的研究还有待进一步完善和深入。临床上应用中药不能盲从这些研究的结论，应以传统辨证、按药性理论指导用药为基础，再结合现代药理研究的成果，才能更好地发挥中药的治疗作用。传统中药药性理论和现代药理研究结论相结合运用中药，大体有如下两方面情况。

其一是对中药的传统药性认识和现代药理研究的结论一致，均认为某药适应于临床某一病证。这种情况应用的中药是最合适的。例如，对气虚型的糖尿病患者用人参和黄芪既符合传统补气的理论，又符合药理研究降低血糖和增强机体免疫力的认识。再如对痰热壅盛的支气管炎选用黄芩和桑叶既符合药理上二药具有抗菌消炎的作用，也符合传统药性上二药苦寒清热燥湿的理论。

其二是对中药传统药性的认识与现代药理研究的作用不一致。这又包括两种情况：第一是按着现代药理研究的结论有某种作用，但按传统药性理论则不宜，此时应避免使用。如附子和肉桂具有一定的降压作用，但中医传统药性认为，二药均属温里壮阳药，因此，就不宜用于阴虚型的高血压患者。再如，乌头按现代药理研究有消炎止痛的作用，但按传统药性为辛温大热峻烈之品，虚人忌用，故用于阴虚型关节炎反使症状加重。第二是传统药性理论认为适合应用，而现代药理研究结果提示对病证不利者，应慎用或不用。例如，对于自身免疫性疾病，即使有明显的气虚见证，一般也不宜使用人参和黄芪，因二药可激活抗体而增强免疫，于病证不利；同样有阴虚见证，一般也不宜使用鳖甲，因其增强体液免疫，于病证不利。再如川楝子，按传统药性理论为疏肝理气之品，常用于肝肾不和的肝病或胃肠病；但现代药理研究表明，其所含的生物碱可引起肝细胞坏死，还能刺激胃肠黏膜，促进痉挛性收缩，导致黏膜水肿、炎症和溃疡。因此，川楝子就不宜用于肝病和胃肠道慢性炎症和溃疡疾病。

实际上，从方法论的角度可以说是西医采用了中医的方法，而中医又采用了西医的方法。西医在宏观领域的研究，诸如心理医学、社会医学及气象医学等，将与中医对人与自然、社会相互关系的研究得到统一，成为新的宏观系统医学；而中医在微观领域的研究也将与西医的微观研究统一，成为新的微观生物医学。目前中医与西医两种体系的矛盾，是宏观系统医学与微观生物医学的矛盾。这也是世界医学体系的根本矛盾。其矛盾运动的结果，是宏观系统医学向微观的逐步深入和微观生物医学向宏观的扩展。宏观系统医学向微观的深入，将形成更多的不同等级的层次结构；微观生物医学向宏观的扩展，也将形成许多不同等级的层次结构。在某些方面或某些层次上，两种体系会出现交叉和重叠。但由于两种医学采用的方法和着眼点不同，宏观系统医学采取宏观的研究方法着重从机体的整体联系，从疾病与心理、体质、自然环境和时令影响的相互关系中，观察各种疾病影响因素的相互作用和病人在此作用下的整体反应状态；微观生物医学则采取微观的研究方法，着重从机体形态与机能的生理病理改变、生化指标的改变，以及这些改变的直接生物因素进行分析，着眼于病理变化本身的状态。二者的本质特性决定了这两种不同的体系只能犹如两条渐近线，在各自向前发展的同时逐渐趋向重合，却不能完全重合。生物医学微观的生化指标与病理改变，只能说明某一方面或某一局部的问题，不能阐释产生这些改变的各种影响因素的相互作用，更不能反映整体的反应状态。如尿17羟排泄量与肾阳虚证具有相关性，但其代谢受肝脏、甲状腺、血浆蛋白等因素影响，脾阳虚者也有尿17羟的近似改变。中药药化药理的研究，为寻找特异性药物提供了依据，但单味药药理作用的相加，并不能代表药物复方后的协同作用。如白虎加人参汤（知母、石膏、甘草、粳米、人参）治糖尿病能使血糖明显下降，将其组成的各单味药试验，仅人参和知母有显著降糖作用。但将人参与知母相配伍，降血糖作用反而减弱。单味甘草药理实验有毒副作用，日本厚生省规定一般药品所含甘草每日量不得超过5g，但在中医复方中用量比这大几倍也无毒副作用。在微观方面的研究无论怎样深入，都不可能揭示整体规律，整体规律还必须从相应的系统层次上进行考察。未来的医学模式，不会是统一的新医药学，将是宏观系统医学与微观生物医学并存发展而互相配合（在目前意义上是中西医的并存发展和配合）的模式。

宏观系统医学与微观生物医学并存发展而相互配合的模式反映于临床，则是辨证论治与辨病论治配合的模式。未来的辨证论治将会进一步发展，如诊断指标的客观化，辨证准确化，治疗的最优化，并具有先进的技术手段，但其基本核心仍将保持中医辨证论治的特色。未来的辨病论治，将是在西医病名基础上的中西医病名相互补充和统一，其诊断和治疗具有更现代化的手段。

第十四章

中西医结合
与精神病学临床和研究

第一节　精神病学临床的中西医结合模式

一、精神病学中西医结合特点

1. 统一性：中西医结合在精神病学中可以更好体现，中西的病因观强调人在自然环境中的和谐性，所谓的天人合一就充分体现了这种观点。而精神病学中的病因观也是强调了生物—社会—心理的综合原则，因此，中医和西医在病因观上是统一的。

2. 相似性：西医对精神疾病的诊断主要依靠精神症状的结构和特点，就目前科学技术水平而言，没有生物学的指标来进行确诊。同样，中医也是强调临床表现和中医症候，不是依靠某个生物学指标来确定，因此，据此而言，它们的相似性很高。

3. 补充性：正是两者之间的相似性，中医和西医结合起来对一个没有生物学指标能够定性的疾病来说，无疑是一件合适又合理的事情，显得必要、实用。这样会使我们对某个精神疾病的认识更为全面。

4. 验证性：所谓验证性就是通过众多的实践发现，中西医结合诊治精神疾病取得的有效性已经得到验证，这既包括多中心、随机、双盲的研究得以证明，也有循证医学的支持。

二、精神病学中西医结合临床实践

1. 诊断并存：中西医结合的临床实践主体现在两个体系的诊断并存；如精神分裂症是西医诊断，中医证型的癫证的痰气郁结就是中医诊断。

2. 治疗并举：既然有中西医诊断并存，治疗并举不可能避免；如躁狂症的狂证的痰火扰心就需要泻火逐痰，镇心安神，应用泻心汤加味。

3. 疗效共评：经过治疗就需要疗效的评估，自然也就是中医、西医方法同时存在。但是，目前需要的是一种能够融合中医和西医的共同指标的评价方法。

三、精神病学中西医结合科学研究

1. 科学技术发展为研究提供支持：科技发展使很多问题在逐渐得到解决，如形态学的研究、神经生物学的发展、基因组学都可以引入精神疾病的某个中医证型的研究，特别是还可以研究同一的精神疾病的不同证型之间的差异，可能会有一些有意义的分析。

2. 中药药理、药效以及有效成分的研究：目前这方面的研究可谓突飞猛进。不仅有单味中药有效成分的研究，而且还有组方的药理、药效研究。因此，很多成药逐渐问世。

3. 针灸理论和实践研究：针刺麻醉进行外科手术，在我国自 20 世纪 50 年代末即开始取得成功，并于 1971 年公开报道，引起了世界医学界的震动和重视。针刺镇痛麻醉机理的研究已深入到神经细胞电生理学和神经介质分子生物化学、受体、基因水平。通过针刺镇痛麻醉的研究，医学界还提出了新的痛觉概念：认为机体内存在着一个由疼痛和镇痛两个对立方面所组成的完整而复杂的痛觉系统；针刺穴位可激活机体的痛觉调控系统的活动，改变机能状态，从而达到止痛和调节作用。同时，医学界也改变了西医的使全身各系统器官都处于抑制状态的方法进行麻醉的传统观念，因为针刺麻醉是使机体某些器官功能处于兴奋状态来抑制疼痛和内脏牵拉反应的。实践证明，针麻或针麻与镇静药物相配，对颅脑、颈部、胸部、乳腺及剖腹产等手术更具有优越性。此外，中科院院士韩济生教授研究发现，与针刺镇痛的原理相似，针灸刺激能促进人体自身内啡肽类物质生成，使中枢阿片受体功能增强，阿片基因表达增强，阿片肽释放增强，并用于戒毒取得成功。

第二节　抑郁症中西医结合诊治模式

一、中医对抑郁障碍的认识

1. 抑郁发作主要属于中医郁证范畴。中医郁证是由于情志不舒、气机郁滞所引起的一类病证，主要表现为心情抑郁、情绪不宁、胁肋胀痛，或易怒、善哭，以及咽中如有异物梗阻、失眠等各种复杂症状。王安道说：凡病之起，多由乎郁，郁者滞而不通之义。《丹溪心法·六郁》中指出：气血冲和，万病不生，一有怫郁，诸病生焉，故人身诸病，多生于郁。《景岳全书·郁证》也说：凡五气之郁，则诸病皆有，此因病而郁也。

2. 中医学的"六郁证"是由于情志不舒，进而血滞、痰结、湿聚、热郁的病症，即气、热、痰、湿、血、食等六种郁证的总称。其名出自《丹溪心法》，常以精神抑郁、胸闷纳呆，以及淤、血、痰、湿、食、热等实邪阻滞的临床表现为特征，可见抑郁症与六郁证有相似之处。

3. 五脏郁证：中医学的"五脏郁证"是由情志所伤而致的五脏气机郁滞的病症。其名出自《证治汇补》，五脏郁证包括心郁、肝郁、脾郁、肺郁、肾郁，《临证指南医案》华氏按语述："六气著人，皆能郁而致病。"张景岳亦云："凡诸郁滞，如气、血、痰、食、风、湿、寒、热，或表或里，或脏或腑，一有滞逆，皆为之郁。"实际上抑郁症与这些郁证十分相似。

4. 脏躁证：多见妇人。脏躁证，其证名源于东汉张机《伤寒杂病论》，后人宋·林亿等诠次，明·赵开美校刻的《金匮要略方论》中《妇人杂病脉证并治第二十二》云："妇人脏躁，喜悲伤欲哭，象如神灵所作，数欠伸，甘麦大枣汤主之。"为"因情志不舒，郁火内扰，或入癸将绝之时，阴血亏虚，阴阳失调，气机紊乱，心神不宁所致。以神情抑郁，烦躁不定，悲伤欲哭等为主要表现的精神疾病"。本病好发于女性，临床多以精神失常，无故悲伤欲哭，频作欠伸，神疲乏力等证为表现，或兼心烦心悸、失眠、易怒、多疑易惊等，相当于产后抑郁、更年期抑郁症。

二、西医对抑郁障碍的认识

单病种所讨论抑郁障碍的范畴主要包括：①抑郁发作；②恶劣心境。主要临床特征是显著而持久的情绪低落，表现为精力减退、持续疲乏、活动减少及兴趣感丧失。抑郁障碍可以从闷闷不乐，到沉沦沮丧、痛不欲生，甚至发生迟滞和木僵；部分病例有明显的焦虑和运动性激越；部分病例可出现各种躯体症状、躁狂发作；严重者可出现幻觉、妄想等精神病性症状。多数病人有复发倾向，部分转为慢性并残留症状影响生活，甚至导致残疾。抑郁发作、恶劣心境相当于中医学"郁证"范畴。

（一）抑郁发作

1. **症状学诊断标准**。以心境低落为主，至少有下列 4 项：①兴趣丧失、无愉快感；②精力减退或疲乏感；③精神运动性迟滞或激越；④自我评价过低、自责，或有内疚感；⑤联想困难或自觉思考能力下降；⑥反复出现想死的念头或有自杀、自伤行为；⑦睡眠障碍，如失眠、早醒，或睡眠过多；⑧食欲降低或体重明显减轻；⑨性欲减退。

2. **病程标准**。①符合症状标准和严重标准至少已持续 2 周。②可存在某些分裂性症状，但不符合分裂症的诊断。若同时符合分裂症的症状标准，在分裂症状缓解后，满足抑郁发作标准至少 2 周。

（二）恶劣心境

持续存在心境低落，但不符合任何一型抑郁的症状标准，同时无躁狂症状；社会功能受损较轻，自知力完整；或较完整；符合症状标准和严重标准至少已 2 年，在这 2 年中，很少有持续 2 个月的心境正常间歇期；同时心境变化并非躯体（如甲状腺机能亢进症），或精神活性物质导致的直接后果，也非分裂症及其他精神病性障碍的附加症状、排除各型抑郁（包括慢性抑郁或环性情感障碍），一旦符合相应的其他类型情感障碍标准，则应作出相应的其他类型诊断、排除抑郁性人格障碍。

三、中西医结合诊治抑郁症的原则

（一）诊治原则

1. 先病后证原则：对于抑郁症的中西医结合诊断，首先遵从先病后证原则。也就是说，首先应该按照西医诊断标准，确定抑郁症的诊断，然后再根据中医症候进行中医证型的论证。

2. 共同分析和评估原则：既然是中西医结合，自然有西医和中医的共同描述。西医的病史、精神检查、量表评估等多方面，同时中医也有症候表述和证因分析。如抑郁症的肝郁脾虚的表述是这样的，临床表现：情绪低沉，郁闷不欢，精神疲惫，坐立不安，心神不宁，烦躁哭泣，头痛目眩，食少纳呆，无力倦怠，心悸胆怯，面色憔悴，苍白无华，健忘少寐，月经不调，舌淡，苔薄腻，脉弦细无力。证因分析：此乃肝郁日久化火伤阴，肝血不足则头痛目眩，肝气横逆犯胃伤脾，则食少纳呆，脾虚则气血生化不足，心失所养而神疲倦怠，软弱无力，无精打采，面色无华，口干舌燥咽干，月经失调。

3. 诊断并存原则：西医诊断为抑郁症，其中有轻度抑郁症、中度抑郁症、重度抑郁症，进一步评估还有伴有精神病性症状的抑郁症、不伴有精神病性症状的抑郁症。而中医则是先确定是实证还是虚证，再进行证型诊断，如虚证的心脾两虚型。

4. 量化原则：就是针对抑郁症的西医和中医评估进行量化，这样更容易进行严重程度的评估。西医方面有 HAMD、HAMA、CGI 等，而中医目前还没有规范症候的评估量表，但是已经有一些量表逐渐问世，如肝郁脾虚的中医症候评估量表已经在使用。

5. 证型原则：主要是指在进行中医治疗的过程中必须根据中医证型进行治疗。如肝郁气滞治法就是疏肝解郁，理气止痛，清泄肝火，方药选择柴胡疏肝饮加减；气滞血瘀治法是舒肝解郁，行气活血，化瘀止痛。方药选择血府逐瘀汤加减。

6. 结合治疗原则：除中医治疗外，西医的治疗同样必须存在。西医的治疗主要包括抗抑郁药物治疗、副作用处理、抗抑郁强化治疗等。

7. 疗效对应原则：经过中西医结合治疗，无论是西医的精神症状或体征，还是抑郁症的中医症候，可能都会发生变化，大多数可能是向好的方面转化。然而，这种变化因为评定方式和内容的不同，可能有非同步改善现象。例如精神症状好转，可能某些症候尚存在，或者是某些症候已经消失，但是精神症状依然存在。从中西医结合的角度，应该有这样的一个中西医结合的综合评估方法，既有精神症状也有中医症候，从而综合反映抑郁症的综合变化，因此这方面还需要发展。

8. 心身统一原则：无论是中医还是西医治疗，心理治疗以及情志治疗都是必不可少的。就是说治疗还应该包括心理的部分，即使有很好的西药和对症的中医方法。这样才可以使抑郁症的治疗达到真正的综合治疗目标。

（二）临床实践

在中西医结合诊治抑郁症临床实践过程中，需要做到以上原则，同时进行中西医的临床诊断和评估，如抑郁症为肝郁气滞、肝郁脾虚者，就需要进行如下评估。

抑郁症（符合 ICD10 抑郁症诊断标准）：

1.1 完成全面的体格检查。

1.2 完成全面的精神检查。

1.3 完成头颅 CT 或 MRI 检查。

1.4 完成常规理化检查。

1.5 完成 HAMA，HAMD、CGI 评定（可以加有 MMPI 以及艾森克人格测验，目前可以基于自评基础来评估，比如用 PHQ-9，GAD-7 及 HAD 等）。

1.6 完成自杀危险性评估。

1.6.1 自杀危险性高，对应处理措施。

1.7 完成抗抑郁治疗转躁评估。

1.7.1 可能性大，注意抗抑郁药物选择。

1.8 中医症候望闻问切。

1.9 建立中医证型评估。

1.9.1.1 肝郁气滞。

1.9.1.2 肝郁脾虚。

1.9.1.1.1 选择一种抗抑郁药物；

1.9.1.2.1 选择一种抗抑郁药物；

1.9.1.1.2 柴胡疏肝散。

1.9.1.2.2 逍遥散。

2.1.1 症状好转。

2.1.2 出现转躁。

2.1.1.1 继续治疗。

2.1.2.1 改变治疗方案。

2.2 定期疗效评估。

第十五章

中西医结合
诊治抑郁症的临床诊断与评估

第一节　中西医结合诊治抑郁症的临床诊断

中西医结合诊治抑郁症的临床诊断，实际上就是西医诊断和中医诊断并存现象。

中西医结合诊治抑郁症的临床诊断遵从中医、西医诊断并存的基本原则。但是在目前的状况下，临床上一般首先建立西医抑郁症的诊断，再根据中医的四诊建立中医诊断。

西医诊断为抑郁症，在进行轻、中、重的判别，以及是否伴有精神病性症状的诊断，这是 ICD-10 的诊断要求，这样有利于西医药物的选择与治疗。

此后再进行中医四诊。通过四诊，可以判定其属于实证、虚症或虚实夹杂，再进一步进行证型诊断，这也是中医治疗的必备的先决条件。

这些诊断完成后，有时也可以是同步的。就是进行西医的物理化学检查的同时，进行中西医结合的量表评定。这一点不同于西医的定式量表评估，也不同于中医证型的所谓量表评估，而是基于两个观念或体系的综合评估。

第二节　中西医结合诊治抑郁症的临床评估

中西医结合诊治抑郁症的临床评估，主要是针对临床疾病或状态的严重程度的评估，除了关注消极意念或自杀行为以外，主要是使用评定量表进行。

中西医结合诊治抑郁症的临床评估可以分别使用抑郁症的 HAMD、MARDS 和中医郁病证型的评定量表，也可以使用中西医结合的抑郁评定量表。

中西医结合的抑郁评定量表是针对中医证型，在抑郁症 HAMD 的基础上发展而来。它主要基于以下几个方面：①充分反映抑郁症的严重程度；②全面反映抑郁症的严重特征；③有中医和西医体现的抑郁特点；④有中医和西医的术语描述；⑤中医和西医的特点构成几乎相等；⑥符合量表的建立特点；⑦临床实用；⑧便于使用；⑨有良好的内部一致性和重测一致性；⑩有良好的效度；⑪一证一表。

目前我们仅仅有肝郁气滞和心脾两虚的中西医结合评定量表。

一、肝郁气滞中西医结合评定量表

该量表在 HAMD 和肝郁气滞评定量表的基础上发展而来。原则上遵从西医指标和中医指标各占相等数目指标的基本原则，并且西医更注重"心情"的表述，中西更注重"身体"的描述，在这样结合的基础上来反映抑郁症的中西医结合特征。共有 18 项。

症状	0（0分）	轻（1分）	中（2分）	重（3分）	严重（4分）
胸胁、乳房、少腹胀痛	无或消失	偶发、轻痛	常发、轻痛	终日疼痛较重，但可耐受	疼痛难忍
抑郁太息（抑郁）	无或消失	偶发闷闷不乐，情绪不稳	经常忧郁，频频叹息	终日闷闷不乐，影响生活工作	沉闷思虑无穷，甚至流泪
易怒心烦（焦虑）	无或消失	偶有	常发	小事发脾气	发怒
咽有梗阻感	无或消失	偶有	一月1～2次	一周1～2次	大部分时间
神疲体倦	无或消失	略有倦意，说话尚有力	说话乏力，眼神不足	双目少神，坐卧均感乏力	卧床不起，不能睁眼抬头
纳差	无或消失	较原饭量减少1/3	减少1/2	减少2/3	纳呆不食
腹胀	无或消失	偶有腹胀	常有腹胀	腹胀每日达6小时以上	整日腹胀或腹胀如鼓
便溏	无或消失	偶有	一月1～2次	一周1～2次	大部分时间
脉弦	无或消失	略有	有	显著	很明显

症状	0（0分）	轻（1分）	中（2分）	重（3分）	严重（4分）
舌质与舌苔	正常	舌苔略少稍腻	舌苔薄腻	舌苔薄腻明显	舌苔薄腻显著
兴趣	正常	轻度	中度	重度	极重度
自罪感	无	轻度	中度	重度	极重度
消极和自杀	无	轻度	中度	重度	极重度
精力下降	无	轻度	中度	重度	极重度
失眠与多梦	正常	轻度	中度	重度	极重度
早醒	正常	轻度	中度	重度	极重度
性欲下降	无	轻度	中度	重度	极重度
体重下降	无	轻度	中度	重度	极重度

注：7分代表正常，7～14分代表可疑，14分以上有抑郁症状以及相关的中医证候。

二、心脾两虚的中西医结合评定量表

该量表在 HAMD 和心脾两虚评定量表的基础上发展而来。原则上遵从西医指标和中医指标各占相等数目指标的基本原则，并且西医更注重"心情"的表述，中西更注重"身体"的描述，在这样结合的基础上来反映抑郁症的中西医结合特征。共有 18 项。

症状	0（0分）	轻（1分）	中（2分）	重（3分）	严重（4分）
脘闷腹胀	无或消失	偶发	常发	终日、伴呃气	终日、伴呕吐
心神不宁（焦虑）	无或消失	偶发心神不宁，情绪不稳	经常心神不宁频频焦虑	终日心神不宁，影响生活工作	沉闷思虑无穷，甚至惊恐
忧愁郁闷（抑郁）	无或消失	偶有	常发	常发忧愁	常发忧愁、影响生活
健忘	无或消失	偶发	常发	重要事忘记	丢三落四
自汗	无或消失	偶发	常发每周1次	常发每周2～3次	常发几乎天天如此
失眠	无或消失	偶有	常发每周1次	常发每周2～3次	常发几乎天天如此

症状	0（0分）	轻（1分）	中（2分）	重（3分）	严重（4分）
神疲体倦	无或消失	略有倦意，说话尚有力	说话乏力，眼神不足	双目少神，坐卧均感乏力	卧床不起，不能睁眼抬头
纳差	无或消失	较原饭量减少 1/3	减少 1/2	减少 2/3	纳呆不食
多梦	无或消失	偶有	常发每周 1 次	常发每周 2～3 次	常发几乎天天如此
脉细数	无或消失	略有	有	显著	很明显
舌象	正常	舌苔薄白	舌苔薄白明显	舌苔薄白明显，舌体胖大	舌苔薄白明显，舌体胖大有齿痕
兴趣	正常	轻度	中度	重度	极重度
自罪感	无	轻度	中度	重度	极重度
消极和自杀	无	轻度	中度	重度	极重度
精力下降	无	轻度	中度	重度	极重度
失眠与多梦	正常	轻度	中度	重度	极重度
早醒	正常	轻度	中度	重度	极重度
性欲下降	无	轻度	中度	重度	极重度
体重下降	无	轻度	中度	重度	极重度

注：7分代表正常，7～14分代表可疑，14分以上有抑郁症状以及相关的中医证候。

第十六章

抑郁症中西医结合
临床路径的介绍

抑郁症中西医结合路径包括诊断和治疗两个大部分。但是，其间需要关注抑郁症的西医诊断建立后，在进行中医诊断的时候，应该确定中医的实证、虚症或是虚实夹杂。在治疗的过程中，在选择西药抗抑郁治疗的同时，也应该有中医对应的结合治疗。

一、抑郁症中西医结合的临床路径

（一）适用对象

1. 西医诊断：第一诊断为抑郁症（轻、中度抑郁发作，ICD-10 编码，轻度抑郁发作：F32.0，中度抑郁发作：F32.1）。或西医诊断标准：参考《中国精神障碍分类与诊断标准》第 3 版（中华医学会精神科分会编，山东科学技术出版社，2001 年）。

2. 中医诊断：第一诊断为郁病。

（二）诊断依据

1. 疾病诊断。

①西医诊断标准：参照《ICD-10 精神与行为障碍分类》（世界卫生组织编，人民卫生出版社，1995 年）。或西医诊断标准：参考《中国精神障碍分类与诊断标准》第 3 版（中华医学会精神科分会编，山东科学技术出版社，2001 年）。②中医诊断标准：参照《中医内科学》（王永炎主编，上海科技出版社，第 6 版 2005 年）。

2. 症候诊断。

①实证，虚症，虚实夹杂。

②抑郁症临床常见症候：

肝郁脾虚证；

肝郁气滞证；

心脾两虚证；

肾虚肝郁证；

肝胆湿热证。

（三）治疗方案的选择

1. 诊断明确，第一诊断为抑郁症。

2. 患者适合并接受西医和中医的联合治疗。

（四）标准住院日为≤28天

（五）进入路径标准

1. 第一诊断必须符合抑郁症（轻、中度、重度抑郁发作）的患者。

2. 当患者同时具有其他疾病，但在住院期间不需特殊处理也不影响第一诊断的临床路径流程实施时，可以进入本路径。

3. 以下情况不进入本路径。

①伴有严重心、肝、肾功能不全等躯体疾病的患者。

②伴有严重消极观念、有自杀自伤倾向者。

③儿童和妊娠期妇女。

（六）中医症候学观察

四诊合参，收集该病种不同症候的主症、次症、舌、脉特点，注意症候的动态变化。

（七）入院检查项目

1. 必需的检查项目。

①血常规、尿常规、便常规；

②肝功能、肾功能、血糖、电解质、甲状腺功能、皮质醇；

③心电图；

④胸片；

⑤头颅MRI；

⑥重要器官B超；

⑦经颅多普勒；

⑧中医体质评估；

⑨人格测定；

⑩中西医结合抑郁量表测量：抑郁自评量表、汉密尔顿抑郁评定量表、汉密尔顿焦虑评定量表。

2. 可选择的检查项目：根据病情需要而定。

（八）治疗方法

1. 可选择的西药抗抑郁药物：

①常用的抗抑郁药物；

②常用的抗焦虑药；

③镇静安眠药；

④某些情况下的小剂量非典型抗精神病药物；

⑤某些情况下的心境稳定剂。

2．辩证选择口服中药汤剂、中成药：

①肝郁脾虚证：疏肝健脾，化痰散结。

②肝郁气滞证：疏肝和胃，理气解郁。

③心脾两虚证：健脾养心，补益气血。

④肾虚肝郁证：益肾调气，解郁安神。

⑤肝胆湿热证：清肝利胆，宁心安神。

3．针灸治疗：根据症候分型采用相应的穴位治疗。

4．其他疗法：可采用中医系统心理疗法、中医五行音乐疗法、静坐疗法、理疗和电针疗法等。

5．护理：辩证施护。

（九）完成路径标准

1．抑郁症状缓解，兴趣恢复，疲乏感消失，睡眠改善。中西医结合评定量表改善至少大于50%。

2．严格检查未发现有残留自杀观念和自杀行为。

3．自我评价良好、社会功能恢复。

4．自知力开始恢复。

5．中西医结合治疗方案原则上依然可以继续。

（十）有无变异及原因分析

1．辅助检查异常，需要复查和明确异常原因，导致住院治疗时间延长和住院费用增加。

2．住院期间病情加重，或出现并发症，需要进一步诊治，导致住院治疗时间延长和住院费用增加。

3．既往合并有其他精神或躯体疾病，抑郁症等精神病性障碍可能导致合并疾病加重而需要治疗，从而延长治疗时间和增加住院费用。

4．住院期间出现自伤、冲动、自杀、擅自离院导致不良后果，会延长治疗时间并增加住院费用。

第十七章

中西医结合
诊治抑郁症的经验分析

第一节　中药汤剂联合抗抑郁
药物治疗的循证医学

一、逍遥散联合抗抑郁药物治疗抑郁症的循证医学评价

在抑郁症的治疗方法中，药物治疗、心理治疗以及物理治疗是目前常用的方法或联合应用，其中药物治疗在其中占主要地位。这些药物不仅包括各种各样的抗抑郁药物，同时也包括具有抗抑郁作用的中药或中药方剂，这些中药或方剂在抑郁症的治疗过程中发挥了一定的正相效应，不仅改善或增加疗效，而且降低了抗抑郁药物使用的用量，或者减少了副作用的产生。这其中逍遥散应用或联合应用比较多见，特别适合于"肝郁"的病人。

逍遥散是中医调治情志活动异常的经典名方，大量临床研究资料显示，它在精神科疾患治疗中运用非常广泛。有些研究已经对逍遥散抗抑郁的神经药理学作用进行了初步观察。而且相关文献近年来逐渐增多，为进一步探讨逍遥散对抑郁症的治疗作用，我们对这些文献应用循证医学方法进行了 Meta 分析，报告结果如下。

（一）资料与方法

1. 文献收录标准

①公开发表的逍遥散治疗抑郁症的对照比较研究。②治疗时间 4 周以上。③研究药物使用方法、时间描述准确，论文中有治疗效果的描述。④对照比较的方式是逍遥散联合抗抑郁药物与同一抗抑郁药物比较或者是逍遥散与抗抑郁药物的比较。

2. 纳入标准

①逍遥散联合抗抑郁药物与同一抗抑郁药物的临床随机对照试验研究（RCT），或者是逍遥散与抗抑郁药物的比较；②研究对象的抑郁症符合通用的诊断标准，但不限制亚型；③有无随访，是否采用盲法不限；④语言限于中文，即国内文献。

3. 排除标准

①不符合本设计要求的逍遥散治疗抑郁症的对照研究；②动物实验研究；③动物"抑郁症"治疗研究；④儿童抑郁症。

4．文献检索方法

①策略：在中国生物医学文献数据库以及中国医院数字图书馆上进行检索，同时联合人工对国内的专业杂志，包括《中华精神科杂志》《中国神经精神疾病杂志》《上海精神医学》《临床精神医学杂志》《中国心理卫生杂志》《中国临床心理学杂志》《神经疾病与精神卫生》《临床心身疾病杂志》《中国行为医学科学杂志》《山东精神医学》和《四川精神卫生》，以及可以检索到的国内中医药学杂志和精神科专业学术会议论文。②关键词：文献检索关键词是抑郁症、逍遥散。再进行人工筛选。

5．统计学处理

对入选文献的研究效应量作异质性检验（Q检验），明确各研究效应量是否为同质后采用固定效应模型，或者随机效应模型做Meta分析，分析两组药物治疗抑郁症的综合检验、效应大小、OR值，以及OR 95%可信区间。

6．有效与痊愈标准

痊愈率的症状学改善率大于75%，或者HAMD的评分小于7分，症状学改善率大于50%为有效率。

7．研究资料

有15项研究符合标准。其中直接与抗抑郁药物对照5篇，与空白对照2篇，在抗抑郁药物基础上空白对照8篇，见表1。

（二）结果

共15项逍遥散单一或联合抗抑郁药物治疗抑郁症文献。5项与抗抑郁药物的对照比较中，逍遥散组183例，痊愈72例，痊愈率39.3%，抗抑郁药物组166例，痊愈66例，痊愈率36.7%，齐性检验x^2=4.2，df=4，$P>0.05$，选择固定效应模型，综合检验$Z=0.19$，$P>0.05$，$OR=1.05$，OR 95%CI＝（0.65～1.67）；其中逍遥散组有效例数135，有效率为73.8%，抗抑郁药物组有效例数107，有效率64.5%，齐性检验x^2=2.6，df=4，$P>0.05$，选择固定效应模型，综合检验$Z=1.79$，$P>0.05$，$OR=1.55$，OR 95%CI＝（0.96～2.52）。但是症状学变化则发现，从治疗的效应大小来比较，逍遥散在第2周末、第4周末和第6周末的治疗效应大小（effect size，ES）分别是1.14、2.08和2.58，对照的抗抑郁药物组分别是1.94、2.94和3.12，

表 1   15 篇研究论文情况

作者	年份	对象	时间	研究组		对照组	
				例数	药物	例数	药物
朱建平	1996	抑郁症	8w	30	阿米替林＋逍遥散	30	阿米替林
魏 平	1999	抑郁症	4w	30	阿米替林＋逍遥散	30	阿米替林
杨永成	2000	抑郁症	12w	36	抗抑郁药＋逍遥散	22	抗抑郁药
肖劲松	2004	中风后	6w	34	逍遥散	34	氟西汀
丁小玲	2005	产后	4w	34	逍遥散	20	阿米替林
马玉红	2005	癌症后	4w	51	逍遥散	30	空白对照
李 强	2005	双相	12w	28	卡马西平＋逍遥散	27	卡马西平
许二平	2006	中风后	4w	35	氟西汀＋逍遥散	35	氟西汀
罗和春	2006	抑郁症	6w	32	逍遥散	31	麦普替林
李 瀛	2006	中风后	8w	43	氟西汀＋逍遥散	42	氟西汀
王 洋	2007	抑郁症	8w	30	氟西汀＋逍遥散	30	氟西汀
赵海梅	2007	抑郁症	12w	33	阿米替林＋逍遥散	33	阿米替林
万雪原	2007	抑郁症	4w	40	逍遥散	39	氟西汀
陈红霞	2007	中风后	4w	24	逍遥散	24	空白对照
李玉娟	2007	抑郁症	6W	32	逍遥散	31	麦普替林

注：双相＝双相抑郁，中风后＝中风后抑郁，产后＝产后抑郁症，癌症＝癌症后抑郁。

其中第 2 周末两组之间的综合检验 $Z=1.95$，$P>0.05$，两组之间有统计学意义，而第 4 周末和第 6 周末综合检验 Z 值分别是 1.14 与 1.07，P 均大于 0.05，均没有统计学意义，以上结果说明，抗抑郁药物比逍遥散更早产生效果。

8 项在抗抑郁药物治疗的基础上，逍遥散与空白对照比较中，有 7 项研究报告了有效率，5 项研究报告了痊愈率。5 项研究逍遥散组 164 例，痊愈 87 例，痊愈率 53%，对照组 150 例，痊愈 56 例，痊愈率 37.3%，齐性检验 $x^2=4.85$，$df=4$，$P>0.05$，选择固定效应模型，综合检验 $Z=2.47$，$P<0.01$，$OR=1.79$，OR 95%CI＝（1.13~2.83）；7 项逍遥散组例数 222 例，有效例数 165，有效率为 74.3%，对照组例数 207，有效例数 121 例，有效率 58.5%，齐性检验 $x^2=6.52$，$df=6$，$P>0.05$，选择固定效应模型，综合检验 $Z=3.33$，$P<0.01$，$OR=2.07$，OR 95%CI＝（1.35~3.17）。而且症状学变化还发现，抗抑郁药物联合逍遥散组在第 2、第 4、第 6、第 8、第 12 周末的治疗 ES 分别是 1.39、3.32、5.38、5.36、7.01，而单一的抗抑郁药物组则分别是 1.04、3.10、4.87、4.53、6.18，它们综合检验对应的 Z 值分别是 2.05、5.25、5.35、9.39、2.45，P 均小于 0.01，提示抗抑郁药物联合

逍遥散组的症状改善程度比单一抗抑郁药物组明显，这种差异具有统计学意义。

2 项是逍遥散与空白对照比较，逍遥散组 75 例，痊愈 47 例，痊愈率 62.7%，对照组 54 例，痊愈 17 例，痊愈率 31.5%，齐性检验 x^2=0.01，df=1，P>0.05，选择固定效应模型，综合检验 Z=3.34，P<0.01，OR=3.56，OR 95%CI=（1.68~7.50）；2 项逍遥散组有效例数 63 例，有效率为 74.3%，对照组有效例数 34 例，有效率 63%，齐性检验 x^2=0.61，df=1，P>0.05，选择固定效应模型，综合检验 Z=2.71，P<0.01，OR=3.17，OR 95%CI=（1.38~7.30）。

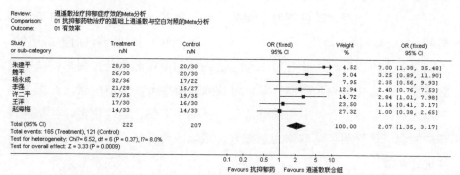

图 1　逍遥散联合抗抑郁药物与抗抑郁药物治疗抑郁症的有效率比较结果

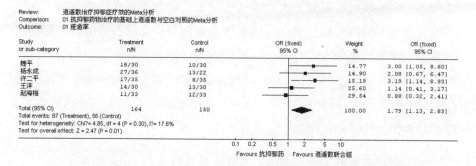

图 2　逍遥散联合抗抑郁药物与抗抑郁药物治疗抑郁症的痊愈率比较结果

（三）讨论

抑郁症属于中医"郁证"范畴，中医理论认为抑郁症的发生主要与机体情志不畅，气机紊乱，心、肝、脾三脏功能失调等有关。临床上主要采用疏肝解郁，调和气血以及整体调节脏腑功能的治法方药。逍遥散是中医调治情志活动异常的经典名方，对此证有一定效果。我们的结果揭示，逍遥散的抗抑郁效果与某些抗抑郁药物相似，而且无论是单一使用还是在抗抑郁药物的基础上应用，都比安慰剂有更好的、具有统计学意义的效应，说明逍遥散的确具有一定的抗抑郁作用。事实上已经有研究从动物实验的角度，采用评价抗抑郁药物的方法证明了这一点。

本研究的病例中有的是抑郁症，有的是抑郁状态，但可能都有共同的中医证型特点。其中肝郁者更为常见，张仲景进一步提出情志之郁以肝郁为主，并创立了治疗肝郁的方药。肝郁多由长期情志不畅所致，临床表现以精神抑郁、萎靡不振、胸闷胁胀、不思饮食、失眠多梦、多疑善虑、悲伤欲哭、善长太息为主症，与现代医学抑郁症的临床表现基本相符，这是因为郁怒不畅使肝失条达，气失疏泄，而致肝气郁结。因此逍遥散对此有效。方中柴胡入肝胆经，疏肝理气，调畅气机，取其条达升提之性；白芍敛肝柔肝，与柴胡相配，两药一散一收，一开一合，助柴胡疏肝调气而不伤正气；当归之芳香可以行气，味甘可以缓急，为肝郁血虚之要药；白术、茯苓健脾祛湿，使运化有权，气血有源；丹皮入肝胆血分，泻血中伏火；栀子泻三焦之火，导热下行；薄荷助柴胡散肝郁而生之热；再佐生姜、甘草温胃和中缓急。这说明逍遥散作为基础方剂可以改善抑郁，同时也可以临床特征进行加减。

到目前为止，尽管对抑郁症的一系列症状有比较充分的了解，但对抑郁症的病理生理机制还缺乏深入确切的认识。最近的研究资料表明，单胺系统可能并不是抑郁症的最主要的病理生理机制；目前西药的抗抑郁药约理属性主要是与单胺重吸收或代谢抑制有关，并有较大的毒副作用。而针对抑郁症临床症候多样性，现有西药的抗抑郁谱则更显得狭窄。中医药治疗抑郁症立足于整体调节，具有理法方药的灵活性和药效的安全性等特点，但其具体作用机制还有待进一步研究。

二、柴胡疏肝散治疗抑郁症对照研究临床疗效的 Meta 分析

在抑郁症的中医证型中，肝郁气滞是常见证型之一。对其治疗不仅包括各种各样的抗抑郁药物，同时也包括具有抗抑郁作用的中药或中药方剂，如柴胡疏肝散，这主要是基于疏肝解郁，理气止痛，清泄肝火。大量临床研究资料显示，它在精神科疾患治疗中运用广泛。有些研究已经对柴胡疏肝散抗抑郁的效果进行了观察，而且相关文献近年来逐渐增多，为进一步探讨柴胡疏肝散对抑郁症的治疗作用，我们对这些文献应用循证医学方法

进行了 Meta 分析，报告结果如下。

（一）资料与方法

1．文献收录标准

①公开发表的柴胡疏肝散治疗抑郁症的对照比较研究；②治疗时间 4 周以上；③研究药物使用方法、时间描述准确，论文中有治疗效果的描述；④对照比较的方式是柴胡疏肝散联合抗抑郁药物与同一抗抑郁药物比较，或者是柴胡疏肝散与抗抑郁药物或与空白对照的比较。

2．纳入标准

①柴胡疏肝散联合抗抑郁药物与同一抗抑郁药物的临床随机对照试验研究（RCT），或者是柴胡疏肝散与抗抑郁药物或空白对照的比较；②研究对象的抑郁症符合通用的诊断标准，但不限制亚型；③有无随访，是否采用盲法不限；④语言限于中文，即国内文献。

3．排除标准

①不符合本设计要求的柴胡疏肝散治疗抑郁症的对照研究；②动物实验研究；③动物"抑郁症"治疗研究；④儿童抑郁症。

4．文献检索方法

①策略：在中国生物医学文献数据库以及中国医院数字图书馆上进行检索，同时联合人工对国内的专业杂志，包括《中华精神科杂志》《中国神经精神疾病杂志》《上海精神医学》《临床精神医学杂志》《中国心理卫生杂志》《中国临床心理学杂志》《神经疾病与精神卫生》《临床心身疾病杂志》《中国行为医学科学杂志》《山东精神医学》和《四川精神卫生》以及可以检索到的国内中医药学杂志和精神科专业学术会议论文。②关键词：文献检索关键词是抑郁症、柴胡疏肝散（柴胡疏肝饮 / 柴胡舒肝散）。再进行人工筛选。

5．统计学处理

对入选文献的研究效应量作异质性检验（Q 检验），明确各研究效应量是否为同质后采用固定效应模型，或者随机效应模型做 Meta 分析，分析两组治疗方法治疗抑郁症的综合检验、效应大小、*OR* 值以及 *OR* 95% 可信区间。

6．有效与痊愈标准

痊愈率的症状学改善率大于 75% 或者 HAMD 的评分小于 7 分，症状学改善改善率大于 50% 为有效。

7. 资料质量控制

研究总病例数 60 例以上，研究组与对照组均不少于 30 例。有随机的表述或者描述。有疗效评定标准以及病人的诊断标准。

8. 研究资料

有 17 项研究符合标准。其中直接与抗抑郁药物对照 4 篇，抗抑郁药物均为氟西汀。与空白对照 3 篇，与抗抑郁药物联合基础上中药对照 9 篇，这些抗抑郁药物分别是氟西汀、帕罗西汀、氯咪帕明和多塞平。17 项研究中抑郁症 7 项，脑卒中后抑郁症 8 项，产后抑郁 1 项，肿瘤伴发抑郁 1 项。治疗时间在 4～8 周之间。有 3 项研究随机效果不好。有 1 项对照组为 27 例。

（二）结果

共 17 项治疗抑郁症文献。3 项与与空白对照比较中，2 项研究分别报告有效率和痊愈率，在这两项报告中，柴胡疏肝散组和空白对照组各 107 例，前者痊愈 25 例，痊愈率 23.4%，后者痊愈 12 例，痊愈率 11.2%，齐性检验 x^2=0.22，df=1，P>0.05，选择固定效应模型，综合检验 Z=2.41，P<0.05，OR=2.61，OR 95%CI=（1.19~5.69）；柴胡疏肝散组有效例数 87，有效率为 81.3%，空白对照组有效例数 47，有效率 43.9%，齐性检验 x^2=3.98，df=1，P=0.05，选择随机效应模型，综合检验 Z=5.45，P<0.001，OR=6.34，OR 95%CI=（3.27~12.32）。从治疗后 HAMD 评分看，WMD=-2.87，OR 95%CI=（-3.23~-2.51），Z=15.56，P<0.001，说明柴胡疏肝散组不仅临床有效率、痊愈率高于空白对照组，而且症状评分也显著低。

直接与抗抑郁药物对照 4 项。4 项研究均报告了有效率和痊愈率，4 项报告中，柴胡疏肝散组 149 例，有效 97 例，有效率 65.1%，抗抑郁药物组 146 例，有效 85 例，有效率 58.2%，齐性检验 x^2=0.68，df=3，P>0.05，选择固定效应模型，综合检验 Z=1.20，P>0.05，OR=1.35，OR 95%CI=（0.83~2.22）；柴胡疏肝散组痊愈 62 例，痊愈率为 41.6%，抗抑郁药物组痊愈 56 例，痊愈率 38.4%，齐性检验 x^2=1.21，df=3，P>0.05，选择固定效应模型，综合检验 Z=0.58，P>0.05，OR=1.15，OR 95%CI=（0.69~1.92）。有 3 项报告了 HAMD 变化，但是从治疗后 HAMD 评分看，WMD=-1.96，OR 95%CI=（-2.80~-1.11），Z=4.52，P<0.001，说明柴胡疏肝散组 HAMD 症状评分比抗抑郁药物组低。

9 项在抗抑郁药物治疗的基础上联合柴胡疏肝散与抗抑郁药物对照。8 项研究报告了有效率，9 项研究报告了痊愈率。9 项中西药结合组 427 例，痊愈 128 例，痊愈率 30%，抗抑郁药物组 348 例，痊愈 89 例，痊愈率 25.6%，齐性检验 x^2=23.56，df=8，P<0.05，选择随机效应模型，综合检验 Z=4.56，P<0.001，OR=2.08，OR 95%CI=（1.52~2.85）。8 项研究中西药结合组 357 例，有效例数 245，有效率为 68.6%，抗抑郁药物组 313 例，有效 158 例，有效率 50.5%，齐性检验 x^2=32.62，df=7，P<0.05，选择随机效应模型，综合检验 Z=5.03，P<0.001，OR=2.30，OR 95%CI=（1.66~3.19）。6 项研究均报告 4 周 HAMD 评分，从治疗后 HAMD 评分看，WMD=-3.04，OR 95%CI=（-3.67~-2.40），Z=9.40，P<0.001，说明柴中西药联合组 HAMD 症状评分比抗抑郁药物组显著低。见表 1，表 2，表 3。

（三）讨论

作为中医"郁证"范畴的抑郁症，中医理论认为其发生主要与机体情志不畅，气机紊乱，心、肝、脾三脏功能失调等有关。临床上主要采用疏肝解郁治法方药，如柴胡疏肝散、逍遥散等，特别是柴胡疏肝散主要针对肝郁气滞这样的证型。本结果揭示，柴胡疏肝散的抗抑郁效果与某些抗抑郁药物相似，而且无论是单一使用还是在抗抑郁药物的基础上应用，都比空白对照有更好的、具有统计学意义的效应，说明柴胡疏肝散的确具有一定的抗抑郁作用。有些情况下，其改善抑郁症状的减分效应可能还比某些抗抑郁药物显著。

事实上已经有研究从动物实验的角度，采用评价抗抑郁药物的方法证明了柴胡疏肝散，特别是大剂量情况下对抑郁模型的效应。可能是增强反复心理应激情况下的大鼠的抗应激能力，其中的血液和中枢的 5-HT 和 DA 含量增加。但是，尽管对抑郁症的一系列症状有比较充分的了解，但对抑郁症的病理生理机制还缺乏深入确切的认识。最近的研究资料表明，单胺系统可能并不是抑郁症的最主要的病理生理机制，西药的抗抑郁药药理属性主要是与单胺重吸收或代谢抑制有关，并有一定的毒、副作用。而针对抑郁症临床症候多样性，现有西药的抗抑郁谱则更显得狭窄。中医药治疗抑郁症立足于整体调节，具有理法方药的灵活性和药效的安全性等特点，方剂加减体现了个体化特点。但其具体作用机制还有待进一步研究。

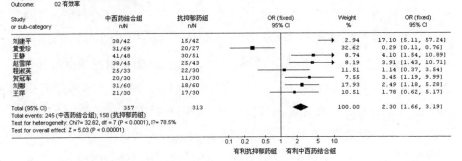

图1　中西药联合与抗抑郁药物治疗抑郁症的有效率比较结果

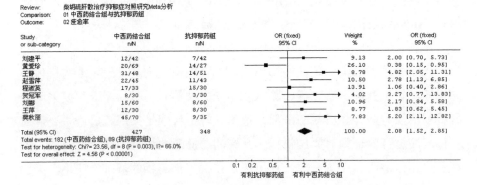

图2　中西药联合与抗抑郁药物治疗抑郁症的痊愈率比较结果

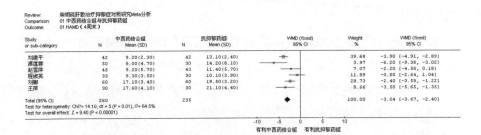

图3　中西药联合与抗抑郁药物治疗抑郁症4周末 HAMD 比较

三、中西医结合治疗抑郁症的初步观察

抑郁症的主要治疗方法是应用不同类型的抗抑郁药物，或这些药物的联合，但是作为中医"郁症"的抑郁症，很多方剂针对不同类型的病人有一定的效果，因此我们将应用中西医结合的方法对部分抑郁症进行了疗效

观察，报告如下。

（一）资料与方法

1. 研究对象

病例选自门诊及住院病人，均符合 CCMD-3 抑郁症诊断标准，排除躯体、脑器质性疾病，全部病例经 1 周清洗期后，纳入临床观察试验。研究对象为 2008 年 9 月至 2009 年 9 月 1 日的临床抑郁症病人。我们主要针对 3 个常见的中医证型，肝郁气滞、肝郁脾虚、心脾两虚的常见类型进行观察。其中肝郁气滞、肝郁脾虚、心脾两虚的例数分别是 30 例、25 例和 20 例。

2. 分组与治疗

不同证型的 75 例被随机分为抗抑郁药物组（5- 羟色胺再摄取抑制剂，SSRIs，对照组），以及抗抑郁药物联合中药汤剂组（研究组），中药汤剂针对不同证型进行选用。对照组只用 SSRIs，SSRIs 包括氟西汀、帕罗西汀、西酞普兰、舍曲林或氟伏沙明。研究组在 SSRIs 加用不同的中药汤剂。治疗和观察时间为 6 周。研究组（联合治疗组）37 例，男 11 例，女 26 例，年龄 18 ～ 60 岁，病程 1 个月至 2 年。对照组 38 例，男 20 例，女 18 例，年龄 18 ～ 58 岁，病程 1 个月至 2.5 年。两组间病程、年龄、性别差异无统计学差异性（$P>0.05$）。

不同组别的构成：肝郁气滞 30 例，研究组和对照组分别是 14 例和 16 例；肝郁脾虚为 25 例，研究组和对照组分别是 12 例和 13 例；心脾两虚 20 例，研究组和对照组分别是 11 例和 9 例。

药物与汤剂使用情况：肝郁气滞 30 例中，研究组 14 例中应用氟西汀 2 例、帕罗西汀 3 例、西酞普兰 3 例、舍曲林 5 例和氟伏沙明 1 例，对照组 16 例中应用氟西汀 3 例、帕螺西汀 3 例、西酞普兰 3 例、舍曲林 6 例和氟伏沙明 1 例。肝郁脾虚为 25 例中，研究组 12 例中氟西汀 2 例、帕罗西汀 2 例、西酞普兰 2 例、舍曲林 5 例和氟伏沙明 1 例，对照组 13 例中氟西汀 2 例、帕罗西汀 2 例、西酞普兰 3 例、舍曲林 5 例和氟伏沙明 1 例；心脾两虚 20 例，研究组 11 例中氟西汀 2 例、帕罗西汀 1 例、西酞普兰 3 例、舍曲林 3 例和氟伏沙明 2 例，对照组 9 例中氟西汀 1 例、帕罗西汀 2 例、西酞普兰 2 例、舍曲林 3 例和氟伏沙明 1 例，各组别药物使用无统计学差异。

3. 不同汤剂组成与加减

肝郁气滞治法为疏肝解郁、理气止痛、清泻肝火，应用柴胡疏肝散（柴胡 12 克，枳壳 12 克，香附 12 克，郁金 12 克，青皮 9 克，苏梗 12 克、合欢皮 15 克、绿萼梅 6 克、川芎 10 克、白芍 12 克、甘草 6 克）加减（气郁兼有食滞，加鸡内金 9 克、山楂 15 克、神曲 12 克；恶心呕吐加旋复花 15 克、半夏 9 克、赭石 15 克；胸肋胀痛、女子闭经痛经加当归 12 克、桃仁 12 克、红花 12 克、丹参 15 克）；肝郁脾虚治法为疏肝解郁、健脾宁心，应用逍遥散加减（柴胡 12 克，白芍 12 克、当归 12 克、茯苓 15 克、炒白术 12 克、薄荷 9 克、合欢皮 15 克、枳壳 12 克、甘草 6 克）；心脾两虚治法行气补血、养心健脾，应用萱草忘忧汤加减（桂枝 5 克、白芍 15 克、郁金 15 克、青皮 3 克、陈皮 3 克、半夏 3 克、合欢皮 30 克、贝母 12 克、茯神 12 克、柏仁子 12 克、萱草 12 克、龙眼肉 12 克、甘草 3 克）。每日 1 剂，水煎服。

4. 症状评定疗效评价

应用汉米尔顿抑郁评定量表（HAMD）、汉密尔顿焦虑评定量表（HAMA）临床总体印象（CGI）。有效率为 HAMD 减分率大于 50%，痊愈率为 HAMD 小于或等于 7 分。

5. 统计学处理

治疗前后应用单因素方差分析，组间差异用均数 t 检验。应用程序为 SSPS13.0。

（二）结果

1. 不同时间段症状改变与比较

研究组和对照组的 HAMD 以及 HAMA、CGI 在治疗前后均有统计学差异。其中研究组 HAMD 的 $F=8.88$，$P<0.01$，HAMA 的 $F=10.01$，$P<0.01$，对照组的 HAMD 的 $F=7.66$，$P<0.01$，HAMA 的 $F=6.78$，$P<0.01$，见表 1。

研究组和对照组相比，HAMD 在第 4 周末时，研究组与对照组有差异，并有统计学意义，这种现象持续到第 6 周末。HAMA 从第 1 周末开始就出现研究组与对照组之间的差异，而且有统计学意义，并一直持续到第 6 周末。见表 1。

2. 两组有效率和痊愈率的比较

6 周后，症状改善大于 50% 者，研究组为 17 人，对照组为 19 人，有效率分别是 72.9% 和 50%，两组的有效率有统计学差异，$x^2=4.17$，

表 1 两组治疗前后 HAMD、HAMA 和 CGI—SI 评分比较

	研究组（n=37）	对照组（n=38）	t	P
HAMD				
治疗前	27.96±3.10	27.57±2.60	0.930	>0.05
治疗后 1 周	21.40±5.22	22.40±4.40	0.987	>0.01
治疗后 2 周	15.34±3.53	15.21±3.68	0.303	>0.05
治疗后 4 周	9.30±2.22	14.10±2.54	9.567	<0.01
治疗后 6 周	6.02±2.20	10.22±2.11	9.214	<0.01
HAMA				
治疗前	18.90±2.33	17.58±2.77	0.919	>0.05
治疗后 1 周	12.11±3.21	15.22±3.33	4.517	<0.05
治疗后 2 周	10.30±3.00	13.20±3.21	4.436	<0.05
治疗后 4 周	8.10±2.02	12.25±2.00	9.157	<0.01
治疗后 6 周	6.30±2.44	10.12±2.00	8.173	<0.01
CGI—SI				
治疗前	4.00±0.64	4.11±0.64	1.020	>0.05
治疗后 6 周	1.43±0.66	2.38±0.60	7.160	<0.01

$P<0.05$。6 周后，HAMD 小于或等于 7 分者，研究组为 9 例，对照组为 8 例，痊愈率分别是 24.3% 和 21.1%，两组之间统计学差异，$x^2=0.16$，$P>0.05$。

3．两组 CGI 的比较

从反映临床严重程度的 CGI 来看，在治疗前两组之间没有统计学差异，但是在第 6 周结束后，研究组 CGI 非常显著地低于对照组，而且有统计学意义，见表 1。

（三）分析与讨论

抑郁症在中医属"郁症"范畴。《古今医统大全》认为："郁为七情不舒，遂成郁结，即郁之久，变病多端。"七情内伤，肝气郁结，忧愁思虑，脾失健运，痰浊内生，肝脾不和，心神被扰而发为本病。中医当以疏肝解郁、健脾化痰，清心安神为治则。我们就是针对这样一个基本原则，针对不同的中医证型的抑郁症，在抗抑郁药物的基础上，肝郁气滞、肝郁脾虚、心脾两虚分别应用柴胡疏肝散、逍遥散、萱草忘忧汤加减，使抑郁症的焦虑症状得到了显著的改善，焦虑症状从治疗的第 1 周末开始至 6 周末的改善都明显于对照组，抗抑郁作用从第 3 周末开始改善明显于对照组，说明在抗抑郁药物的基础上联合不同的中医汤药，可以提高抗焦虑和抗抑郁作用，

有效率提高 20% 左右。

由于"肝郁"在中医情志病的发生和发展过程中起主导作用，以疏肝解郁、健脾化痰，清心安神为治则就必然会起到一定的临床疗效。方中柴胡、陈皮、香附、枳壳行气解郁，当归、白芍、赤芍养血柔肝，半夏、茯苓、石菖蒲健脾化痰，川芎、佛手、郁金以增强行气活血治疗胸胁胀痛之功效，栀子、茯神清心安神。因此，我们在治疗中发现，抗焦虑作用更为显著和早期出现效果，经过中医的辨证论治，配合抗抑郁剂既控制了症状，又达到了治病求本的目的。

由于本研究为初步观察，不同中医证型虽然采用不同的中医汤剂，但抗抑郁药物的应用尚不统一，虽然组间没有差异，但是中药和西药的结合可能也存在着"协调"的问题，因此。在今后观察某一种抗抑郁药物针对某一种中医证型的研究还是十分必要的。

四、不同证型抑郁症中西医结合治疗的临床研究

抑郁症有着众多的中医证型，其中肝郁气滞、肝郁脾虚、心脾两虚 3 种证型相对常见，占抑郁症中医证型的 80% 左右，具有一定的代表性。从临床上看，不同的抑郁症类型对不同的抗抑郁药物的反应有一定的差异，但是不同证型的抑郁症对不同的中医汤剂的反应是否也具有这样的特征，应该加以探讨，这样可能有利于中西医结合的推广与应用。我们针对相对常见的肝郁气滞、肝郁脾虚、心脾两虚 3 种证型分别进行了在抗抑郁药物的基础上联合不同中医汤剂并与单一抗抑郁药物进行比较。因此，我们将应用中西医结合的方法对这些抑郁症进行了疗效观察，报告如下。

（一）资料与方法

1. 研究对象

病例选自门诊及住院病人，均符合 CCMD-3 抑郁症诊断标准，排除躯体、脑器质性疾病，纳入临床观察试验。研究对象为 2007 年 10 月至 2010 年 11 月 1 日的临床住院抑郁症病人。符合我国抑郁症诊断标准，我们主要针对 3 个常见的中医证型肝郁气滞、肝郁脾虚、心脾两虚的常见类型进行观察。抑郁症肝郁气滞、肝郁脾虚、心脾两虚符合中国中西医结合学会关于抑郁症证型的诊断标准。其中肝郁气滞、肝郁脾虚、心脾两虚的例数分别是 70 例、60 例和 50 例。

2. 分组与治疗

不同证型被随机分为抗抑郁药物组（5-羟色胺再摄取抑制剂，SSRIs，对照组），以及抗抑郁药物联合中药汤剂组（研究组），中药汤剂针对不同证型进行选用。对照组只用 SSRIs，SSRIs 包括氟西汀、帕罗西汀、西酞普兰、舍曲林或氟伏沙明。研究组在 SSRIs 加用不同的中药汤剂。

治疗和观察时间为 6 周。总病例 180 例，其中研究组（联合治疗组）共计 88 例，男 35 例，女 53 例，年龄 18～60 岁，病程 28 天至 2.5 年。对照组 92 例，男 37 例，女 55 例，年龄 18～59 岁，病程 1 个月至 2 年。两组间病程、年龄、性别差异无统计学差异性（$P>0.05$）。不同组别的一般资料是：肝郁气滞 70 例，研究组 34 例，男性 14 例，女性 20 例，年龄 18～59 岁，病程 1 个月至 2.1 年，对照组 36 例，男性 14 例，女性 22 例，年龄 28～52 岁，病程 1 月至 2.5 年。肝郁脾虚为 60 例，研究组 30 例，男性 12 例，女性 18 例，年龄 18～57 岁，病程 1.1 个月至 2.2 年，对照组 30 例，男性 13 例，女性 17 例，年龄 20～52 岁，病程 1.5 月至 2.5 年。心脾两虚 50 例，研究组 24 例，其中男性 9 例，女性 15 例，年龄 21～52 岁，病程 2 月至 2.5 年，对照组 26 例，男性 10 例，女性 16 例，年龄 21～52 岁，病程 2 月至 2.5 年，3 组间性别、年龄、病程无统计学差异（$P>0.05$）。

不同组别的构成：肝郁气滞 70 例，研究组和对照组分别是 34 例和 36 例；肝郁脾虚为 60 例，研究组和对照组分别是 30 例；心脾两虚 50 例，研究组和对照组分别是 24 例和 26 例。

药物与汤剂使用情况：肝郁气滞 70 例中，研究组 34 例中应用氟西汀 6 例、帕罗西汀 7 例、西酞普兰 7 例、舍曲林 9 例和氟伏沙明 5 例，对照组 36 例中应用氟西汀 7 例、帕罗西汀 7 例、西酞普兰 7 例、舍曲林 10 例和氟伏沙明 5 例。肝郁脾虚为 60 例中，研究组 30 例中氟西汀 5 例、帕罗西汀 7 例、西酞普兰 5 例、舍曲林 9 例和氟伏沙明 4 例，对照组 30 例中氟西汀 6 例、帕罗西汀 6 例、西酞普兰 6 例、舍曲林 8 例和氟伏沙明 4 例；心脾两虚 50 例，研究组 24 例中氟西汀 3 例、帕罗西汀 5 例、西酞普兰 5 例、舍曲林 7 例和氟伏沙明 4 例，对照组 26 例中氟西汀 4 例、帕罗西汀 6 例、西酞普兰 6 例、舍曲林 7 例和氟伏沙明 3 例，各组别药物使用无统计学差异。

3. 不同汤剂组成与加减

肝郁气滞治法为疏肝解郁、理气止痛、清泻肝火，应用柴胡疏肝散（柴胡 12 克，枳壳 12 克，香附 12 克，郁金 12 克，青皮 9 克，苏梗 12 克、合欢皮 15 克、绿萼梅 6 克、川芎 10 克、白芍 12 克、甘草 6 克）加减（气郁兼有食滞，加鸡内金 9 克、山楂 15 克、神曲 12 克；恶心呕吐加旋复花 15 克、半夏 9 克、赭石 15 克；胸肋胀痛、女子闭经痛经加当归 12 克、桃仁 12 克、红花 12 克、丹参 15 克）；肝郁脾虚治法为疏肝解郁、健脾宁心，应用逍遥散加减（柴胡 12 克，白芍 12 克、当归 12 克、茯苓 15 克、炒白术 12 克、薄荷 9 克、合欢皮 15 克、枳壳 12 克、甘草 6 克）；心脾两虚治法行气补血、养心健脾，应用萱草忘忧汤加减（桂枝 5 克、白芍 15 克、郁金 15 克、青皮 3g、陈皮 3 克、半夏 3 克、合欢皮 30 克、贝母 12 克、茯神 12 克、柏仁子 12 克、萱草 12 克、龙眼肉 12 克、甘草 3 克）。每日 1 剂，水煎服。

4. 症状评定疗效评价：应用汉密尔顿抑郁评定量表（HAMD）、汉密尔顿焦虑评定量表（HAMA）临床总体印象（CGI）。有效率为 HAMD 减分率大于 50%，痊愈率为 HAMD 小于或等于 7 分。

5. 统计学处理：治疗前后应用单因素方差分析，组间差异用均数 t 检验。应用程序为 SSPS13.0

（二）结果

1. 治疗前后症状学变化

肝郁气滞型研究组和对照组的 HAMD 以及 HAMA、CGI 在治疗前后均有统计学差异。其中研究组 HAMD 的 $F=8.35$，$P<0.01$，HAMA 的 $F=9.32$，$P<0.01$，对照组的 HAMD 的 $F=6.45$，$P<0.01$，HAMA 的 $F=6.01$，$P<0.01$，见表 1。

肝郁脾虚型研究组和对照组的 HAMD 以及 HAMA、CGI 在治疗前后均有统计学差异。其中研究组 HAMD 的 $F=8.04$，$P<0.01$，HAMA 的 $F=8.56$，$P<0.01$，对照组的 HAMD 的 $F=6.33$，$P<0.01$，HAMA 的 $F=6.20$，$P<0.01$，见表 2。

心脾两虚型研究组和对照组的 HAMD 以及 HAMA、CGI 在治疗前后均有统计学差异。其中研究组 HAMD 的 $F=7.85$，$P<0.01$，HAMA 的 $F=8.55$，$P<0.01$，对照组的 HAMD 的 $F=7.42$，$P<0.01$，HAMA 的 $F=7.86$，$P<0.01$，见表 3。

2. 不同证型治疗研究组与对照组症状学变化的比较

（1）肝郁气滞型研究组和对照组的 HAMD 以及 HAMA、CGI 在治疗前后的比较：研究组和对照组相比，HAMD 在第 4 周末时，研究组与对照组有差异，并有统计学意义，这种现象持续到第 6 周末。HAMA 从第 1 周末开始就出现研究组与对照组之间的差异，而且有统计学意义，并一直持续到第 6 周末。见表 1。从反映临床严重程度的 CGI 来看，在治疗前两组之间没有统计学差异，但是在第 6 周结束后，研究组 CGI 非常显著地低于对照组，而且有统计学意义，见表 1。

表 1　肝郁气滞型抑郁症两组治疗前后 HAMD、HAMA 和 CGI—SI 评分比较

	研究组（n=34）	对照组（n=36）	t	P
HAMD				
治疗前	27.10±3.23	27.66±2.29	0.443	>0.05
治疗后 1 周	20.96±5.09	21.70±4.55	0.650	>0.01
治疗后 2 周	15.00±3.24	15.01±3.34	0.026	>0.05
治疗后 4 周	9.01±3.45	13.02±4.54	4.891	<0.05
治疗后 6 周	6.02±2.20	10.22±2.11	8.526	<0.01
HAMA				
治疗前	19.11±3.44	18.98±3.67	0.160	>0.05
治疗后 1 周	12.23±3.25	15.34±4.23	3.638	<0.05
治疗后 2 周	10.10±3.00	13.50±3.68	4.453	<0.05
治疗后 4 周	7.98±3.10	12.66±3.00	6.731	<0.01
治疗后 6 周	6.20±3.44	9.02±3.14	3.750	<0.05
CGI—SI				
治疗前	4.23±1.01	4.20±1.14	0.117	>0.05
治疗后 6 周	1.44±1.00	2.50±1.32	3.997	<0.05

（2）肝郁脾虚型研究组和对照组的 HAMD 以及 HAMA、CGI 在治疗前后的比较：研究组和对照组相比，HAMD 在第 4 周末时，研究组与对照组有差异，并有统计学意义，这种现象持续到第 6 周末。HAMA 从第 1 周末开始就出现研究组与对照组之间的差异，而且有统计学意义，并一直持续到第 6 周末。见表 2。从反映临床严重程度的 CGI 来看，在治疗前两组之间没有统计学差异，但是在第 6 周结束后，研究组 CGI 非常显著地低于对照组，而且有统计学意义，见表 2。

（3）心脾两虚型研究组和对照组的 HAMD 以及 HAMA、CGI 在治疗前后的比较：研究组和对照组相比，HAMD、HAMA 和 CGI 从第 1 周末开始到第 6 周末均没有统计学差异，见表 3。

表2 肝郁脾虚型抑郁症两组治疗前后 HAMD、HAMA 和 CGI—SI 评分比较

	研究组（n=30）	对照组（n=30）	t	P
HAMD				
治疗前	26.23±3.24	26.78±3.50	0.714	>0.05
治疗后 1 周	19.23±5.61	20.11±4.87	0.735	>0.01
治疗后 2 周	14.66±4.56	15.21±4.02	0.907	>0.05
治疗后 4 周	10.22±3.23	14.12±3.87	4.119	<0.05
治疗后 6 周	7.25±2.20	10.68±3.45	4.553	<0.05
HAMA				
治疗前	18.00±4.45	18.67±4.34	0.571	>0.05
治疗后 1 周	12.25±4.03	15.84±4.11	3.308	<0.05
治疗后 2 周	9.98±3.23	14.11±4.23	4.152	<0.05
治疗后 4 周	8.34±3.23	12.78±3.24	5.146	<0.01
治疗后 6 周	7.20±3.44	10.12±3.02	3.391	<0.05
CGI—SI				
治疗前	4.45±1.01	4.36±1.24	0.300	>0.05
治疗后 6 周	1.35±0.98	2.24±1.09	3.224	<0.05

表3 心脾两虚型抑郁症两组治疗前后 HAMD、HAMA 和 CGI—SI 评分比较

	研究组（n=24）	对照组（n=26）	t	P
HAMD				
治疗前	25.44±4.37	25.78±4.39	0.242	>0.05
治疗后 1 周	20.22±5.76	20.57±4.97	0.203	>0.05
治疗后 2 周	15.64±4.78	14.77±4.34	0.601	>0.05
治疗后 4 周	10.01±4.13	11.35±4.91	0.926	>0.05
治疗后 6 周	8.69±3.44	9.01±3.87	0.274	>0.05
HAMA				
治疗前	17.91±3.09	18.02±3.45	0.105	>0.05
治疗后 1 周	14.15±4.36	15.21±5.02	0.706	>0.05
治疗后 2 周	12.85±4.41	13.00±4.63	0.104	>0.05
治疗后 4 周	10.25±4.21	11.64±4.84	0.960	>0.05
治疗后 6 周	9.66±3.61	10.01±3.87	0.292	>0.05
CGI—SI				
治疗前	4.34±1.23	4.74±1.65	0.868	>0.05
治疗后 6 周	2.00±1.11	2.23±1.07	0.659	>0.05

（4）有效率和痊愈率的比较。

肝郁气滞型：6 周后，症状改善大于 50% 者，研究组为 24 人，对照组为 17 人，有效率分别是 70.6% 和 47.2%，两组的有效率有统计学差异，

$x^2=3.93$，$P<0.05$。6 周后，HAMD 小于或等于 7 分者，研究组为 14 例，对照组为 11 例，痊愈率分别是 41.1% 和 30.6%，两组之间统计学差异，$x^2=0.859$，$P>0.05$。

肝郁脾虚型：6 周后症状改善大于 50% 者，研究组为 20 人，对照组为 12 人，有效率分别是 66.6% 和 40%，两组的有效率存在统计学差异，$x^2=4.28$，$P<0.05$。6 周后 HAMD 小于或等于 7 分者，研究组为 12 例，对照组为 10 例，痊愈率分别是 40% 和 33.3%，两组之间统计学无差异，$x^2=0.287$，$P>0.05$。

心脾两虚型：6 周后症状改善大于 50% 者，研究组为 14 人，对照组为 13 人，有效率分别是 58.3% 和 50%，两组的有效率没有统计学差异，$x^2=0.348$，$P>0.05$。6 周后，HAMD 小于或等于 7 分者，研究组为 8 例，对照组为 7 例，痊愈率分别是 33.3% 和 26.9%，两组之间统计学无显著差异，$x^2=0.244$，$P>0.05$。

3. 治疗前后 CGI 的比较

3 个研究组的 CGI 治疗前后各自均有显著的统计学差异，3 个对照组治疗前后也各自均统计学差异，见表 1、表 2、表 3。

（三）讨论

抑郁症的治疗大多数是一个综合治疗的方法，即包括药物治疗也包括心理治疗，在药物治疗中，也同样采用联合用药的方法，其中中药与西药的中西医结合治疗越来越多地在临床得以体现。循证医学的研究也发现，在抗抑郁西药的基础上联合中医汤剂治疗，可以提高临床疗效，我们在这种思想的指导下，针对这样一个中西医结合的基本原则，针对不同的中医证型的抑郁症，在抗抑郁药物的基础上，肝郁气滞、肝郁脾虚、心脾两虚分别应用柴胡疏肝散、逍遥散、萱草忘忧汤加减，使抑郁症症状得到了的改善，但是不同的证型改善程度却有差异。

由于"肝郁"在中医情志病的发生和发展过程中起主导作用，以疏肝解郁、健脾化痰，清心安神为治则就必然会起到一定的临床疗效。我们的研究提示，"肝郁"抑郁症联合中药汤剂逍遥散、柴胡疏肝散进行疏肝解郁、健脾化痰，使抑郁症的焦虑和抑郁症状都得到了改善。而心脾两虚者，虽然采用行气补血，养心健脾的治则，予以萱草忘忧汤加减，但是却没有像肝郁气滞、肝郁脾虚的抑郁症收到良好效果，即抗抑郁药物联合萱草忘忧汤与抗抑郁药物治疗心脾两虚抑郁症，疗效之间没有显著的统计学差异，这提示不同证型抑郁症联合抗抑郁药物可能有不同的结果，虽然中医辨证正确，以及中药汤剂使用也具有针对性，这说明并非所有的抑郁症都可以联合中药汤剂治疗。

"肝郁"抑郁症以疏肝解郁为主要治疗原则，方中柴胡、陈皮、香附、枳壳行气解郁，当归、白芍、赤芍养血柔肝，半夏、茯苓、石菖蒲健脾化痰，川芎、佛手、郁金以增强行气活血治疗胸胁胀痛之功效，栀子、茯神清心安神。因此，我们在治疗中发现，抗焦虑作用更为显著和早期出现效果，经过中医的辨证论治，配合抗抑郁剂，既控制了症状，又达到了治病求本的目的。

中医辨证的中医证型，对不同的抗抑郁西药药物的反应几乎是相似的，但是研究发现"肝郁"抑郁症可能是适宜联合中药汤剂进行治疗的，不仅有效改善焦虑、抑郁，而且可以提高疗效，因此，这种差异的本质值得进一步探讨。

五、心脾两虚抑郁症临床对照研究疗效的 Meta 分析

在抑郁症的症候分析与辨证方法中，肝郁是最为常见的病机，因此，肝郁脾虚、肝郁气滞证型最为常见，疗效也比较好，因此联合逍遥散、柴胡疏肝散都有比较好的效果，但是与肝郁脾虚、肝郁气滞相比，在抗抑郁药物的基础上，联合中药治疗，心脾两虚的治疗就不像肝郁抑郁症那样理想。因此针对心脾两虚抑郁症患者，选择有效的方法已经成为针对心脾两虚抑郁症的一个重点临床研究方向，这既包括西药抗抑郁药物的选择，更包括中医汤剂组方的选择，同时也包括其他治疗方法，如心理治疗以及物理治疗等。心脾两虚型主要表现为情绪低落，少眠多梦，倦怠无力，食少便溏，舌淡，伴齿痕，脉细弱。治则以益气养血、舒肝解郁为主，重要方剂可以为逍遥散合归脾汤加减，如党参、黄芪、白术、当归、白芍、云苓、柴胡、郁金、合欢等，但是联合西药抗抑郁药物是否更为合理或有效，还需要有进步探索，为此，我们对这些文献应用循证医学方法进行了 Meta 分析，报告结果如下。

（一）资料与方法

1. 文献收录标准

①公开发表的逍遥散治疗抑郁症的对照比较研究；②治疗时间 4 周以

上；③研究药物使用方法、时间描述准确，论文中有治疗效果的描述；④对照比较的方式是抗抑郁药物的基础上联合益气养血或舒肝解郁中药汤剂与抗抑郁药物的比较。

2．纳入标准

①益气养血或舒肝解郁，或二者兼备的中药汤剂联合抗抑郁药物与同一抗抑郁药物的临床随机对照试验研究（RCT）；②研究对象的抑郁症符合通用的诊断标准，但不限制亚型；③有无随访，是否采用盲法不限；④语言限于中文，即国内文献；⑤中医证型为心脾两虚。

3．排除标准

①不符合本设计要求的治疗抑郁症的对照研究；②动物实验研究；③动物"抑郁症"治疗研究；④儿童抑郁症；⑤其他中医证型抑郁症。

4．文献检索方法

（1）策略：在中国生物医学文献数据库以及中国医院数字图书馆上进行检索，同时联合人工对国内的专业杂志，包括《中华精神科杂志》《中国神经精神疾病杂志》《上海精神医学》《临床精神医学杂志》《中国心理卫生杂志》《中国临床心理学杂志》《神经疾病与精神卫生》《临床心身疾病杂志》《中国行为医学科学杂志》《山东精神医学》和《四川精神卫生》以及可以检索到的国内中医药学杂志和精神科专业会议论文。

（2）关键词：文献检索关键词是抑郁症、心脾两虚；再进行人工筛选。

（3）筛选路径：

抑郁症＋心脾两虚研究论文 104 篇；

综述文章 55 篇；

相关研究论文 49 篇；

经验总结 18 篇；

相关研究论文 31 篇；

理论研究 12 篇；

相关研究论文 19 篇；

无对照研究 9 篇；

相关研究论文 10 篇；

对照不合理 2 篇；

相关研究论文 8 篇；

针灸对照研究 1 篇；

相关研究论文 7 篇；

动物实验研究 3 篇；

相关研究论文 4 篇。

5．统计学处理：

对入选文献的研究效应量作异质性检验（Q 检验），明确各研究效应量是否为同质后采用固定效应模型，或者随机效应模型做 meta 分析，分析两组药物治疗抑郁症的综合检验、效应大小、OR 值以及 OR95% 可信区间。

6．有效与痊愈标准：

痊愈：症状学改善率大于 75% 或者 HAMD 的评分小于 7 分，症状学改善率大于 50% 为有效率。

7．研究资料：

有 4 项研究符合标准。见表 1。

表1　15 篇研究论文情况

作者	年份	对象	时间	研究组		对照组	
				例数	药物	例数	药物
吕红艳	2002	抑郁症心脾两虚	12w	38	三环类药物 + 中药汤剂 治则：益气健脾，养血安神。 方剂：脾汤加味治疗	15	三环累药物
彭玉生	2007	抑郁症心脾两虚	4w	20	戴力新 + 中药汤剂 治则：健脾养血，补心安神。 方剂：归脾汤加减	17	戴力新
杨永成	2007	抑郁症心脾两虚	8w	60	博乐新 + 中药汤剂 治则：滋阴疏肝宁心 方剂：逍遥散加归脾汤	60	博乐新
陈正昕	2011	抑郁症心脾两虚	6w	24	SSRI+ 中药汤剂 治则：行气补血、养心健脾 方剂：萱草忘优汤加减	26	SSRI

注：SSRI：选择性 5-HT 再回收抑制剂。

（二）结果

1．症状学变化

中西医结合组与单一抗抑郁药物治疗比较，前者症状学变化更为显著，见图 1。

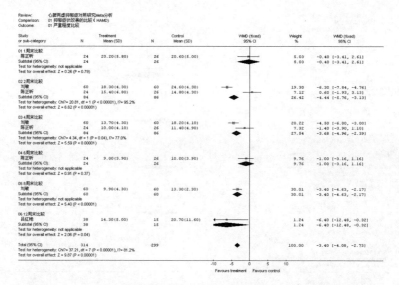

图 1　中药联合抗抑郁药物与单一抗抑郁药物对照组比较的症状差异

2. 有效率

中西医结合组与单一抗抑郁药物治疗比较，前者有效率显著升高，见图 2。

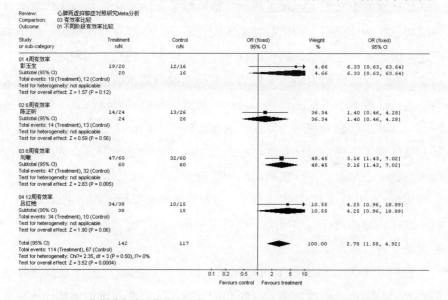

图 2　中药联合抗抑郁药物与单一抗抑郁药物对照组比较的有效率比较

3. 痊愈率

中西医结合组与单一抗抑郁药物治疗比较，前者痊愈率增加，但是没有统计学差异，见图 3。

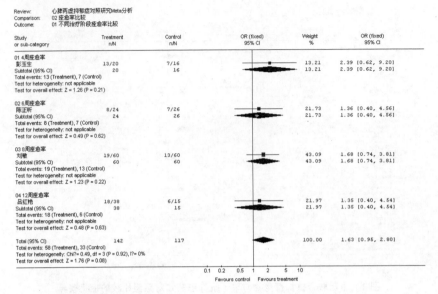

图3　中药联合抗抑郁药物与单一抗抑郁药物对照组比较的痊愈率比较

（三）讨论

抑郁症属中医学中的情志疾病，是包括多种精神症状和躯体症状的复杂的情感性精神障碍。抑郁症虽临床表现不一，但都有共同病因，即情志不遂，由此而产生的共同病机系以气滞、气逆为主的气机失调，与瘀血、痰结、寒热相结合而为病。气机失调是抑郁症的基本病机。与抑郁症相关的中医病证散见于古代医籍中，包括：郁证、癫病、梅核气、百合病、脏躁等。其基本治则为理气、降逆、散结。但中医理论认为抑郁症的发生主要与机体情志不畅，气机紊乱，心、肝、脾三脏功能失调等有关。其中肝郁为病机中心，因此，肝郁相关的中医证型相对多见。但是肝郁并不是唯一的病机，其中脾虚、血虚都有作用，心脾两虚也是抑郁症的常见证型之一。对于这样证型的治疗，临床上主要采用调和气血、健脾解郁以及整体调节脏腑功能的治法方药。

我们收集符合标准的4项研究都是针对这样的治则进行联合抗抑郁药物的中西医结合治疗。通过分析我们发现：①心脾两虚抑郁症在抗抑郁药物联合中药治疗情况下，症状学改善明显于单一抗抑郁药物（$Z=9.87$，$P<0.01$；②心脾两虚抑郁症在抗抑郁药物联合中药治疗情况下，合并有效率显著高于单一抗抑郁治疗（114/142vs67/117，$Z=3.52$，$P<0.01$，$OR=2.78$，$OR95\%CI=1.58\sim4.92$）；③心脾两虚抑郁症在抗抑郁药物联合

中药治疗情况下，合并痊愈率虽高于单一抗抑郁治疗，但是两组之间没有统计学的显著性差异（58/142vs33/117，$Z=1.76$，$P>0.05$，$OR=1.63$，$OR\ 95\%CI=0.95\sim2.80$）。

但是对于抑郁症的治疗，我们追求的是临床痊愈。因为痊愈不仅仅对目前有好处，而且可以降低复发率。在我们过去的研究中发现，对于心脾两虚抑郁症，在 SSRI 的基础上联合中医汤剂进行治疗，几乎没有明显的优势。这给我们一个重要提示，在中医证型针对性正确选择对应的中药汤剂的情况下，选择的抗抑郁药物可能是我们利用中西医结合的路径之一。

抑郁症发病机制复杂。从肝郁脾虚抑郁症临床表现来看，情绪低落、少眠多梦、倦怠无力提示缺乏动力。因此选择具有双重作用机制，即可以阻断 5-HT 和去甲肾上腺素的抗抑郁药物可能更适合于这样的抑郁症，在这样的基础上联合中药汤剂可能会更为合适，也有可能提高有统计学意义的痊愈率。

第二节　针灸联合抗抑郁药物
诊治抑郁症的国内外现状

一、针灸结合抗抑郁药物的国内外文献评价

针灸作为传统医学的一个重要组成部分，在治疗和预防疾病方面发挥了重要作用，有相关的研究提示，针灸可能对抑郁症有效果。但是疗效到底如何，与其他治疗是否有差异，是否有某些副作用等都是关注的问题。Smith CA, Hay PPJ. 以 Acupuncture for depression 为题在 *Cochrane Database of Systematic Reviews 2005, Issue2* 上发表文章，以探讨针灸治疗抑郁症的效果和副作用。其检索的范围是 Cochrane Central Register of Controlled Trials（CENTRAL）、MEDLINE（1966 to Sept 2003）、EMBASE（1980 to Sept 2003）、PSYCINFO（1874 to Sept 2003）、Database of Abstracts of Reviews of Effectiveness（DARE）CISCOM 和 CINAHL（January 1980 to Sept 2003）。主题词是抑郁症、抑郁障碍、心

境恶劣和针灸。在一些研究方面，针灸涉及普通针灸、电针以及镭射针，都是与其他治疗方法，包括药物、心理、行为等方法治疗抑郁症的随机对照研究。但是在抑郁症的诊断标准的要求上，必须是 DSM-IV、ICD 或 RDC。

结果显示，有 7 项研究涉及 517 例病人符合纳入研究标准，5 项研究（涉及 409 例病人）是针灸与药物治疗的比较，病人都可以获得轻到中度的治疗效果，没有证据显示，在降低抑郁严重程度方面，药物比针灸更为有效（WMD0.53，95%CI-1.42～2.47），如果按照目前定义痊愈标准来分析，两种治疗方法类似（RR1.2，95% CI-0.94～1.51）。这说明针灸治疗抑郁症有可靠的效果。

但是大量的关于针灸治疗抑郁症的文献还在国内，虽然研究设计的方法尚欠严谨。在评价针灸治疗抑郁症的效果时，应该注意到单一针灸与电针有所不同，针药结合与单一针灸或单一电针也有所不同的效果，而且存在着差异，因此，至少应该分开来分析或评估。

针对针灸与药物对抑郁症治疗效果的比较，至少有多家研究认为针灸与药物相当。

电针包括智能电针，与药物之间的差异是否也存在着类似疗效或差异呢？罗和春等取百会、印堂对 133 例抑郁症进行电针治疗，获 75.2% 的显效率，与阿米替林组比较差异无显著性意义，且前者对焦虑、躯体化症候群与认知障碍效果较好，此外电针组副作用较少，生化研究提示电针通过影响去甲肾上腺素代谢起到抗抑郁作用。

在药物的基础上联合针灸是否会增加治疗效应呢？国内许红等（2003）在针对针灸与中药治疗抑郁症的的研究发现，针药结合组比单一中药组治疗抑郁症有更高的总有效率（91%/80%），而且有显著性差异。赵建玲（2002 年）采用针刺结合百忧解治疗抑郁症，并与单纯针刺组和单用西药组作对照，病例包括住院及门诊患者。选择 47 例抑郁症患者随机分为 3 组，年龄都在 26 岁以上，病程在 1~5 年。运用 Zung 抑郁自评量表测定和评价疗效，3 组总有效率经统计学处理，针药组明显优于单纯针刺组和药物组（P<0.05）。吕梅等（2004 年）观察了电针结合 SSRI 类药物对抑郁症的疗效。66 例抑郁症患者随机分为：治疗组 36 例，电针结合 SSRI 类药物；对照组 30 例，单纯给予 SSRI 类药物。分别观察两组 HAMD 量表的变化

及治疗 6 周后的临床疗效。结果显示，两组显效率无明显差异（$P>0.05$），HAMD 量表总分及部分因子分有显著性差异（$P<0.05$）。结果提示针药组见效快，对焦虑、躯体化及失眠症状的改善优于单纯药物组。林虹等（2005）将 53 例抑郁症患者分为针刺合并氟西汀组 30 例（观察组）和单纯氟西汀组 23 例（对照组）。采用汉密尔顿抑郁量表（HAMD）、汉密尔顿焦虑量表（HAMA）、临床总体评定量表（CGI）评定临床疗效，副反应量表（TESS）评定不良反应。经 6 周治疗后，观察组有效率 80.0%，对照组为 69.6%，两组比较差异无显著性意义（$P>0.05$）。两组的 HAMD、HAMA 评分治疗前后相比较差异有显著性意义（$P<0.01$），两组之间比较差异无显著性意义（$P>0.05$）。观察组的不良反应相对于对照组少而轻。结果提示针刺合并氟西汀治疗抑郁症疗效好，起效快，不良反应少而轻。

针对电针治疗抑郁症的问题应该有别于普通针刺治疗；很遗憾这方面的比较未见报道。

二、针灸结合抗抑郁药物对卒中后抑郁的评价

脑卒中后抑郁是脑卒中后最常见的一种并发症，国内研究报道其发生率为 20% ～ 60%。抑郁情绪造成患者情感上的痛苦、悲观绝望，对疾病的康复丧失信心，消极治疗，对卒中后的康复治疗产生负面影响，严重影响患者及其家人的生活质量。对于卒中后抑郁的治疗，除积极治疗原发病及心理治疗外，主要采用抗抑郁药物治疗。但由于抗抑郁药可导致口干、体位性低血压、便秘、排尿困难、心脏副反应等等问题，而卒中患者基本上为中老年人，对副作用的耐受性较低，且其中很大一部分患者伴有各种躯体疾病需进行药物治疗，合用抗抑郁药可能增加副作用。针灸在我国有几千年历史，在卒中后的康复治疗中是十分有效且广泛使用的治疗手段之一，近年来在卒中后抑郁的治疗方面也有了较多报道。本研究采用 Meta 分析对收集到的相关研究进行定量合并及总体效度评价，以期为临床实践及决策提供比单个研究更为可靠的循证证据。

（一）资料与方法

1. 研究文献，纳入标准

①研究类型为随机临床对照试验研究（Randomized Controlled Trials，RCT），如果随机对照试验缺乏或太少，则纳入半随机对照试验和前瞻

性对照试验；②观察对象为临床确诊的并经 CT 或 MR 证实为脑梗死或脑出血的脑卒中后出现抑郁综合征的患者，诊断标准为汉密尔顿抑郁量表（Hamilton Depression Rating Scale，HAMD）17 项评分 ≥ 18 分（排除严重躯体疾病，排除药物依赖，排除既往抑郁症病史）；③干预措施为针刺治疗（包括常规针刺、头针、电针）或针刺治疗结合抗抑郁药物治疗，对照组为抗抑郁药治疗；④结局指标，本研究疗效判断的评价指标为有效率和 HAMD 量表；有效率的判断标准为 HAMD 评分减少 > 25%；⑤有无随访，是否采用盲法不限；⑥语言限于中文或英文发表的文献。排除标准：①回顾性分析文献；②文献不能提供有效数据用于综合分析；③研究对象为已用药物治疗无效的卒中后抑郁患者。通过电子和手工检索，共检索到 1997 ~ 2009 年 231 篇针刺治疗卒中后抑郁的临床文献，其中符合纳入标准的文献为 25 篇，文献纳入率为 10.8%。

2. 文献检索和数据提取及评价

计算机检索 Cochrance library、MEDLIE、NEMBASE、CBM、维普中文期刊数据库（VIP）以及中国学位论文全文数据库等。检索年限为 1997 ~ 2009 年。关键词有脑出血、脑梗塞、脑梗死、卒中、抑郁、抗抑郁等。手工检索部分杂志，并在参考资料中追踪查阅相关文献。文献的筛检和数据提取由 2 名评价员按照方案进行，意见不一致处经讨论解决。

3. 质量评价

按照 Cochrane 系统评价员手册 4.2.2 版推荐的质量评价标准评价纳入研究的质量：①随机方法。正确和充分：据入院或就诊的先后次序编码，采用随机数字表或计算机统计软件如 SAS 等产生随机序列分组；不充分：以入院顺序、住院号、出生日期、星期几等交替分组；不清楚：未描述随机方法又无法通过原作者核实的文献。②隐蔽分组。正确和充分：产生分配序列者不参与纳入病例且采用不透光信封密封随机数字表或由计算机或专人产生并保密随机序列；不充分：未按上述方法隐藏随机序列；不清楚：未提及分配隐藏；未使用：未隐藏随机序列。③盲法。是否采用盲法，盲法为单盲、双盲或三盲；④失访及其处理。是否全程随访，是否报告失访人数，失访人数是否在 10% 以内，是否采用了意向治疗（Intension To Treat，ITT）分析。同时对纳入研究的质量采用 Jadad 质量记分法进行评分，具体如下：随机（叙述了随机为 1 分，描述了具体随机方法加 1 分）；双盲（叙述了双盲为1分，描述了具体双盲方法加1分）；失访病例（若描述了失访及失访原因为1分）。总分为5分，分数≥3分为高质量研究。

4. 统计分析

采用 Revman5.0 软件对针刺治疗与抗抑郁药治疗卒中后抑郁症疗程分别为4、6周的临床研究文献进行统计分析。计数资料用相对危险度（Relative Risk，RR）表示，计量资料用权重的均差（Weighted Mean Difference，WMD）表示，两者均用95%的可信区间（Confidence Interval，CI）表达。采用卡方检验分析各研究间的异质性，当各研究间有统计学同质性时（$P \geqslant 0.05$），采用固定效应模型（Fixed Effects Model）作 Meta 分析；当各研究间存在统计学异质性时（$P < 0.05$），采用随机效应模型（Randomized Effects Model）作 Meta 分析。

（二）结果

1. 纳入研究文献的基本特征

纳入研究的25篇针刺治疗与抗抑郁药治疗卒中后抑郁疗效比较的文献，共包括了2523名实验对象，研究的平均样本量为101名受试对象，其中大部分文献仅对完成疗程后的治疗效果进行了监测，进行 Meta 分析研究计算 HAMD 评分。纳入研究的25篇文献的基本特征见表1。

2. 纳入研究文献的实验方法学质量评价

由表1可知25篇文献均未交代分配隐藏情况，15篇描述具体随机方法，25篇均未采用双盲方法，1篇报道退出或失访情况。Jadad 评分普遍不高，没有一篇是高质量研究文献。

3. HAMD 与有效率的 Meta 分析

通过对针刺治疗与抗抑郁药治疗卒中后抑郁疗程分别为4、6周的 HAMD 抑郁量表评分进行 Meta 分析，Meta 分析总结表明：针刺与抗抑郁药治疗卒中后抑郁疗程为4、6周的 HAMD 抑郁量表评分的异质性检验表明，各研究间异质性有统计学意义（$P < 0.00001$），因此采用随机效应模型作 Meta 分析。Meta 分析结果表明，疗程为4周时，森林图中菱形图案均位于垂直线左侧且不与垂直线相交，WMD 值为 -3.06，针刺治疗组的 HAMD 评分与抗抑郁药治疗组差异有统计学意义（$Z=17.42$，$P < 0.00001$），针刺治疗优于抗抑郁药治疗；疗程为6周时，森林图中菱形图案均位于垂直线左侧且不与垂直线相交，WMD 值为 -4.32，针刺

表 1　19 篇针刺与抗抑郁药治疗卒中后抑郁文献信息一览表

研究文献	样本例数		随机方法	盲法运用	分配隐藏	脱落率	Jadad评分	疗程	疗效指标	干预措施	
	针刺组	药物组								针刺组	药物组
赵红（2003）	50	50	随机数字表	/	/	/	2	4w	HHAMD, 有效率	常规针刺	氟西汀
张采真（2004）	45	45	就诊顺序	/	/	/	2	4w	HHAMD, 有效率	常规针刺	氟西汀
殷春萍（2004）	100	80	随机数字表	/	/	/	2	8w	HHAMD, 有效率	常规针刺	阿米替林
李小军（2004）	40	40	入院时间	/	/	/	2	6w	HAMD, 有效率	常规针刺 中药	氟西汀
庄子齐（2004）	32	30	/	/	/	/	1	4w	HAMD, 有效率	常规针刺 氟西汀	黛安神
杨秋霞（2005）	30	30	/	/	/	/	1	6w	HAMD, 有效率	点穴	氟西汀
戴润珠（2005）	50	40	/	/	/	/	1	4w	HAMD, TESS, 有效率	常规针刺 中药	氟西汀
申鹏飞（2005）	180	76	就诊顺序	/	/	/	2	4w	有效率	常规针刺	阿米替林
江丰（2006）	15	15	随机数字表	/	/	/	2	6w	HAMD, 有效率	常规针刺	氟西汀
聂斌（2006）	30	30	随机数字表	/	/	/	2	4w,8w	HAMD, 有效率	电针	氟西汀
王重新（2006）	30	30	/	/	/	/	1	4w	HAMD, 有效率	常规针刺	氟西汀
石景（2006）	30	30	/	/	/	/	1	4w	HAMD, 有效率	常规针刺 中药	氟西汀
刘素坤（2006）	101	45	/	/	/	/	1	6w	HAMD, 有效率	常规针刺	氟西汀

研究文献	样本例数		随机方法		分配隐藏	脱落率	Jadad评分	疗程		疗效指标	干预措施	
	针刺组	药物组	随机方法运用	盲法运用							针刺组	药物组
袁萍（2006）	30	30	入院顺序	/	/	/	/	2	8w	Zung，有效率	头针透穴	氟西汀
赵红（2007）	138	138	/	/	/	/	/	1	4w	HRSD，有效率	常规针刺	氯丙咪嗪
李克枢（2007）	20	20	就诊顺序	/	/	/	/	2	6w	HAMD，有效率	常规针刺 火罐	氟西汀
董建萍（2007）	36	34	随机数字表	/	/	/	/	2	4w	HAMD，SDS，有效率	电	氟西汀
路月霞（2007）	68	67	/	/	/	/	/	1	4w	HAMD，CGI，有效率	常规针刺 中药	左洛复
杨定荣（2007）	60	60	入院顺序	/	/	/	/	2	4w，8w	HAMD，有效率	头针	氟西汀
张振伟（2007）	36	36	随机数字表	/	/	/	/	2	6w	HAMD，SDS，有效率	常规针刺 左洛复	左洛复
辛青松（2007）	45	45	随机数字表	/	/	/	/	2	3w	HAMD，有效率	电针	氟西汀
胡秋香（2007）	48	48	就诊时间	/	/	/	/	2	6w	HAMD，有效率	常规针刺 中药	阿米替林
周志明（2007）	32	34	/	/	/	/	有	2	4w	HAMD，有效率	电针	氟西汀
叶海敏（2008）	32	32	/	/	/	/	/	1	4w	HAMD，有效率	常规针刺 阿米替林 黛力新	阿米替林 黛力新
戴伟（2009）	30	30	入院顺序	/	/	/	/	2	4w	HAMD，有效率	电针	氟西汀

治疗组的 HAMD 评分与抗抑郁药治疗组差异有统计学意义（Z=24.65，P<0.00001），针刺治疗优于抗抑郁药治疗。见图 1、图 2。

针刺治疗与抗抑郁药治疗卒中后抑郁 4、6 周有效率的异质性检验表明，各研究间异质性无统计学意义（P≥0.05），采用固定效应模型作 Meta 分析。Meta 分析结果表明，文献森林图的菱形图案与垂直线相交。4 周 OR 值为 1.85（95%CI），针刺治疗组与抗抑郁药组的有效率有统计学意义（Z=5.16，p<0.00001）；6 周 OR 值为 4.12（95%CI），针刺治疗组与抗抑郁药组的有效率有统计学意义（Z=5.00，p<0.00001）。见图 3、图 4。

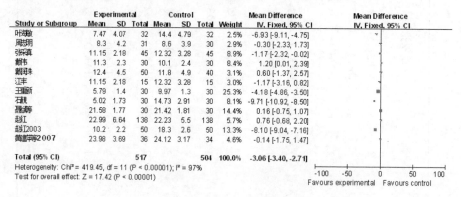

图 1 针刺治疗与抗抑郁药治疗卒中后抑郁 4wHAMD 抑郁量表 Meta 分析图

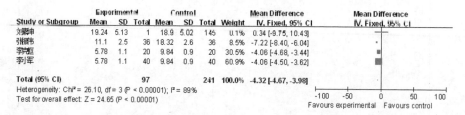

图 2 针刺治疗与抗抑郁药治疗卒中后抑郁 6wHAMD 抑郁量表 Meta 分析结果

（三）讨论

针灸是我国中医学的重要组成部分之一，早在两千多年前的《黄帝内经》中就有记载，为人民的健康做出过重要贡献。近年来随着脑卒中发病率的逐年提高，卒中后抑郁的发病率也逐步上升，严重影响病人的身体功能康复和生活质量，而针灸为本病的治疗提供了一个有效的方法。

对近 12 年针刺治疗卒中后抑郁的临床应用情况作 Meta 分析，本系统共纳入 25 篇 RCT 试验，研究主要考虑了针刺刺激效应的共性，并不考虑

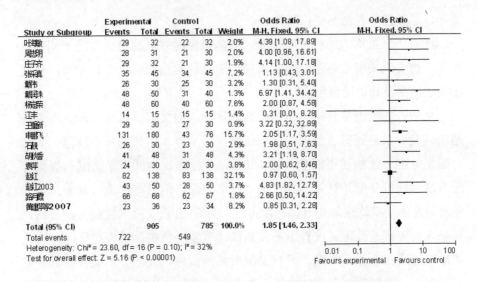

图 3　针刺治疗与抗抑郁药治疗 4w 有效率 Meta 分析图

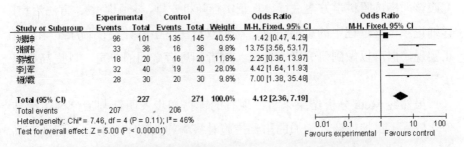

图 4　针刺治疗与抗抑郁药治疗 6w 有效率 Meta 分析图

具体的针刺形式及取穴处方。结果显示针刺治疗卒中后抑郁的疗效优于抗抑郁药。

　　本次系统评价纳入研究的文献均为已发表的期刊文献，缺乏未发表的资料、政府研究报告和其他非传统文献来源的证据。在发表性偏倚方面，观察所得漏斗图形是基本对称的，可以认为无发表性偏倚，但客观上仍可能存在偏倚。因为大多作者都愿意将有阳性结果的研究拿出来发表，而阴性结果通常不会拿去发表，同时报刊杂志也倾向于发表阳性结果的试验。这就导致阴性结果文献的缺乏而形成发表性偏倚，可能会漏掉阴性结果的研究而产生发表偏倚，从而使 Meta 分析的结果失去可靠性。控制发表偏倚在实际操作中是比较困难的，在以后的研究中，只有尽可能将研究收集齐全，包括未发表的阴性结果的研究，各种会议论文、研究简报和学位论文等，尽量把发表性偏倚控制到最低。

所有研究虽均为随机对照试验，但随机分配方案的隐藏方法不明确，没有1篇文献采用双盲法，因此可能产生选择实施和结果测量偏倚，从而影响了结果及其论证强度。

从纳入文献质量分析，总体上看本次纳入的文献质量较差，表现为在临床研究中未见到盲法处理、分配隐藏，试验样本例数选择不规范，大部分随机分配方法描述不清楚，按Jadad评分标准均为低质量文献。提到分配方法为随机分配并且具体办法为"数字表法"的只有7篇，其余描述为随机分配的文章均未陈述具体分配办法。另有10篇文献未提到分配办法，按临床对照试验处理。仅有1篇文献描述试验对象脱落及失访情况，未见描述盲法设计和分配隐藏。根据文献所载的信息，大部分不能判断其研究是否科学，说明这些研究的方法不够科学，方法学上有待提高。今后的研究应该严格按照科学方案进行，真正实行随机安排、分配隐藏、盲法治疗，详细记录试验过程中的重要信息。对于双盲法，虽然针灸在临床上无法真正实现，但可以做到研究者、针灸实施者和患者之间的单盲，以提高研究质量。

虽然经Meta分析结果来看，现有的证据初步表明针刺治疗卒中后抑郁疗效优于抗抑郁药，施加的干预措施对疾病的改善十分有利。但现有临床RCT的设计和实施有失规范。Meta分析只是对现有研究资料进行系统、综合、定量分析的结果，本身也有一定的局限性，并不是真正意义上的疗效试验性研究，不能取代大规模、多中心的RCT。随着新的研究证据的出现，其结论应不断加以更新。在后续研究中，应严格遵循临床流行病学和循证医学的原理、方法，完善对针灸治疗卒中后抑郁的科研设计，以提高RCT质量，使研究结果更加客观、可靠，以更好地指导临床治疗。

第三节　针灸对抑郁障碍的临床研究
疗效概述、指南应用及案例分享

一、概述

针灸是中国传统医学的重要组成部分，主要是通过刺激腧穴，发挥通调经络，理气散瘀，调和脏腑等作用，是一种切实有效的非药物的传统疗法。尽管还未被广泛应用于抑郁症的治疗中，然而已有不少高质量的临床与基础研究及 Meta 分析文献，支持针灸对抑郁症的临床治疗有效性的报道。2016 年单用针刺治疗被纳入美国重性抑郁临床指南。发表于 *Annals of Internal Medicine* 的美国内科学会最新临床实践指南，指出了单用针灸疗法治疗重性抑郁效果显著，且副作用低。

针灸治疗抑郁症的研究在 20 世纪 80 年代开始受到重视，北京大学精神卫生研究所的罗和春教授在这方面做出过突出贡献。罗和春简化了针灸取穴，仅选取百会、印堂，并施加电刺激与三环类抗抑郁剂阿米替林相对照治疗抑郁症。结果显示，电针组疗效与阿米替林组相同；中枢神经介质去甲肾上腺素代谢产物 3 —甲氧基 4 —经基苯己二醇（MHPG）尿中排泄量的测定显示，电针组显著高于电针加阿米替林组；阿米替林组与电针组差别无显著性，提示电针和阿米替林均对中枢 NE 产生影响。另一项试验是电针（百会、印堂）与氟西汀的对照研究，试验设置了 3 个组，电针组、氟西汀加假针灸组、安慰剂加假针灸组。经 6 周的治疗后，电针组的 HAMD、SDS 评分低于安慰剂组（$P<0.05$）；安慰剂组 CGI 中的病情严重程度重于电针组和氟西汀组（$P<0.05$），总体进步分低于电针组（$P<0.01$）和氟西汀组（$P<0.05$）；电针组与氟西汀组各项评分的差异均无显著性。结论是，电针与氟西汀治疗重性抑郁症的疗效基本相同。

在此之后，针灸及电针灸治疗抑郁症的研究越来越广泛和深入。钟宝亮等分别对中、英、日、韩文数据库及学位论文数据库检索到的有关针灸治疗抑郁症的随机对照试验进行了系统评价和 Meta 分析，结论是针灸是一种很有潜力的抑郁症治疗手段。有资料显示电针治疗重性抑郁、针刺合并耳针治疗抑郁性神经症的疗效与氟西汀相当，而不良反应轻微短暂。边兴坤等对国内 2000~2010 年的关于针灸治疗抑郁症的随机对照试验和临床对照试验，进行 meta 分析，显示治疗抑郁症的效果确切可靠，作为主要干预手段有利于病情的改善，提高依从性，并且从治愈率标准方面评价其疗效总体上优于药物。

2008 年发表于 *Journal of affective disorders* 的一篇关于针灸治疗抑郁症的研究文献，是从权威数据库检索的文献中筛选出 8 项随机对照研究进行了 Meta 分析，结果发现针灸治疗较对照组能够显著降低 HAMD 和 BID 量表的分值。该期刊 2015 年发表的另一篇文章是对针灸联合抗抑郁剂的疗效进行了 Meta 分析。该研究纳入了 13 项随机对照试验，涉及 1046 人。分析结果显示，针灸联合选择性 5—羟色胺再摄取抑制剂（SSRIs），在开始的 6 周治疗中，起效时间、安全性和耐受性方面均优于单用抗抑郁药，从而得出结论，针灸联合 SSRIs 抗抑郁剂，比单用此类药物疗效更佳。

中风后抑郁的临床研究报道较多，2012 年发表于 *Journal of traditional Chinese medicine* 有关针灸治疗中风后抑郁的一篇 Meta 分析显示，针灸治疗抑郁症较抗抑郁药物在治愈率和显效率方面的差异具有统计学意义，有效率的差异无统计学意义。该作者检索了 Pub Med、Cochrane Library Database 以及万方、维普、中国知网数据库，纳入了 15 项、涉及 1096 人次的随机对照试验。另一篇源自于 2014 年的 *Neural regeneration research* 的 Meta 分析表明纳入了 17 项随机对照试验，对中风后抑郁早期针灸治疗的效果进行了评价；结论是早期针灸起效快，很好地控制了抑郁症状，疗效和安全性优于抗抑郁药。

耳穴治疗作为针灸疗法的临床常用方法之一也被证实对抑郁症治疗有效。2015 年的一项 RCT 研究，采用耳穴经皮刺激迷走神经治疗轻到中度重性抑郁，与安慰耳针对照，发现耳穴经皮刺激可以减少默认模式网络与前脑岛和海马旁回的功能连接，同时增加其与楔前叶和前额叶的功能连接。由此可以证实耳穴经皮刺激迷走神经对重性抑郁患者大脑默认网络的功能连接具有显著的调节作用，解释了耳穴经皮刺激迷走神经治疗抑郁症的作用机理。

迄今为止国内外多项高质量的临床和基础研究，尤其是经严格的系统评价和 Meta 分析的结果，显示针灸对抑郁症的治疗是有效的，尤其与抗抑郁剂及心理行为联合治疗，疗效更好。目前国家自然基金就针灸治疗抑郁障碍多中心资助项目已启动，有望进一步为这方面的应用提供循证医学的有力依据。

二、中医诊断标准及分型

1. 诊断依据

忧郁不畅，精神不振，胸闷胁胀，善太息；或不思饮食，失眠多梦，易怒善哭等症。有郁怒、多虑、悲哀、忧愁等情志所伤史。经各系统检查和实验室检查可排除器质性疾病。应与癫病、狂病鉴别。

2. 证候分型

肝气郁结：精神抑郁、胸胁作胀，或脘痞、嗳气频作，善太息，月经不调，舌苔薄白，脉弦。

气郁化火：急躁易怒、胸闷胁胀，头痛目赤，口苦，嘈杂泛酸，便结尿黄，舌红，苔黄，脉弦数。

忧郁伤神：神志恍惚不安，心胸烦闷，多梦易醒，悲忧善哭，舌尖红，苔薄白，脉弦细。

心脾两虚：善思多虑不解，胸闷心悸，失眠健忘，面色萎黄，头、晕，神疲倦怠，易汗，纳谷不馨，舌淡，苔薄白，脉弦细或细数。

阴虚火旺：病久虚烦少寐，烦躁易怒，头晕心悸，颧红，手足心热，口干咽燥，或见盗汗，舌红，苔薄，脉弦细或细数。

3. 指南推荐治疗方案

（1）调神舒肝法。

　　主穴：印堂、百会；

　　配穴：神门、内关、风池、合谷、太冲；

　　疗程：每周治疗 3～5 次，4～6 周为 1 疗程；

　　推荐人群及强度：一般人群（GRADE1B）、中风后抑郁（GRADE1C）、产后抑郁（GRADE1D）。

（2）醒脑开窍法。

　　主穴：内关、人中、三阴交、百会、神门；

配穴：极泉、委中、尺泽；

疗程：每周治疗 5～7 次，4～6 周为 1 疗程；

推荐人群及强度：中风后抑郁（GRADE1D）。

（3）舒肝滋阴、宁心安神法。

取穴：肝俞、肾俞、心俞、足三里、三阴交、神庭、本神、四神聪；

疗程：每周治疗 5 次，6 周为 1 疗程；

推荐人群及强度：更年期抑郁（GRADE1B）。

（4）耳穴压丸法。

耳穴：肝、心、胆、肾、神门；

体穴：百会、印堂、太冲、合谷；

疗程：耳穴压丸法每周 2 次，针刺每周 1～3 次，治疗 1～3 个月；

推荐人群及强度：一般人群（GRADE2D）。

（5）头针。

头针穴位：顶中线（MS5）、额中线（MS1）、额旁 1 线（MS2）（双侧）；可配伍双侧头皮针胃区。

体针穴位：肝气郁结取百会、印堂、膻中、合谷、太冲、曲池；肝郁痰阻取百会、印堂、膻中、合谷、太冲、曲池、三阴交、丰隆；心脾两虚取四神聪、印堂、膻中、大椎或百会、三阴交；肝肾阳虚取四神聪、印堂、三阴交、本神。

疗程：每周治疗 6 天后休息 1 天，6～8 周为 1 疗程。

推荐人群及强度：中风后抑郁（GRADE2B）。

关于针灸疗法对不同程度的抑郁症的推荐是，轻度抑郁症可以单独采用针灸治疗；中度抑郁症若疗效欠佳可以配合抗抑郁药物；重度抑郁症以抗抑郁剂为主。

临床上组穴配方形式多样，针灸取穴依据于经络辨证和临床经验。通常认为抑郁发作与心、肝、肾经最为密切，因此多选取这三条经及其表里经的腧穴；并加上一些奇穴、特定穴等。由于其具有一些独特的治疗功效，也在治疗抑郁症时常被选用。临床中耳针亦是用一种特殊的针具，刺激耳穴的一种方法，可以单独应用，在抑郁症的治疗中也常作为针刺的辅助手段之一。此外，走罐和放血对抑郁症的某些症状也具有良好的治疗作用。

4．临床中典型病例

段 **，女，56 岁，主诉疲乏无力 4 个月，近一周入睡困难前来就诊。患者情绪低落，兴趣索然，因疲乏活动减少，对做家务、照顾家人感到有些力不从心。心烦易怒、胸口发紧、记忆力减退，睡眠不佳，甚至彻夜难寐，食欲不振，小便正常，大便偏干。舌质暗淡，苔白，脉弦左寸有力，双尺稍弱。

辩证：肝气郁结，心肾不交。

取穴：百会、四神聪、印堂、膻中、通里、足三里、三阴交、照海、行间。百会、印堂加电针。

第一次，针灸留针 10 分钟后，患者即述全身放松，胸口发紧的感觉消失。留针 30 分钟后出针，患者感到周身轻松。又于其背部督脉和膀胱经走罐，痧色暗红，背上部可见片状青紫色痧。第一次治疗结束。隔一日，患者来诊，诉治疗当晚睡得很香，第二天醒来精神饱满。仍取上述穴位针刺，不予走罐。针灸隔日 1 次，每针 3 次走罐一次。针 6 次后患者情绪低落改善，烦躁明显减少。兴趣有一定恢复，仍入睡较慢，但未见彻夜不寐。加安眠穴，并在耳穴上放血。走罐出痧的颜色逐渐变浅，第四次已不见片状青紫色痧。治疗 2 个月后，患者心情较治疗前明显好转，兴趣基本恢复，疲劳感仍有，但明显减轻，做家务不再有力不从心感。烦躁较少，食欲睡眠转好。

李 **，女，60 岁，主因心悸、睡眠差 1 月余来就诊。患者情绪低落，疲乏，少动懒言，头困重，食欲差，睡眠浅、易醒，有时凌晨醒来再难入睡，烦躁不著，心悸明显，二便调。舌质暗淡，苔白腻，脉弦滑。患者 5 年前曾有类似病史，口服抗抑郁药物治疗痊愈。

辩证：肝郁脾虚，气滞痰阻。

取穴：百会、四神聪、印堂、安眠、膻中、内关、中脘、足三里、三阴交、太冲。辅助耳针，安眠加电针。

第 1 周，每日针灸、耳针 1 次。治疗 3 次后，患者睡眠、情绪均有改善，心悸减少，仍疲乏纳差。治疗改隔日 1 次，另选五脏俞与上述穴位交替使用，重点调理脏腑功能。针 5 次后，心悸消失。连续治疗 3 个月，患者情绪明显好转，面露笑容，话语增多，已近常人。疲劳感基本消失，心悸未发。睡眠改善明显，偶见睡眠中醒来，但可很快再次入睡。

针灸是治疗抑郁症的一种有效手段，对轻度至中度的抑郁可以单独使用，重度抑郁患者须联合药物等其他方法。让抑郁症患者最痛苦的是焦虑症状和睡眠障碍，因此，治疗早期联合苯二氮卓类的抗焦虑、镇静药，可以起效更快，疗效稳定，且提高患者依从性。由于针灸患者与医生接触更多，因此医生在治疗中增加语言诱导，给予积极的心理暗示，也会对治疗效果很有帮助。

第十八章

抑郁障碍的中西医结合
心理治疗与道家心理养生原则

第一节　中医文化与中西医心理治疗的理论基础

一、西方心理治疗理论基础

（一）什么是心理治疗

心理治疗（psychotherapy）是一种以助人为目的的，专业性的人际互动（interaction）过程，治疗师通过言语和非言语的方式影响患者或其他求助者，引起心理、行为和躯体功能的积极变化，达到治疗疾病、促进康复的目的。治疗师的言语、表情、举止行为及特意安排的情境，可以使焦虑障碍的患者在认知、情感、意志行为等方面发生变化，以帮助他们解决学习、工作、生活、健康等方面的问题，从而能更好地适应内外环境的变化，保持心理和生理的健康。心理治疗能够对躯体内的过程产生影响，其基础在于心理功能与生理功能是人的生命过程中对立统一的两个方面。

与其他医疗技术相比，心理治疗与社会人文学科有更紧密的联系，到现在也还没有大家公认的、统一的定义和理论。但正规心理治疗也并不是可以随心所欲编造和施行的。Corsini将心理治疗定义为"基于科学的艺术"，意指它既不是一般意义的科学技术，又不是一般意义的艺术，而是有一定规律性的创造性助人活动；除了因其与普通人的生活及人伦密切相关而有很强的日常性、世俗性以外，其实施还要符合科学（尤其是医学、心理学和语言科学）、社会文化（主要是伦理和法则）等。专业心理治疗的疗效优于一般的支持性人际关系和安慰剂；一些非技术性因素，如人际性、社会性和情感性因素，在促进治疗变化方面有巨大作用。治疗师的个性影响有时超过操作技术。信任、温暖、悦纳和智慧的个人魅力在治疗中发挥了关键的作用；治疗师以及病人的情况千差万别，心理治疗并不是使人人都收益。除了病人方面的因素，治疗师方面消极的个性特征、应用技术不当，可能产生副作用，甚至对病人造成伤害；正规治疗的疗效一般是持久的。

（二）心理治疗产生疗效的机制

良好的治疗效应是通过一般性的（或基本的）治愈机制和特殊的治愈

机制而实现的。一般性的治愈机制，与治疗者所施行的治疗方式不太有关系，而是超出治疗理论与技巧而无形中产生的治愈效果。这种治愈机制包括治疗者对于被治疗者所表示的基本关心，病人对治疗者的信任，病人觉得治疗者能作其精神上之后盾，并给予支持；治疗者能替病人栽培对将来可抱有的希望，病人本身想好的动机与期待等等。在施行心理治疗时，这些基本的、非特殊性的因素，往往在不知不觉之中会发生很大的功效，不管采用何种治疗模式时，都宜尽量发挥此基本治愈功能。特殊的治愈机制，是治疗者经运用治疗原理，有意地选择执行某种治疗策略及技巧，希望产生特别的治疗功能。因治疗模式的不同，各种治疗方式有其特殊之治愈机制，并特别去运用，有目的性地让它发生。无论是基本的还是特殊的机制，均是通过治疗师与被治疗者之间发生的有效而积极的交流（communication）才能实现。医生的任何言行，包括不沟通、不交流、无所作为的"阴性行为"，都是有意义的，都对患者产生影响。在医患关系中，医师与患者不可能不交流，差别只在于这种人际互动是有利于还是有害于患者。一位医生如果主动追求积极的、建设性的互动，那么其言行举止实际上在不经意间就已经开始发挥基本的治愈机制。

临床上经常可以看到药物治疗的"安慰剂效应"，不同的医生处理同一个患者时，患者对于医嘱的依从性（compliance）大有差别，甚至遵嘱服用不同医生开的同一种药物时会出现不同的疗效反应。这是因为药物的疗效由生物效应和心理性的安慰剂效应两部分构成。医生与患者间发生的交流行为在质量上不同，疗效中的"安慰剂效应"所占的比重就会不同。医生要有意识地但又适度地扩大这种效应，使自己对患者的心理性影响力得到更加自觉的发挥，用以处理一些特殊病人的复杂情况。

（三）抑郁及焦虑障碍患者的防御机制

G. E. Vaillant（1992）认为，防御机制是弗洛伊德对人类心理学最具有创造性的贡献。防御机制是"相对地不随意的"随意活动，其目标是缓解精神痛苦，也是处理心理冲突的手段。防御机制人人都有，但每个人所采用的特殊机制不尽相同。若使用恰当，它有助于适应社会生活，维持相对健康的心理，也可以促进成长甚至发挥潜力。但是，若某种或某些防御机制使用不当或过分，便会妨碍人际交往，甚至破坏人际关系，导致精神症状，因而成为病理的。防御机制通常有上百种形式，然而抑郁、焦虑障碍患者中常采用为压抑、转移、理智化、退行、投射、灾难化及割裂等防御机制，来自我调整。

二、中医心理治疗基础

中国人在心理疗病方面有丰富的经验。中医的"情志学说"就包含着朴素唯物主义的心身统一观念和心理治疗理论；中医典籍里记载过许多精彩的案例，表明不少中医十分善于利用积极的心理因素来祛病养身。现代中国、日本和印度等东方国家的专业人员都在借鉴西方理论和方法，对这方面的优秀文化遗产进行"本土化"的整理和发展，努力使之成为现代意义的心理治疗。日本的森田疗法，中国的悟践疗法、道家认知疗法，以及由西方人从印度瑜伽术改造而来的生物反馈疗法，都是东西方文化交流与融合的例子。以上现象提示，由于心理治疗不是一般的医疗技术，而是有着深厚的社会文化背景，所以有些方面能够解释和处理中国人的问题，也即与中国文化有相通之处；而有些方面却不一定符合东方人的情况，有时会引起误会和反感，影响推广和使用，需要作适合国情的修正与发展。

（一）中医心理学理论框架

1. 中医整体观

整体观念是中医理论的基本观点。人是不能脱离生存环境（自然环境和社会环境）而孤立存在的。生存环境不但直接影响着人的生理活动，也同样影响着人的心理活动。例如四时更迭、昼夜晨昏、风雨晦明、地域方位、音色气味、社会人事等，都与心理活动密切相关。《内经》的"天人合一"整体观思想，将人视为天地之间、六合之内最宝贵的生灵，非常重视自然环境对人的生命活动的影响。

2. 形神合一论

形神合一主要在于说明心理与生理的对立统一、精神与物质的对立统一、本质与现象的对立统一等。所谓形，指形体，即肌肉、血脉、筋骨、脏腑等组织器官是物质基础；所谓神，是指情志、意识、思维为特点的心理活动现象，以及生命活动的全部外在表现，是功能作用。二者的辨证关系是，相互依存、相互影响，密不可分。神本于形而生，依附于形而存，形为神之基，神为形之主。

（1）神为生命之主。

"形神合一"构成了人的生命，神是生命的主宰。人的生命活动概括起来可分为两大类：即以物质、能量代谢为主的生理性活动；另一类是精神性活动。在人体统一整体中，起统帅和协调作用的是心神。只有在心神的统帅调节下，生命活动才表现出各脏器组织的整体特性、整体功能、整体行为、整体规律，故《素问·灵兰秘典论》说："凡此十二官者，不得相失也。故主明则下安……主不明则十二官危，使道闭塞而不通，形乃大伤。"也正如张景岳说："神虽由精气化生，但统权精气而为运用之者，又在吾心之神。"人体不但自身各部分之间保持着密切的相互协调关系，而且与外界环境（自然环境、社会环境）也有着密切的联系。保持机体内外环境的相对平衡协调，也是靠"神"来实现的，故《素问·至真要大论》说："天地之大纪，人神之通应也。"神动则气行，神注则气往，以意领气，驱邪防病，又是气功健身的道理所在。如《灵枢·本脏》所说："志意者，所以御精神，收魂魄，适寒温，和喜怒者也。志意和则精神专直，魂魄不散，悔怒不起，五脏不受邪矣。寒温和则六腑化谷，风痹不作，经脉通利，肢节得安矣。"神在机体卫外抗邪中起着主导作用。

人类的精神活动是相当复杂的，中医用"五神"（神魂魄意志）、"五志"（怒喜思忧恐）等概念加以概括，并在长期的生活实践和医疗实践的基础上，用"五行学说"与五脏联系起来，认为这些精神活动是脏腑的功能表现，而且都是在"心神"的主宰下进行的，所以张景岳在《类经》中说："人身之神，唯心所主……此即吾身之元神也。外如魂魄志意五种五志之类，孰匪元神所化而统乎一心？"

（2）形为生命之基。

神以形为物质基础，"形具"才能"神生"。战国思想家荀况在《荀子·天论》中说："天职既立，天功既成，形具而神生。"这里的"天"，是指自然界；"形"指人之形体；"神"指精神。其意为，人的形体及精神活动都是自然界的规律在起作用，是自然界物质变化的必然结果，只要具备了人的形体结构，才能产生精神活动。《内经》对形体与精神关系的论述，如《灵枢·本神》说："肝藏血，血舍魂""脾藏营，营舍意""心藏脉，脉舍神""肺藏气，气舍魄""肾藏精，精舍志"。这不仅阐明了精、气、营、血、脉是"五神"的物质基础，而且说明了五脏的生理功能与"五神"活动的关系。五脏藏精化气生神，神接受外界刺激而生情，神活动于内，情表现于外，这就是五脏与神、情的密切关系。

（3）生命存在的基本特征。

从本原上说，神生于形，但从作用上说，神又主宰形，形与神的对立统一，便形成了人体生命这一有机统一的整体。《灵枢·天年》篇说："血气已和，营卫已通，五脏已成，神气舍心，魂魄毕具，乃成为人。"只有血气、五脏、精神、魂魄毕具，才会表现出生命力，才会是一个活体的人。同篇又说："五脏皆虚，神气皆去，形骸独居而终矣"，明确指出了死亡的概念就是形神分离。张景岳在《类经》中，进一步阐发了"形神合一"的生命观，他说："人禀天地阴阳之气以生，借血肉以成其形，一气周流于其中以成其神，形神俱备，乃为全体。"可见，人体生命运动的特征，即是精神活动和生理活动的总体概括。

人的生命活动是十分复杂的，以物质、能量代谢为特征的脏腑功能活动，和以脏腑的生理活动相应的高级精神活动（意识、思维、情感等）的协调统一，是在"心神"主导作用下完成的。现代研究表明，社会——心理因素并不是人类情绪变化的唯一刺激因素。自然现象的变化同样可以引起情绪发生相应变化。如四时更迭、月廓圆缺、颜色声音、气味食物等，都可作用于人体，使之发生情绪改变，进而影响人体生理活动。这说明人体的生理、心理活动是随时随地互相转化，相互影响，有机地统一在一起的。"形神合一"的生命观的具体内容，为中医心理学奠定了坚实的理论基础，并长期有效地指导着中医的临床实践，且为现代科学进一步弄清生命的本质，提供了可贵的线索。

3．心主神明论

心主神明是《内经》提出的假说。《素问·灵兰秘典论》曰："心者君主之官，神明出焉"，即心主持人的心理活动。这里的"心"不是指解剖学组织学中具有一定形态结构的心脏，而是指中医的脏象之心，即冠名以"心"的一个功能系统，它包括了中枢等系统的主要功能。

现在有"心理"与"精神"等概念，我们都知道心理的功能是由大脑产生的，为什么不称为"脑理"而成为"心理"？"精神"又是指的什么现象？

其实这些概念都来源于中医。《灵枢·本神》曰："生之来谓之精，两精相搏谓之神，随神往来谓之魂，并精而出入谓之魄，所以任物者谓之心，心有所忆谓之意，意之所存谓之志，因志而存变谓之思，因思而远慕谓之虑，因虑而处物谓之智。"对于"精""神""心""意""志"等常见的精神现象有明确的记载。可见，最早"精神"的意思中"精"是"精"，"神"是"神"。中医认为"肾藏精"，"精"是天生遗传来的一种物质；"两精相搏谓之神"，来自父母的"精"合在一起形成了"神"。而"神"正是当今所认识到的"精神"现象。可见最初中医对精神现象的认识，体现了物质与精神之间的关系，先有"精"，后有"神"，"精"是"神"的物质基础，"神"是"精"的高级功能。"所以任物者谓之心"，是说人体负责接受和处理外来的信息的为"心"，所以历来中医学强调"心主神明"，也就是"心"是调节精神和心理功能的器官，因此把与精神、心理有关的现象称为"心理"。当然，我们现在都知道心理现象的物质基础是"脑"，而非"心脏"。其实，中医学所讲的"心"，也并非现在解剖概念中的"心脏"，而是古代医学家们在不经过解剖的前提下，通过"取类比象"的方法推理，把人体中负责精神、心理功能，即"主神明"的这个内在的器官命名为"心"，其实包括了现在"大脑"的主要功能。所以在中国文化中，凡是与精神、心理、性格等有关的现象多与"心"有关，如"心情""伤心""信心""心急""关心""狠心""小心眼""悔恨""惊慌""害怕"等等，与心理现象有关的字也多以竖心旁来表示，这些都是源于中医学的这一命名和认识。尽管人们现在知道心理现象是"脑"的功能，但还是误打误撞地把与心理有关的现象称为"心理"，一直沿用至今。

（1）心与心理活动过程。

《灵枢·本神》曰："所以任物者谓之心。"此"任物"指接受来自人体内、外刺激物，并加以反映，这是心的功能。各种感觉与内在脏腑有特异性联系，心开窍于舌，肝开窍于目，脾开窍于口，肺开窍于鼻，肾开窍于耳，但这些均有赖于心神的主宰。

关于认知思维，《灵枢·本神》有一段较完整的论述："所以任物者谓之心，心有所忆谓之意，意之所存谓之志，因志而存变谓之思，因思而远慕谓之虑，因虑而处物谓之智。"主要说明了心主宰认知思维的过程，即认识过程由"任物"感知始，经过"思虑"上升为理性认识，然后指导实践并在实践中得到检验，而这一认识过程是在心神主导下完成的。

（2）脑与心理活动的关系。

现代心理学认为心理活动是脑的机能，这已为人们普遍接受。但能否因此取消中医"心主神明"说呢？长期的中医临床实践表明，这一理论指导防治疾病一直在发挥着良好的效果。事实上，对于心理活动，脑（神经系统部分）的确起着主要的直接的支配作用，但脑以外的脏器、组织对脑内的各种神经递质也有着间接或直接的作用。有些内分泌激素就可以调节、影响人的心理活动，心脏向脑供血，维持脑神经系统的正常机能，而且也向脑神经系统提供各种生物、生化的信息，这均可使脑产生一系列心理、生理反应。心理活动不是某一局部器官的功能，而是以脑为主多脏器整体协调的功能。

4．五脏情志论

中医不仅认为心主神明，而且认为精神活动与五脏皆有关系。《素问·宣明五气论》说："心藏神，肺藏魄，肝藏魂，脾藏意，肾藏志，是谓五脏所藏。"这里的"魂、魄、意、志"指人的几种不同的心理活动，如前述其中包括知觉、记忆、思维、想象、意志、能力等，它们分别归属于五脏。

《内经》认为情志活动与五脏系统也有关系，认为情志活动是脏腑功能的一种表现，情志活动与五脏的联系如《素问·阴阳应象大论》所说，肝"在志为怒"；心"在志为喜"；脾"在志为思"；肺"在志为忧"；肾"在志为恐"。

《类经》指出："心为脏腑之主，而总统魂魄兼赅意志，故忧动于心则肺应，思动于心则脾应，怒动于心刚则肝应，恐动于心则肾应，此所以五志惟心所使也。"因此，认知过程的中枢是在"心神"，心神在五脏情志活动中的起主导作用。中医医学情志理论特色在于不仅强调心神的主导作用，尤其提出了情志与五脏相关的观点。这一观点有效地指导了临床实践，这是有别于现代医学的中医特色的体现。

5．中医睡梦心理

中医认为自然界昼夜阴阳的变化，白昼为阳，黑夜为阴；然昼夜之中又可分阴阳，白昼之上午为阳中之阳，下午为阳中之阴；黑夜之上半夜为阴中之阴，下半夜为阴中之阳。人的睡眠与觉醒要受人身阴阳消长变化的控制。睡眠也是一种心理现象，同觉醒一样也要受心神的主宰，神安则寐，神动则寤。

中医对于梦仍然是从人自身的阴阳消长变化加以解释。中医认为觉醒属阳，睡眠属阴，而阴阳之中又可再分阴阳，故阴中不是绝对无阳，而是阴中有阳，静中有动，阴阳始终处于彼此消长之中。阴中阳长则为浅睡眠状态，梦即出现在此时，阴中阳消则为深睡眠状态，很少有梦。这均与卫气运行有关，卫气属阳，卫气入于阴则眠，但卫气在阴分并非绝对静止，它出入于三阴，从而使睡眠有深浅的变化，浅睡眠时则有梦，深睡眠时则无梦。

梦可以反映疾病的部位：上盛则梦飞；下盛则梦堕；客于膀胱则梦游行；客于大肠则梦田野；客于胆则梦斗讼、自刳；客于项则梦斩首；客于股肱则梦礼节拜起；客于胃则梦饮食；客于小肠则梦聚邑冲衢；客于阴器，则梦接内；客于胫则梦行走不能前及居深地窈苑中；客于胞膻，则梦溲便。

反映疾病的性质：阴阳失调：阴盛则梦涉大水恐惧；阳盛则梦大火燔灼；阴阳俱盛则梦相杀毁伤。五脏失调：心气盛则梦善笑恐畏，厥气客于心则梦见丘山烟火；心气虚则梦救火阳物，得其时则梦燔灼；肝气盛则梦怒，厥气客于肝则梦山林树木；肝气虚则梦见菌香生草，得其时则梦伏树下不敢起；脾气盛则梦歌乐、身体重不举，厥气客于脾则梦见丘陵大泽、坏屋风雨；脾气虚则梦饮食不足，得其时则梦筑垣盖屋；肺气盛则梦恐惧哭泣飞扬，厥气客于肺则梦见金铁之奇物；肺气虚则使人梦见白物，得其时梦见兵战；肾气盛则梦腰脊两解不属，厥气客于肾则梦临渊、没居水中；肾气虚则使人梦见舟船溺人，得其时则梦伏水中若有畏恐。甚饱则梦予，甚饥则梦取。

（二）人格心理

1. 五态人格

"五态人"出自《灵枢·通天》，其中有"太阴之人，少阴之人，太阳之人，少阳之人，阴阳和平之人，凡五人者，其态不同，其筋骨气血各不等"，故称之"五态人"。这五种类型的人禀赋阴阳气血的偏多偏少，是其类型划分的依据。五态人格心理特征各不相同。

（1）太阳人格。

总体特征：阳多而阴极少的一种人格特征，以外向不稳定，兴奋性强，反应强度强，表达直接，动作明显等为主要特征。

常见表现：坚持己见，不屈不挠，独立自信，直率诚恳，争强好胜，主观傲慢，急躁易怒，敢于冲撞，动作迅速，雷厉风行，走路昂首挺胸等。

（2）少阳人格。

总体特征： 阳多而阴少的一种人格特征，以外向稳定，兴奋性较强，反应速度快，灵活性强，动作较多等为主要特征。

常见表现： 机智灵活，乐于交际，开朗随和，兴趣广泛，轻率易变，缺乏耐力与毅力，对新事物敏感而不深刻，喜动恶静，表情动作丰富等。

（3）阴阳和平人格。

总体特征： 阴阳相对平衡的一种人格特征，以心理平衡性强，兴奋性适中，反应平和，适应性强，动作稳妥等为主要特征。

常见表现： 态度从容、情绪稳定、善衡利弊、成熟练达，待人处事妥当，动作适中等。

（4）少阴人格。

总体特征： 阴多而阳少的一种人格特征，以内向稳定，抑制性较强，反应和缓，耐受性强，动作稳重等为主要特征。

常见表现： 为人处事谦谨，踏实稳重，含蓄内敛，计划性强，自制负责，坚持不懈，严肃认真，注重礼节，循规蹈矩，安于现状，语言动作迟缓等。

（5）太阴人格。

总体特征： 阴多而阳极少的一种人格特征，以内向不稳定，抑制性强，反应缓慢而强烈，关注自身，适应性差、动作隐蔽等为主要特征。

常见表现： 思维深刻，想象丰富，善于内省，缺乏自信，多疑敏感，被动退缩，胆小拘谨，不合时尚，不喜社交，易感孤独，喜静恶动，情绪发生慢而体验强烈等。

2．五行人格

阴阳二十五人，出自《灵枢·阴阳二十五人》，是篇根据阴阳五行学说，根据人体禀赋不同，把各种体质归纳为木、火、土、金、水五种类型，每一类型，又以五音的阴阳属性及左右上下等各分出五类，合为二十五种人。因此种个性心理类型是基于木、火、土、金、水五行立论的，故也称作"五行人"。

（1）火型人。

火型之人的体格特征为面色红、面瘦、头小、小手足。其心理特征为："行安地、疾心、行摇、急心"，即走路很快，一想起什么事，恨不能立即办好；"有气"，即此种人办事大胆泼辣，很有气魄；"轻财"，不计较钱财的多少；"少信"，答应别人的事会忘了办或办不到；"多虑"，"因思而存变谓之虑"，说明此种人能长时间坚持脑力劳动；"见事明"，即能较快、较准确地理解问题。总之，典型火型人表现出心理活动为：行动速度快，心理承受能力强，偏外向的特点。

（2）金型人。

金型人的体格特征为：面色白晰，方面小头，小肩背、小腹。其心理特征为："身清廉，急心"，即行动轻快、性急、办事精明利索，为人处事清廉不贪财；"静悍"，即能动也能静，动时表现强悍，动则兴奋，静即抑制，此种人兴奋状态与抑制状态较易于相互转换；"善为吏"，指有管理才能；"敦敦然"，在意志品质上可表现出坚韧的特点。

（3）土型人。

土型人的体格特征一般为：面色微黄、圆面大头、肩背丰满、大腹、小手足。其心理特征主要有："行安地，举足浮"，即步履稳重，做事足以取信于人；"安心，好利人"，指情绪稳定，不易着急生气，别人有困难时乐意相助；"不喜权势，善附人也"，指当不当官无所谓，意思是不好与人争执，善于团结别人，人缘很好；"敦敦然"，诚恳忠厚貌。

（4）木型人。

木型人的体格特征有：面色发苍、青白，长面小头，肩背宽厚、小手足。其心理特征有："有才，好劳心，少力，多忧劳于事"，即有才智，好用心机，善动脑筋；但"少力"，若持续工作或长时间思考便乏力；因好劳心，故易多忧多虑；"佗佗然"，即稳重的样子。

（5）水型人。

水型人的体格特征一般为：面色较黑、大头、小肩、大腹。其心理特征有："动手足，发行摇身"，即好动，行路时身体摇摆，这种人没有养成坐立行走端正的姿式，做事也往往摇摆不定；"不敬畏"，指对人既不恭敬也不知畏惧；"善欺绐人"，即做任何事都要耍些手段；"汗汗然"，即这种人意志柔弱而不坚定。

（三）中医心理诊断模式

焦虑障碍的中医心理治疗，仅根据疾病诊断尚不足以为中医心理治疗提供足够、准确和有效的信息。心理治疗需要参考患者的心理特点、人格特征等因素，因此，在疾病诊断的基础上，应该增加包括情志、人格等内容的中医心理学诊断，这样才能够制定个体化的中医心理治疗方案。

1. "操作化中医心理诊断"模式

可以参照以下"操作化中医心理诊断"模式，以期为中医心理治疗提供可操作的、规范化的诊断依据。

轴Ⅰ：疾病诊断：包括西医和中医疾病诊断。

轴Ⅱ：证候诊断：证候诊断是中医的特色，也是中医辨证论治的主要依据。

轴Ⅲ：情志诊断：

情志诊断与情志相胜治疗是中医心理治疗的特色与优势所在，只有在情志诊断的基础上才能够制定出相应的中医情志疗法的方案。

情志是中医学对现代意义上的情绪的特有称谓，它蕴含现代情绪理论所认识的主要内容。情志不是机体的精神状态，不是对客观事物的反映，不包含意志；它是由内外环境刺激引起的涉及心理、生理两大系统的复杂反应；情志体验、表情及相应的生理、行为变化是其复杂反应的核心内容。

情志主要包括喜、怒、忧、思、悲、恐、惊"七情"。七情既可以是诱发疾病的诱因，也可能是疾病的主要表现。比如因亲人去世可以导致心情不好，情绪低落，即"郁病"（现代医学的"抑郁症"），此时"悲"是致病因素；而"郁病"可以表现为"忧""悲"等不良情绪。

情志诊断主要评估七情在患者情绪方面的表现，以哪种情志表现占优势。

它们的具体含义：喜为轻松、愉快、高兴的体验；怒为愤怒、发火的情绪体验；忧是所面临问题找不到解决的办法而担心，并出现心情低沉、兴趣丧失、性欲低下及自我感觉差等；思为面临的问题得不到解决时产生的担忧、焦虑，或对某人某事的思念；悲是因失去重要的人或物而感到难过、悲伤、悲痛的情绪体验；恐是对某种场所、社交活动或某种情景惧怕不安；惊是突然遭受意料之外事件而产生的紧张、惊奇的情绪体验。

每一种情绪可采用 0～8 分的 9 级评分法，0 分代表没有这种情绪，8 分代表这种情绪非常突出或严重，根据自己的情绪状态在 0～8 分之间选择合适的分数。

轴Ⅳ：人格诊断。

主要是"五态人格"和"五行人格"进行人格分类。可使用杨秋莉等编制的《五态人格测验表手册》来评估。

2. 操作化中医心理诊断的意义

在以上诊断体系中，轴Ⅰ、轴Ⅱ为医学诊断，有助于确定患者的躯体情况和体质，筛查重要疾病；轴Ⅲ、轴Ⅳ为中医心理诊断，有助于从认知、情感、人格和行为特征等方面了解患者的心理特点，以确定相对应的心理治疗方法。在心理治疗中，医学诊断和心理诊断处于同等重要的地位，既相互独立，依据各自的理论模式形成各自的诊断结果，又相互补充，促进不断形成接近求助者客观心理状态的综合的诊断结果。

轴Ⅲ诊断中，忧、悲属同类；惊、恐属同类，故实际上只有怒、喜、思、悲、恐五种基本情志。按照五行的属性分类，上述五种情志分别为木、火、土、和水五种性质。而五行之间有相生相克的规律，即木克土、土克水、水克火、火克金、金克木。"情志相胜"心理治疗就是根据五行相克（相胜）的规律，有意识使患者产生一种情绪去克服、缓解另一种情绪，如喜胜悲、悲胜怒、怒胜思、思胜恐、恐胜喜等。根据"情志相胜"的原则，因势利导，使他的情绪能够正确的疏泄，达到缓解不良情绪的目的，而不是强加于一种情绪刺激。以"悲胜怒"为例，当某人变幻无常、脾气暴躁，对别人充满敌意、憎恨愤怒时（怒），可以肯定地说，他一定潜在地受到了某种伤害。通过团体角色扮演，打破坚冰，透过愤怒和敌意的表层，你所发现的将是令人伤心的泪水（悲）。这样，当他悲伤的情绪充分表达的时候，愤怒也就减轻了。生活中，夫妻之间有时候生气，但到一定时候有一方哭出来的时候，其实愤怒已经化解。

在轴Ⅳ人格诊断中，明确患者的人格类型有助于制定合理的治疗方案，也可以帮助患者完善人格。如"太阳"型的人属于外向型性格，素体阳盛阴虚，患病易化热助阳而伤阴，故在治疗上应该"折其阳而护其阴"，用药上亦应慎用温燥助火之品；情志易保持平静舒畅，戒躁戒怒；饮食宜清淡偏凉，少食辛辣油炸等助火之品。"少阳"也属于外向型性格，但是有差异，少阳比太阳人的自制力要强。在治疗上应注意以下几点：应本着"实阴而虚阳"的原则，注意顾护其阴分，用药亦应慎用温燥助火之品；此性格的人自尊心较强，所以要尊重患者，不能训斥，讽刺，以免损其人格，这样就有利于患者的心身康复；饮食上应清淡偏凉，少食辛辣油炸等助火之品。"少阳"型的人多阴少阳，内向抑郁，往往情志为病居多，即使是他疾，其情志因素往往占有较高的比例。因此在治疗时应注意疏泄肝胆，调畅气机，这样可以提高疗效；情绪宜乐观豁达，应经常开导，使之增强战胜疾病的信心，心理疗法不可忽视；饮食忌用生冷黏腻之品，以免损伤阳气，有碍气机。"太阴"型性格更加内向，迂曲萦绕，行为孤僻，多愁善感，内心体验深刻而决不外露，内心冲突激烈，极易自卑。临床上应注意以下几点：处方应疏肝理胆，调畅气机，注意顾护患者的阳气，慎用寒凉滋腻之品，以免损伤阳气阻碍气机；医护人员注意开导安慰患者，使之心胸豁达，不能训斥，更不能危言耸听，以免引起多疑，背上沉重思想包袱；少食生冷粘腻之品。

第二节　抑郁障碍的中西医心理治疗方法

一、西方心理治疗的主要形式和流派

迄今为止，心理治疗已有 300 多种流派，大多数可以纳入精神分析、行为主义、人本主义、系统论这四大主干体系。这些体系均有自己的理论建构、实证依据和操作技术规范，但在运用于实践时又根据临床情况而有很大的灵活性。按治疗对象分类为个别治疗（individual therapy），夫妻治疗（couple therapy）或婚姻治疗（marital therapy），家庭治疗（family therapy），团体治疗（group therapy）；按学术思想分类为精神分析治疗（psychoanalytic therapy）或心理动力性治疗（psycho-dynamic therapy），行为—认知治疗（behavioral-cognitive therapy），人本主义治疗（humanistic therapy）或咨客中心治疗（client-centered therapy），系统治疗（systemic therapy），森田疗法及现今美国推行的新生活疗法等。

二、中医心理治疗方法

（一）传统中医心理方法介绍

1. 顺情从志法

顺情从志法就是顺从病人被压抑了的情绪、意志，满足病人心身需要使其心情舒畅而治愈疾病，它是我国古代医家历来强调的一种心理疗法。

原理：《灵枢·师传》中说："未有逆而能治之也，夫惟顺而已矣，百姓人民，皆欲顺其志也。"张景岳等古代医家就有这样的临证经验："依情病者，非情不解，其在女子，必得愿遂而后可释。""若思虑不解而致病者，非得情舒愿遂，多难取效。"

《医门补要·人忽反常》中说："凡七情之喜惧爱憎，迨乎居室衣服，饮食玩好，皆与平昔迥乎相反者，殆非祸兆，即是病机，他人只可迎其意而婉然劝解，勿可再拂其性而使更剧也。"在客观条件及伦理道德许可的前提下，尊重、同情、体谅、迁就病人的情绪，创造条件，适当满足病人的愿望，有助于疾病的治疗。

顺情从欲是中医心理治疗和养生保健的重要方法。对于人们心理上的欲望，应当有分析地对待。一要看是否合情合理，是否符合人的正常需要；二要看是否现实可行；三要看是否适度适量。若是合理的欲望，客观条件又能允许时，应当尽力满足其所求或所恶，如创造条件以改变其所处环境，或对其想法表示同情、理解和支持、保证等。

2. 说理开导

说理开导是医生以语言为主要手段与患者交谈，使之明了与疾病有关的道理，以及自己所能做的努力，主动消除心理障碍的一种心理治疗方法。

原理：《灵枢·师传》中记述："人之情，莫不恶死而乐生，告之以其败，语之以其善，导之以其所便，开之以其所苦，虽有无道之人，恶有不听者乎？"清代名医吴鞠通在《医医病书》中说："吾谓凡治内伤者，必先祝由。详告以病所由来，使病人知之而不敢再犯；又必细体变风变雅，曲察劳人思妇之隐情，婉言以开导之，庄言以震惊之，危言以悚惧之，必使之心悦诚服，而后可以奏效如神，于一生得力于此。"

在疾病初始阶段，要"告之以其败"，是我们以良言相劝那些对疾病认识不足的人，帮助病人进行病机分析，说明疾病的危害性，告诉他们在什么情况下会恶化，使病人重视病情。对那些觉得无所谓者，"告之以其败"可引起患者对疾病的充分注意，使之认真对待；对那些敏感、焦虑严重的患者，应注意方式方法，告知疾病预后时要给以战胜疾病的信心。在疾病的发展阶段，要"语之以其善"，有些病人担惊受怕，顾虑重重，对治疗失去信心，我们要用语言开导，进行心理治疗，才能使其病情好转。在疾病的恢复阶段，"导之以其所便"，根据病人的不同实际情况，用不同的语言，做好心理治疗。利用患者不同的心理特点，以其所好为切入点，触及问题后再以有利于疾病的认识、行为加以引导。"开之以其苦"是在前期治疗的基础上，进一步具体帮助患者解除情绪障碍、行为障碍及与之有关的躯体障碍。排除病人的消极心理，开导病人所苦闷的问题，特别是对一些有生理缺陷或绝症病人，要热情关心，善言开导，帮助他们正确对待疾病，正确对待人生，坚强地走出困境。在交谈过程中，要适时适地，不能触及病人的隐私，语言的内容要带有目的性，谈话的中心内容是病人所思所想的内容。通过语言交谈，可使病人从百思不解、想入非非中解脱出来，面对现实，明白事理，树立信心，稳定情绪，变消极心理为积极心理。

3. 情志相胜

"情志相胜"心理治疗，是指在中医阴阳五行学说及情志相胜等理论指导下，医生有意识地运用一种或多种情志刺激，以制约、消除患者的病态情志，从而治疗由情志所引起的某些心身疾病的心理疗法。

原理：《素问·阴阳应象大论》记载有"怒伤肝，悲胜怒""喜伤心，恐胜喜""思伤脾，怒胜思""忧伤肺，喜胜忧""恐伤肾，思胜恐"的说法。金元四大家之一的张子和对此理论做了进一步的探讨和发挥，如张子和所著《儒门事亲》中描述："悲可以治怒，以怆恻苦楚之言感之；喜可以治悲，以谑浪亵狎之言娱之；恐可以治喜，以祸起仓促之言怖之；怒可以治思，以污辱欺罔之言触之；思可以治恐，以虑彼志此之言夺之。"使"情志相胜"心理治疗技术逐渐成形。

"情志相胜"心理治疗是建立在"心神合一"整体观念的基础上的。《素问·阴阳应象大论》说："人有五脏化五气，以生喜怒悲忧恐"，即喜、怒、思、悲、恐等五种基本情绪分别是心、肝、脾、肺、肾等五脏的基本功能。当五脏的功能正常时，不会产生情绪障碍；当各种内外因素刺激下影响到五脏的功能时，就会出现相应的情绪问题。反过来，特定的情绪刺激也会影响到相应的脏腑功能。比如，大怒会伤肝，导致肝脏功能失调，出现胸胁部不适、头晕等症状；如果肝脏功能失调，如肝阳上亢，也会导致个体出现易怒。因此这种理论是建立在心理与身体密切联系的整体观念基础上的，这种通过调整相应脏腑功能来治疗情绪障碍的方法，为心理治疗提供了一种最佳的途径。"情志相胜"疗法是在中医理论指导下，根植于我国传统文化（五行学说），运用朴素的古代心理学思想和情志之间的相互制约的关系来进行治疗，因此具有明显的中医和中国文化特色，更符合中国人的情感特点。笔者曾统计122例中医心理治疗案例，在这些心理治疗案例中，使用最多的就是"情志相胜"心理治疗。统计显示，47.54%的患者在治疗当天病情就获得缓解，而1个月之内缓解的占68%，说明中医心理治疗是一种短程、有效的心理治疗，多数在1个月内使病情获得缓解。

注意事项：

（1）情绪之间的转化与制约实际上与五行关系并不密切，情绪的互相转化与制约既可以符合五行规律，也可能不符合五行的规律。五志之间可能具有五行相胜关系。如"悲胜怒""怒胜思""思胜恐""恐胜喜""喜胜忧"（《素问·阴阳应象大论》）。后世将其演绎为以情胜情的心理疗法，尤其是金元时期的张子和，运用得最为娴熟，匠心独具而成效卓著。但情志伤脏并非拘泥于五行模式，并非一种情志固定伤害某脏，而是呈现多种情志均可伤及一脏，一种情志可以伤及多脏的复杂情况。这些内容在《内经》中多有记载，较之情志伤脏的五行原则，所论更为丰富，形成了情志伤脏的非五行模式。如怒、喜、思、悲、恐均可伤心。怒伤心，"盛怒者，迷惑而不治"（《灵枢·本神》）；喜伤心，"喜乐者，神惮散而不藏"（同上）；思、恐伤心，"心怵惕思虑则伤神"（同上）；悲伤心，"悲哀愁忧则心动"（《灵枢·口问》）。《灵枢·本神》又提出怵惕思虑伤心、愁忧伤脾、悲哀伤肝、乐伤肺、大怒伤肾等，均未按五行配属的格局。同时一种情志也可以伤及多脏，如思不仅可以伤脾，也可以伤心、伤肺、伤肝。思伤心，"思则心有所存，神有所归"（《素问·举痛论》），"心怵惕思虑则伤神"（《灵枢·本神》；思伤肺，"有所失亡，所求不得，则发肺鸣"（《素问·痿论》）；思伤肝，"思想无穷，所愿不得……发为筋痿"（同上）。而在"情志相胜"心理治疗的历代医案中，也有许多并不符合五行的规律。按照五行规律应该为"怒胜思"，但《续名医类案》载："某女子恒笑不止。邱汝诚诊之，问其平时所爱何衣，令着之，使母与其对饮，故滴酒其裙。女大怒，病竟愈"，是"怒胜喜"的案例；《理瀹骈文》载"一妇悲夫成病，其兄画其夫与所私照镜状以示之，妇恚而诟，悲逐减，病旋愈"，则为"怒胜悲"的案例。

因此，在治疗时不必固守"五行"理论。情志与脏腑的关系，以及情志相互转化与制约的规律，可能符合五行相生相克的规律，也可能不符合，情志的五行模式与非五行模式，是两种截然不同的思维方式，前者强调程式化，后者注重随机性。心理学研究表明，人的情感是十分复杂的。通过医案分析也可发现，由于一种情志之偏而致病，可以用一种或多种情志去制胜；采用一种情志刺激的方法，可以治疗多种情志的病变。所以在临床运用时不应拘泥于五行相克理论，应该从患者的实际情况出发，对于符合五行原则的，按五行之理；不符合五行原则的，应以生理、病理为基础，借鉴心理学、心理治疗的相关理论、技术，灵活而巧妙地进行应用。

（2）经典的方法简单，有些不符合伦理要求：《儒门事亲·不寐》篇记载："一富家妇人，伤思虑过甚，二年不寐，无药可疗，夫求戴人治之……（戴人）乃与其夫以怒激之，多取其财，饮酒数日，不处一法而去。妇人大怒汗出，是夜困眠，如此者，八九日不寤。自是而进食，脉得其平。"吴敬梓的《儒林外史》中记述的"范进中举"的故事，范进因过喜而连叫"我中了"呈疯癫状，后经他平时最惧怕的岳父胡屠户打了一个耳光而治愈。以上案例在许多教材以及文献中被当成是"情志相胜"心理治疗的典型案例，但无论是"多取其财"，还是打病人一个耳光，显然都违背了伦理学要求，这在现代心理治疗中根本是不可能实施的。据统计，历代中医心理治疗案例中有18%的案例使用了有悖于伦理的方法，对患者施以痛打、体罚、羞辱等方法，有的甚至因治疗病人，医生本人却引来杀身之祸。

在实际操作中，应结合现代心理治疗"以人为本"的基本要求，实施人性化的治疗，杜绝有违伦理的方法。应根据"情志相胜"的原则，因势利导，使病人的情绪能够正确地疏泄，达到缓解不良情绪的目的，而不是强加于一种情绪刺激。以"悲胜怒"为例，当某人变幻无常、脾气暴躁，对别人充满敌意、憎恨愤怒时（怒），可以肯定地说，他一定潜在地受到了某种伤害，打破坚冰，透过愤怒和敌意的表层，你所发现的将是令人伤心的泪水（悲）。这样，当他悲伤的情绪充分表达的时候，愤怒也就减轻了。生活中，夫妻之间有时候生气，但到一定时候有一方哭出来的时候，其实愤怒已经化解。所以，这是另一种前人没有使用过的"悲胜怒"，不是强加于患者一种不良情绪刺激，而是通过心理治疗的技巧引导患者，它可能更符合临床实践情况，能够在现代临床中实施。

（3）治疗的规范性："情志相胜"心理治疗的原则是利用五种基本

情绪之间的相互制约和转化以达到改善某种不良情绪的目的，但具体如何使患者产生所需要的情绪，各医家使用的方法不一，个体化很强，没有固定的规律可循。因此对于"情志相胜"心理治疗，尽管后世医家也有不少发挥，但鲜有超越张子和者（包括现代的文献著作），以至于在提到"情志相胜"心理治疗时，多列举张子和等古人的治疗案例，而没有现代的临床治疗案例。现在多数中医心理方面的文献以空泛议论为主，许多文章满怀怀古之情，引述和赞赏古人的高明，却没有对这些古代命题进行临床或实验性的实证。

事实上，"情志相胜"心理治疗仅仅是一个原则，即指在中医阴阳五行学说及情志相胜等理论指导下，医生有意识地运用一种或多种情志刺激，以制约、消除患者的病态情志，从而治疗由情志所引起的某些心身疾病。但是如何"运用"情志刺激，运用什么情志刺激，刺激到什么程度，刺激的时间等等相关操作性的问题，均没有一致的说法，因此限制了临床上的使用。根据"情志相胜"心理治疗的原理，结合现代心理治疗的理论与实际，闫少校等提出了"改良中医情绪疗法（Modified TCM Emotional Therapy，MTET）"，以团体治疗的方式，治疗过程分为暖身、治疗和分享三个阶段。治疗中，首先将压抑的、超出正常的情绪通过角色扮演的方式给予宣泄，在一个模拟的场景中，把要发泄的情绪向模拟对象发泄出来，降低超出正常范围的情绪反应；接下来的重要步骤是根据"情志相胜"的理论给予治疗，此治疗阶段中独特之处在于，根据"情志相胜"的原则，因势利导，使病人的情绪能够正确地疏泄，达到缓解不良情绪的目的，而不是强加于一种情绪刺激；治疗中的分享，有助于使团体中的所有成员都能够有机会表达自己的感受，宣泄自己的情绪，同时，成员的相似经验也有助于形成对被治疗者的支持，得到来自团体支持的力量。这是较好的"情志相胜"心理治疗操作流程，方便临床上实施。

4. 移精变气

移情易性，是运用各种方法转移和分散病人精神意念活动的指向，即通过排遣情思，改变心志，以缓解或消除由情志因素所引起的疾病的一种心理疗法。

原理：《素问·移精变气论》："古之治病，唯其移精变气。"唐代王冰认为："移谓移易，变谓变改，皆使邪不伤正，精神复强而内守也。"

明代吴岜撰《素问注》注曰："移易精神，变化脏气。"即转移病人精神，改变病人脏气紊乱的状况。由此可见古代医家是以移易、变更其精神意念活动的方式，促使患者精神康复来达到治疗的目的。

移情易性疗法强调采取积极的调摄方法去解脱各种恶劣情绪、消极情感的困扰，改变和转移其意念活动的指向，克服个性中不适应社会环境的心理倾向。作为中医心理治疗的主要内容之一，是在中医"形神合一"思想的指导下，通过"治神以动其形"而产生积极的心理治疗效应。因此，凡能移情易性的各种方法都可根据病情和心理变化而灵活运用。

5. 气功引导

气功是调身、调息、调心融为一体的心身锻炼技能。非常适合焦虑患者练习。下面介绍一种健身气功——八段锦。

八段锦，是一个十分优秀的传统保健功法。它动作简单易行，健身功效确切显著，是中华养生文化的瑰宝，深受人民群众的喜爱。八段锦由八个动作组成；锦，是指精美华贵的丝织品，这里表示整套练习柔和连绵，滑利流畅。

八段锦同祖国传统养生治病理念密切结合，内炼精气神，外练筋骨皮。整套动作柔和缓慢，圆活连贯；有松有紧，动静相兼。十分适宜焦虑障碍患者、亚健康人群以及体质虚弱的人习练。而且可以不受时间、场地和天气的影响。八段锦当初是由一些治病保健的单式动作发展组合起来的，因此八段锦每一式都有其独自的功效，既可选择单式或几式练习，也可以整套练习。

（1）起式。

出左脚，两脚与肩同宽；两手打开，屈膝，向前抱球；两手放在小腹前，手心向内，呼吸 6～8 次。

（2）第一式，双手托天理三焦。

接上式，两手心转向上，微下移，两手交叉，两腿伸直，同时两手向上抬到胸前的位置，然后外旋，向上撑过头顶，头向上看，然后两眼平时前方，微收下颌。身体不要前俯后仰。接着两手打开，自然从身体两侧下落，同时屈膝抱球。

三焦，是指人体上、中、下三焦，属于六腑之一，位于胸腹之间，其中胸膈以上为上焦，胸膈与脐之间为中焦，脐以下为下焦。人体三焦主司疏布元气和流行水液。这一式为两手交叉上托，拔伸腰背，提拉胸腹，可以促使全身上下的气机流通，水液布散，从而周身都得到元气和津液的滋养。

（3）第二式，左右开弓似射雕。

接上式，重心右移，出左脚，两腿伸直，两手交叉，左手成八字掌，右手虚握成拳，同时马步下蹲，成左右拉弓之式，同时眼望左手。右手划弧，两手同时变掌打开，收左脚，两脚并拢，两手抱球。重心左移，右脚向外跨一大步。同时两手交叉，右手在外，右手变八字掌，左手虚握拳，屈膝成马步，向右拉弓。重心在两腿之间。

这一式展肩扩胸，左右手如同拉弓射箭式，招式优美；可以抒发胸气，消除胸闷；疏理肝气，治疗胁痛；同时消除肩背部的酸痛不适。对于那些长期伏案工作，压力较大的白领人士，练习它可以增加肺活量，充分吸氧，增强意志，精力充沛。

（4）第三式，调理脾胃须单举。

接上式，右脚收半步，两脚与肩同宽，屈膝，同时两手在腹前抱球，手心向上。左手向上抬到胸前，翻腕上托，同时右手向下按落到身体右侧。两腿伸直。左手自然下落，同时屈膝，两手在腹前抱球，手心向上。

脾胃，是人体的后天之本，气血生化的源泉。中医认为，脾主升发清气，胃主消降浊气。这一式中，左右上肢一松一紧的上下对拉，牵拉腹腔，对脾胃肝胆起到很好的按摩作用，并辅助它们调节气机，有助于消化吸收，增强营养。

（5）第四式，五劳七伤往后瞧。

接上式，两手心向下，放在身体两侧，两腿微屈。两腿伸直，两手心转向后，全身放松，同时两手心外旋，外展，两臂抬起与身体成四十五度角。眼睛看着左手。挺胸收下颌。两手内旋，两手心向下，放在身体两侧，同时两膝微屈。

五劳，是心、肝、脾、肺、肾五脏的劳损；七伤，是喜、怒、忧、思、悲、恐、惊的七情伤害。五劳七伤，犹如今天的亚健康；长期劳顿，没有及时修养生息，终究造成损伤的累积。这一式，转头扭臂，调整大脑与脏腑联络的交通要道——颈椎（中医称为天柱）；同时挺胸，刺激胸腺，从而改善了大脑对脏腑的调节能力，并增强免疫和体质，促进自身的良性调整，消除亚健康。

（6）第五式，摇头摆尾去心火。

接上式，手心向上，在小腹前抱球。重心左移，出右脚，两腿伸直，两手心向上抬到胸前，翻腕上托，手打开，同时屈膝成马步。两手放在两膝上方，拇指向后。重心右移，眼睛看着右脚尖，以头部带动身体，向前，向下，向右，向后，划弧，身体转正，重心稍上移。重心左移，眼睛看着左脚尖，以头部带动身体，向前，向下，向左，向后，划弧，身体转正，重心稍上移。

心火者，思虑过度，内火旺盛。要降心火，须得肾水，心肾相交，水火既济。这一式，上身前俯，尾闾摆动，使心火下降，肾水上升，可以消除心烦、口疮、口臭、失眠多梦、小便热赤、便秘等等症候。

（7）第六式，双手攀足固肾腰。

接上式，重心左移，右脚收半步，同时两手向身体两侧打开，向上举过头顶，手心相对，两手心向下按落，到小腹前向前平抹，指尖转向前，两臂向上抬过头顶，两手心相对。两手心向下按落，到胸前从腋下向后穿出，两手沿着背部两侧向下，经过臀部，弯腰，再经过两腿向下，到两脚跟，脚尖，向前划弧向上抬起。两手向上抬过头顶，手心相对。

这一式前屈后伸，双手按摩腰背下肢后方，使人体的督脉和足太阳膀胱经得到拉伸牵扯，对生殖系统、泌尿系统以及腰背部的肌肉都有调理作用。

（8）第七式，攒拳怒目增气力。

两手自然下落于身体两侧，握拳，拇指在内，同时出右脚，屈膝下蹲成马步。左拳向前冲出，动作不宜过快，拳眼向上，与肩同高。同时两眼圆睁。目视左拳。左拳内旋打开，放松，外旋握拳，拇指在内。缓慢收于身体左侧。

中医认为，肝主筋，开窍于目。这一式马步冲拳，怒目瞪眼，均可刺激肝经系统，使肝血充盈，肝气疏泄，强健筋骨。对那些长期静坐卧床少动之人，气血多有郁滞，尤为适宜。

（9）第八式，背后七颠百病消。

接上式，两臂自然下落于身体两侧，同时收右脚。两脚并拢。重心上移，脚跟抬起。保持重心，身体不要前倾。口中默念："一、二。"数一时，脚跟落下一半，数二时，足跟着地。全身放松。

这一式动作简单，颠足而立，拔伸脊柱，下落振身，按摩五脏六腑。俗话说：百步走不如抖一抖。这一式下落振荡导致全身的抖动，十分舒服，不仅可以有利于消除百病，也正好可以作为整套套路的收功。

（10）收式。

两手交叉，放于小腹前，（男）左手在内，右手在外。（女）右手在内，左手在外。自然呼吸。

6. 中医音乐疗法

中医的音乐疗法是根据宫、商、角、徵、羽（分别对应1、2、3、5、6）这五音表现为基础，以五调式来分类，力求准确地符合五脏的生理节律和特性，结合五行对人体体质人格的分类，分别施乐，从而达到促进人体脏腑功能和气血循环的正常协调。

传说在古代，真正中医大师不用针灸和中药，而是用音乐。"一曲终了，病退人安"。

原理：音乐可以感染、调理情绪，进而影响身体。在聆听中让曲调与情志、脏腑之气产生共鸣，达到鼓动血脉、通畅精神和心脉的作用。当音乐振动与人体内的生理振动（心率、心律、呼吸、血压、脉搏等）相吻合时，就会产生生理共振、共鸣。这就是中医音乐疗法的现代医学理论基础。

应用：可根据中医辨证、病变的脏腑定位，采取对应的中医音乐治疗方案。

（1）肝：肝比较喜欢爽朗、豁达。我们如果长期被一些烦恼的事情所困扰，肝就会使我们体内的本该流动的气处于停滞状态，时间稍久，就会逐渐消耗肝的能量，产生种种不适。

肝常见不适：抑郁、易怒、胀痛、口苦、痛经、舌边部溃疡、眼部干涩、胆小、容易受惊吓。

属肝的音阶：角音，相当于简谱中的"3"。角调式乐曲：有大地回春，万物萌生，生机盎然的旋律，曲调亲切爽朗，有"木"之特性，可入肝。

最佳曲目：《胡笳十八拍》。肝顺需要木气练达，这首曲子中属于金的商音元素稍重，刚好可以克制体内过多的木气，同时曲中婉转地配上了较为合适的属于水的羽音，水又可以很好地滋养木气，使之柔软、顺畅。

最佳欣赏时间：19：00～23：00。这是一天中阴气最重的时间，一来可以克制旺盛的肝气，以免过多的肝气演变成火，另外可以利用这个时间旺盛的阴气来滋养肝，使之平衡、正常。

（2）心：五行属火。

常见不适：失眠、心慌、心胸憋闷、胸痛、烦躁、舌尖部溃疡。

属心的音阶：徵音，相当于简谱中的"5"。徵调式乐曲：热烈欢快，活泼轻松，构成层次分明，性情欢畅的气氛，具有"火"之特性，可入心。

最佳曲目：《紫竹调》。心气需要平和，这首曲子中，运用属于火的徵音和属于水的羽音配合很独特，补水可以使心火不至于过旺，补火又可使水气不至于过凉，利于心脏的功能运转。

最佳欣赏时间：21：00～23：00。中医最讲究睡子午觉，所以一定要在子时之前就要让心气平和下来，过早过晚听都不太合适。

（3）脾：五行属土，是我们身体里的重要能量来源，身体活动所需要的能量，几乎都来自脾胃，经过食物的消化吸收，才能转化成能量供应给各个脏器。暴饮暴食、五味过重、思虑过度等都会让我们的脾胃承担过重的负担。

常见不适：腹胀、便稀、便秘、肥胖、口唇溃疡、面黄、月经量少色淡、疲乏、胃或子宫下垂。

属脾的音阶：宫音，相当于简谱中的"1"。宫调式乐曲风格悠扬沉静，淳厚庄重，有如"土"般宽厚结实，可入脾。

最佳曲目：《十面埋伏》。脾气需要温和，这首曲子中运用了比较频促的徵音和宫音，能够很好地刺激我们的脾胃，使之在乐曲的刺激下，有节奏的进行对食物的消化、吸收。

最佳欣赏时间：在进餐时，以及餐后一小时内欣赏，效果比较好。

（4）肺：五行属金。

肺常见不适：咽部溃疡疼痛、咳嗽、鼻塞、气喘、容易感冒、易出汗。

属肺的音阶：商音，相当于简谱中的"2"。商调式乐曲风格高亢悲壮，铿锵雄伟，具有"金"之特性，可入肺。

最佳曲目：《阳春白雪》。肺气需要滋润，这首曲子曲调高昂，包括属于土的宫音和属于火的徵音，一个助长肺气，一个平衡肺气，再加上属于肺的商音，可以通过音乐把你的肺从里到外彻底梳理一遍。

最佳欣赏时间：15：00～19：00。太阳在这个时间段里开始西下，归于西方金气最重的地方，体内的肺气在这个时段是比较旺盛的，随着曲子的旋律，一呼一吸之间，里应外合，事半功倍。

（5）肾：五行属水。

肾常见不适：面色暗、尿频、腰酸、性欲低、黎明时分腹泻。

属肺的音阶：羽音，相当于简谱中的"6"。羽调式乐曲：风格清纯，凄切哀怨，苍凉柔润，如天垂晶幕，行云流水，具有"水"之特性，可入肾。

最佳曲目：《梅花三弄》。肾气需要蕴藏，这首曲子中舒缓合宜的五音搭配，不经意间运用了五行互生的原理，反复的、逐一的将产生的能量源源不断输送到肾中。一曲听罢，神清气爽，备感轻松。

最佳欣赏时间：7：00～11：00。这段时间在一天里是气温持续走高的一个过程，人和大自然是相互影响的，在这个时间段，太阳在逐渐高升，体内的肾气也蠢蠢欲动地受着外界的感召，如果此时能够用属于金性质的商音和属于水性质的羽音搭配比较融洽的曲子来促使肾中精气的隆盛。

（二）中西医结合心理治疗介绍，道家疗法及改良中医情绪疗法

传统中医心理治疗方法尽管均设计巧妙，但没有固定的操作规范和标准，需要医生在临床上灵活发挥。当代医家在传统心理治疗方法的基础上，结合西方心理学理论，总结、发展了一些实用的中医心理治疗技术。

1.中国道家认知疗法

杨德森总结提出。老庄的道家人生哲学与我国另一大哲学派系即孔孟的儒家人生哲学是人生不同侧面的反映，前者适合于身处逆境者，后者更宜于一帆风顺者，二者互补，构成完整的人生。

道家认知疗法的四条原则，即32字保健诀。

（1）利而不害，为而不争。

此条由《老子》二十二章中的"不争之德"引伸发展而来。利而不害，意思是说只做利己利人利天下之事，不为害己害人害社会之举。为而不争是指做事要尽力而为，且不争名争利，不与人攀比，不妒贤嫉能。前句属起码要求，应从现时做起，后句为崇高境界，需长期修养。

（2）少私寡欲，知足知止。

《老子》十九章、四十四章、四十六章，及《庄子·逍遥游》中反复强调了少私寡欲、知足知止的思想。人要生存、要发展，总是有欲望的，但老庄认为欲海难填。要减少私心、降低过高的物质欲望和对名誉地位的追求，只有知足，才会常乐；只有知止，才能避免危险。

（3）知和处下，以柔胜刚。

知和处下，是由《老子》四十一章中"上德若谷"的思想演化而来，和谐是天地万物的根本规律，谦恭是中华民族的传统美德，知和处下能减少人际冲突、维持安定团结。以柔胜刚的思想则出于《老子》四十三章和七十八章。老子以水为例，天下柔弱莫过于水，随圆而圆，随方而方，但大家都知道滴水穿石和水容万物的道理。

（4）清静无为，顺其自然。

此句是老庄哲学的核心思想之一。老子崇尚"静"，即所谓"非宁静无以致远"，老子的"无为"，不是什么都不做，这里的"无为"是与"妄为"的对抗。顺其自然，就是说不要勉强去干那些有悖于自然规律的事情，不要强迫蛮干、不要倒行逆施、不要急于求成。要了解和掌握事物发展的客观规律，因势利导，循序渐进，才能事半功倍、游刃有余。否则的话，就是拔苗助长、劳命伤财、费力不讨好。

总之，要让患者领悟道家思想的真谛。它不是一种纯粹消极的保守思想，不是要人去听天由命。它的最高境界是认识自然规律、顺应自然规律、外柔内刚、后发制人、不言自明、不战自胜。

可以通过个别交谈的形式，亦可进行集体宣讲。要求患者透彻理解32字保健诀，并反复颂读乃至背颂。每位患者应备"日记本"一册。首页抄录32字保健诀，并列出自己原有的价值系统和应对方式与之对照，找出自己原来价值系统和应对方式中的不当或不适之处。按照32字保健诀，制定矫正计划并布置家庭作业，强调反复练习运用新的价值系统和应对方式解决实际问题，并逐日记录心得体会。

2. 改良中医情绪疗法（MTET）

由闫少校医生总结发展。它以传统中医阴阳、五行理论为指导原则，在传统"情志相胜"等心理疗法的基础上，结合了穴位刺激与现代心理治疗主要技术。

操作步骤：①设置目标：让患者放松30秒钟，说出当下内心感受到的最困扰自己的问题（A），与患者讨论确定此治疗目标。②自我接纳：引导患者将"问题"与"自我"分离（即从心理上将人和病分开），通过角色扮演让患者认识到"自我"有力量战胜"问题"，通过自我关爱重新认识和接纳自己。③穴位刺激：让患者食指和中指并拢依次敲打百会、攒竹、瞳子髎、承泣、人中、膻中等穴位各 10 次，并默念暗示语"尽管我有 A，但我完全接纳自己"。④情绪脱敏：引导患者做眼球顺时针转一圈、眼球逆时针转一圈的动作，重复 3 次上述步骤。⑤评估与结束。鼓励患者讲出接受治疗的感受、收获和下次治疗的希望，治疗结束。

MTET 整合了多种行之有效的心理治疗技术。一是中医"祝由""情志相胜"等心理治疗技术。"祝由"指一种以安慰和暗示为主治疗疾病的一种心理治疗方法。本治疗中的暗示语"尽管我有 A，但我完全接纳自己"，其治疗理念即来源于"祝由"疗法。与以往"祝由"疗法不同，制定了统一的标准暗示语，使这一古老的技术更具有可操作性。"情志相胜"理论同样来源于《黄帝内经》，根据中国传统"五行"学说，人的怒、喜、思、悲、恐五种基本情绪，分别对应"木""火""土""金"和"水"，因为五行之间有"相生相克"的关系（木克土、土克水、水克火、火克金、金克水；木生火、火生土、土生金、金生水、水生木），因此，相对应的五种情绪也有相生相克关系，即"情志相胜"（即怒制约思、思制约恐、恐制约喜、喜制约悲、悲制约怒；怒转化为喜、喜转化为思、思转化为悲、悲转化为恐、恐转化为怒）。但临床观察情绪之间的转化与制约与五行关系并不密切，情绪的互相转化与制约既可以符合五行规律，也可能不符合五行的规律。实际上是正性、积极的情绪可以制约或战胜负性、消极的情绪。因此在 MTET 中，摒弃了刻板的"五行"理论，而是以积极情绪代替或抵消消极的情绪。MTET 治疗中将"问题"与"自我"分离，是根据"情志相胜"原理，将制约正性、积极情绪的消极因素从患者的心理层次去除，使自我正性的、积极的情绪能够得以释放；同时在治疗中通过角色扮演让患者认识到"自我"有力量战胜"问题"，通过自我关爱重新认识和接纳自己，则是使调动患者的积极因素去制约和战胜抑郁、焦虑等负性情绪，是对古老中医"情志相胜"技术的全新诠释和运用。

二是 MTET 运用了中医经络理论。文献报道，刺激或敲打特定的穴位可以调整和改善情绪，我们在临床上注意到，当人们恐惧的时候，通常会觉得百会穴位置"头皮发麻"；紧张或焦虑的时候攒竹和瞳子髎穴位附近的"眼皮跳"；而当愤怒的时候，人们会自发的做出"捶胸顿足"等刺激膻中穴和涌泉穴位置的动作等现象。按照中医经络理论，以上现象说明相应部位的经络运行不畅通，导致气血运行受阻，进而诱发身心健康问题。

而刺激特定部位的穴位，则可以使相应的经络气血运行得到改善，进而改善身心问题。考虑到穴位的位置的操作方便性，选择敲打百会、攒竹、瞳子髎、承泣、人中、膻中等穴位。需要特别指出的是，一方面敲打穴位即是刺激穴位和经络，这本身可以起到治疗作用；另一方面在敲打穴位的同时给予暗示治疗，穴位刺激和暗示治疗的效果可以相互增强。MTET 中情绪脱敏的步骤，是通过眼球的运动对患者的负性情绪进行"脱敏"，并对新信念进行"再加工"，实际上借鉴了现代心理治疗中眼动脱敏与再加工治疗（Eye Movement Desensitization and Reprocessing，EMDR），EMDR 治疗一个重要的步骤就是通过双侧刺激眼动来激活存在于大脑内的适应性信息加工系统，使求助者在过去的创伤中形成的非适应性的或功能障碍的信息的各个方面（表象、情绪、认知、躯体不适）转化为适应性的解决方式，形成健康的应急反应模式，接受并适应随之而来的丧失，重新建立同环境的社会和情感联系。

三、抑郁障碍伴发的几种不同类型焦虑障碍的心理治疗

（一）强迫

1. 精神分析治疗

在初始访谈戒断（3 次左右）后做出心理动力学诊断评估：主要症状的性质是什么？人格结构及其自我体验和认识如何？与症状形成有关的焦点心理冲突是什么？主要防御机制是什么？治疗中的移情与反移情？与患者讨论治疗的目标、设置，确定时间、收费等事宜。进入治疗阶段后，通过对阻抗的识别和处理，对移情与反移情的觉察和理解，以及运用澄清、面对、解释和修通的技术对患者进行治疗。在结束治疗阶段主要处理体验失落、分离和进一步巩固自我探索的能力和技巧。

2. 行为治疗

第一步是对症状的形成做行为分析，包括分析强迫症状形成和持续存在的条件刺激因素；第二步是制定消除强迫症状的作业表，如制定脱敏作业表，或采用奖励性机制建立新的行为。

3. 中医心理治疗：穴位刺激调控法

在行为治疗的同时，可采用刺激劳宫穴、内关穴。穴位刺激方法：使用韩式穴位神经刺激仪，频率 50Hz，对两侧上肢内关穴进行穴位刺激调

控治疗，每次30分钟。中医理论认为强迫症属于中医的情志疾病的范畴，临床上以心、肝、脾等较为多见。《针灸甲乙经》中写道："心澹澹而善惊恐，心悲，内关主之。"该穴位有快速解除心悸、焦虑及养心安神的疗效。此外，从临床治疗的实践来看，选择上肢的穴位便于同时进行行为疗法，故选择手厥阴心包经的内关穴。

（二）恐怖

1. 系统脱敏治疗

（1）建立恐怖或焦虑的等级层次。这一步包含两项内容：

找出所有使求治者感到恐怖或焦虑的事件。

将求治者报告出的恐怖或焦虑事件按等级程度由小到大的顺序排列。

（2）放松训练。一般需要6～10次练习，每次历时半小时，每天1～2次，以达到全身肌肉能够迅速进入松驰状态为合格。

（3）系统脱敏练习：包括放松、想象脱敏训练、实地适应训练。

例如恐怖症患者对人群、拥挤的人群特别是在人群中被异性触碰后反应激烈，可见人群、异性人群是引起反应的物体。

按刺激的强弱程度制订刺激步骤：

第一，想象自己在拥挤的电梯里、想象自己周围挤满了异性，感到紧张时深呼吸，调节情绪。让她在这种不断的"想象"中，获得对人际交往那种可怕情景的免疫力。

第二，在大街上远距离观看异性人群想象自己就在人群中。告诉自己没有人想伤害自己。

第三，走在大街上，面对迎面走过的异性，告诉自己"没有人特别留意我，我和其他人没有什么不同"。

第四，在公汽等人群拥挤的地方与异性近距离接触。

第五，在电梯中，与身旁的异性有目光接触。

通过以上几个步骤的练习，可以纠正惧怕异性，心里紧张的弱点，增强心理的承受力。

系统脱敏法的关键是确定引起过激反应的事件或物体。但有时较容易看到的过激反应事件，并不一定是真正引发心理障碍的原因。所以应找到真正的致病原因，结合"认知调整法"标本兼治。如有的人异性交往恐惧只是一个表面现象，当医生不理解致病的真正原因时，系统脱敏的效果并不理想。后来找到了真正的致病原因——身体缺陷导致自卑、逃避、幻想、心理失衡时，对自身身体采用系统脱敏和认知调整法相结合的方法进行治疗，立即取得良好的效果。

2．中医心理治疗——习以平惊疗法

就是让患者习惯于接触引起焦虑的刺激因素，提高其适应能力，使之不再对该刺激因素敏感，以治疗由情志因素所引起病证的一种心理疗法。

《续名医类案·惊悸》载："张子和治卫德新之妻，旅中宿于楼上，夜值盗劫人烧舍，惊坠床下，自后每闻有声，则惊倒不知人……诸医作心病治之，以人参珍珠及定志丸皆无效。张见而断之曰：惊者为阳从外入也，恐者为阴从内出也。惊者谓自不知故也，恐者自知也……乃命二侍女，执其两手，按高椅之上，当面前置一小几，张曰：娘子当视此，一木猛击之，其妇大惊。张曰：我以木击几，何以惊乎？伺稍定击之，惊又缓，又斯须连击三五次，又以杖击门……徐徐惊定而笑曰：是何治法？张曰：内经云，惊者平之，平者常也，平常见之，必无惊……夫惊者神上越，从下击几，使之下视，所以收神也。一二日虽闻雷声亦不惊……"本案例是以惊恐之法，治疗由惊恐所致的惊悸症，也就是习以平惊疗法。

习以平惊疗法类似于上述系统脱敏疗法，循序渐进地帮助病人解除惊恐。让病人长时间处在最惧怕的逼迫情境中，逐渐提高对恐惧的适应性，最终消除恐惧，对原来惧怕的刺激个再敏感，重新建立正常的行为方式。

四、病例分析

（一）病例摘要

1．基本信息

徐某某，男 19 岁，高中文化，学生。

2．主诉

抑郁、焦虑伴失眠 1 年。

3．现病史

2011 年因高考失利，感到前途一片渺茫，看不到希望，出现情绪低落、兴趣丧失、意志减退，失眠，多梦，乏力，食欲下降。于某院做头颅CT、脑电图检查，未见明显异常。在当地某精神卫生中心诊断为抑郁症，服用中西药（具体药物不详），效果不佳，前来心理科就诊。

4. 检查

望诊：表情严肃，精神紧张，眉头紧锁，面色青黄，舌质红，苔薄黄。

闻诊：语声低微，语速慢。

问诊：作为家里的独生子，爷爷非常宠爱，父亲相对严格，经常当众指责孩子，母亲性格内向懦弱，家里人比较迷信，奶奶经常搞一些迷信活动，孩子自幼胆小，听话老实。目前患者已经辍学在家，主要表现为情绪低落，生活没有动力，失眠，晚上10点上床，12点多才入睡，6点多起床，第2天乏力，食欲不佳，容易紧张，注意力不集中。

切诊：脉弦滑。

心理测查：

MMPI：抑郁症104，躯体形式障碍70，疑病症66，癔症69。

SCL90：抑郁110，恐惧80，强迫71。

5. 诊断

焦虑障碍，抑郁状态。

（二）治疗：采用汪氏TIP（Thoughts Imprint Psychotherapy in Lower Resistance State，TIP即低阻抗意念导入法）技术治疗

1. 访谈摘要（提纲式作业）

从小我就是个老实而胆小的孩子，每次父母出门，我会很怕他们出事，于是在他们出门时我会不停地嘱咐他们路上慢着点。

5岁的时候，看到电视上一个鬼的样子，当时很害怕，就躲在爸爸的后面。从那以后跟小伙伴一起看电视，我也不让他们看恐怖的镜头。

我的爷爷和爸爸都是老师，他们从小就告诉我要好好学习，所以我很在意自己的学习成绩，虽然小学学习很好，但是一到考试还是会担心考不好，容易紧张。

小学的时候我就害怕鬼和死人，认识的同学中有父母或者爷爷奶奶去世，我就会感觉害怕，不敢要他们的东西，甚至不敢跟他们继续做朋友。

8岁上小学二年级的时候，爷爷生了很严重的病，爸爸妈妈一直不告诉我爷爷得的是什么病，但是我知道他病得很严重，因为我看到爷爷一点点变瘦，爸爸妈妈也经常哭泣，一直到他去世。我清楚地记得爷爷临走前让我好好学习，甚至记得他闭眼睛的那一刻，以及后来他的遗体就放在外面的屋子里，那时候我闭上眼睛就害怕。奶奶和爸爸都相信灵魂，他们说

经常会梦到爷爷，听了这些话我感觉自己好像也开始在意自己的梦，也会梦到死去的爷爷，我从此就更加害怕了，有时候会尝试着念一些咒语让自己感觉到安全。

上初中以后，我还是很胆小不敢一个人睡觉，但是爸爸总是在很多人面前说我胆小，把我和别人家的小朋友比，说我没用，让我感觉自己很丢人，我就变得很内向。有一次他说我，我生气了就不理他了，他竟然也不理我了，还故意在大街上说我这么大了还跟父母一起睡，我从他的表现中感觉出他不喜欢我，因为这件事情爸爸经常打我，我也不敢反抗，害怕他们不要我，我就经常想起爷爷在的时候多么爱我。

初中二年级，我在回家的路上看到一个和爷爷特别像的人正在和一个人说话，我特别害怕，赶紧跑回家，回家后告诉奶奶，他们都说是我太想念爷爷了，但是我的心里一直不能平静，还是很害怕，我后来也知道不可能是爷爷，但始终觉得那一幕很真实。

高一我就去了一个新的学校上学，离开了原来熟悉的同学，我就觉得很孤独，有时候会想起一些很害怕的事情，经常情绪很低落，注意力不集中，学习成绩也开始下降，爸爸妈妈也开始着急我的学习，就去医院看病，吃了很多药也没有用，休息了一个月感觉好点了就去上学了。

高二，不知道什么原因，可能是低血糖，我晕倒了，醒来后就很担心自己的身体，注意力不能集中，加上学习压力较大，学习成绩下降，总是感觉自己不如别人，晕倒的情景一直在我的脑海中出现，我也担心自己的身体。

高三，因为面临高考，对学习成绩更加关注。因为学习成绩下降，爸爸总是说我没出息，老师也总是把我跟别的同学比较，我有时很羡慕那些学习好的同学，甚至有点嫉妒，我觉得自己被孤立了，我想改变自己，想跟同学们搞好关系，但是却因为多跟女生说了几句话，被几个学体育的男生欺负，我害怕因为打架会被开除所以就忍了，还是一个人学习，每天除了自己学习就是担心考试，身边的同学说话我都觉得很厌烦，担心他们打扰我，我想让自己注意力高度集中，但是却做不到，在这种情况下我去参加高考了，可想而知考的非常不好，我自己很绝望，爸爸妈妈也很伤心，我觉得对不起他们，那个暑假一家人情绪都很低落，我也不愿意出门，爸爸妈妈一直劝我从新再考一次，但是我自己没有信心，又怕再一次让他们失望，每天都在考虑是否复读的事情，感觉压力越来越大，想做些什么也没有精力，甚至不想说话，脾气也变得暴躁，会莫名地紧张，一谈到学习、高考的话题就会紧张不知所措。我感到自己不孝，高考失利，从小到大没能让爸爸妈妈感到骄傲过，真没用。

2. 病史分析

由问诊内容和患者的提纲式作业可以看出，作为家里的独生子，患者承担着全家人的希望，从小受到爷爷的宠爱，对爷爷形成很深的依恋，一方面父亲相对严格，经常当众指责，内心产生自卑，奶奶经常搞迷信活动，以及小时候被电视中的鬼吓到过，使其从小就形成了比较胆小的性格，爷爷的去世带给他的一方面是依恋的丧失；另一方面，家里人对爷爷去世的反应以及爷爷去世的场景，也加重了其不安全感，进一步加固了胆小怯懦的个性，因为害怕一直跟父母睡在一起，无形中产生对父母的过度依恋，另一方面爸爸当众的羞辱也使患者内心更加地自卑，学习环境的改变，学习成绩的下降，学习压力的增大，作为外界因素，加上患者胆怯、隐忍、自卑的性格，成为患者出现抑郁症状的根源，高考的失利，父母的失望再一次对患者造成打击，诱发了疾病。

3. 治疗过程

第一次就诊：采集病史，完善相关检查，明确诊断，布置提纲式作业，约定下次治疗时间。

第二次就诊：正式进入治疗过程，治疗要点：

①低阻抗状态营造：听放松音乐15分钟后观察患者进入低阻抗状态。在低阻抗状态下应用正向诱导法降低患者的阻抗，测试患者对治疗的敏感度。

在低阻抗状态下应用记忆与病史追溯技术带患者飘到小时候，以顺时回忆法，根据提纲式作业的内容引导患者回忆成长的整个过程，从新体验成长中的痛苦与委屈。

②应用情志疏导技术，通过述情、共情、动情、解情释放患者长久以来积压的负性情绪和委屈压抑感。

③在病史回忆的过程中应用分析领悟技术，使患者领悟到成长经历、父母的教养方式、自我应对方式对性格和疾病的影响，客观地看待自己的疾病。

④应用信心增强技术，增强患者的治疗信心和勇气。

第三次就诊：上次治疗反馈：经过上次的治疗，觉得放松了很多，情绪也好了很多，感觉自己信心增强了，目前主要症状是入睡困难，多梦。

治疗要点：

①听放松音乐15分钟后观察患者进入低阻抗状态。在低阻抗状态下应用正向诱导法降低患者的阻抗，测试患者对治疗的敏感度。

②应用病史回顾和分析领悟技术：针对爷爷奶奶的呵护，爷爷去世，相信鬼神等事件，让其领悟到自己胆小，内向性格形成的原因。

③在低阻抗状态下应用再成长治疗技术结合提纲式作业和治疗反馈进行3～5岁再成长治疗，成长锻炼要素主要是：独立自主意识，胆商。导入的情景和故事包括以下几点：

让其脱离对爷爷奶奶的依恋，进行胆商训练，遇见死人之事不再害怕。

• 3岁当爷爷拽着你，你把爷爷的手甩开，当奶奶要背你的时候，你会拒绝，当他们牵着你的手，你甩开他们的手，跑开了，跑得很快，跌倒了，爷爷奶奶在远处很快跑过来，你自己很快站起来，拍一下身上的泥土。奶奶要拽你，你不干，你还要跑，在草地上玩虫子，别的小朋友玩，你也玩，慢慢地培养自主独立意识。

• 4岁和小朋友打闹，有个大哥哥把你放倒，老师还训斥了你，爷爷也不支持你，打得过就别别人一顿，你学坏了，玩滑梯时，你把其他小朋友推到后面，老师把你臭骂了一顿，但很快就过去了，情景导入，锻炼其胆商。

• 5岁正好一个灵车走过，你和小朋友打打闹闹，人家把你骂了一顿，但你无所畏惧。人类所走过的每一寸土地上，都埋葬着我们的祖先，每天都有新人来到这个世上，老人离开这个世界，无论爷爷如何好，也终有一天会离开自己，你的胆量越来越大，锻炼胆商。

• 应用睡眠调控技术中环境适应技术：让其对外界干扰与睡眠剥离，增加睡眠信心。

第四次就诊：

上次治疗反馈：经过上次治疗，了解到了自己胆小是和爷爷奶奶的呵护有关系，心情豁然开朗，自己的信心增强。

治疗要点：

①听放松音乐 15 分钟后观察患者进入低阻抗状态。

②在低阻抗状态下应用再成长技术，根据患者的提纲式作业和发病路线图，针对其人格偏离进行 5 ～ 7 岁再成长治疗，通过正常的成长与异常的成长过程对比，引导患者看到自己的问题。逐渐摆脱对家人的依赖，增强自己的自主意识，提高胆量。导入的情景和故事包括以下几点：

• 5 岁导入和小朋友一起玩，回家中自己睡，跌倒了很快就爬起来的情景，锻炼胆商。

• 6 岁导入发现女孩不一样的地方，爷爷帮你穿衣服，你不让他穿的情景，培养自主意识。

• 7 岁导入上课被批评，很快就过去了，贪玩，努力提高成绩的情景，锻炼胆商，培养自主意识。

第五次就诊：

上次治疗反馈：现在每晚可睡 5 ～ 6 个小时，醒后入睡困难，每晚醒 2 次左右，紧张时头痛，注意力不集中，疲乏改善。

治疗要点：

①听放松音乐 15 分钟后观察患者进入低阻抗状态。

②在低阻抗状态下应用分析领悟技术：使患者领悟失眠是由于其做事完美的性格造成的。

③应用睡眠环境调控技术：使其适应外界嘈杂的环境，将环境与睡眠剥离。

④在低阻抗状态下应用再成长技术，根据患者的提纲式作业和治疗反馈：进行 5、6 岁再成长治疗，锻炼其胆商。导入的情景和故事包括以下几点：

• 5 岁导入上课不集中注意力，遭到老师批评，没放在心上，继续和同学小声说话的情景，锻炼胆商。

• 6 岁导入和同学打架，被老师批评，处罚，很快就忘记了的情景，锻炼胆商。

第六次就诊：

上次治疗反馈：睡眠好转，心情及食欲好转，注意力不集中。

治疗要点：

①听放松音乐 15 分钟后观察患者进入低阻抗状态。

②在低阻抗状态下应用再成长技术，根据患者的提纲式作业和治疗反馈：进行 6 ～ 10 岁再成长治疗，培养独立自主意识，锻炼胆商。导入的情景和故事包括以下几点：

· 6 岁导入在幼儿园和小朋友打闹的情景，锻炼胆商。

· 7 岁导入爷爷去世，很快就从悲痛中走出来，不再期待爷爷的关爱的情景，培养其独立自主意识。

· 8、9、10 岁导入不让爷爷送你去上学，被老师批评，很快就过去，玩到很晚才回家，反抗爷爷，爸爸带你上坟，你不再害怕等情景，培养自主意识和胆商。

第七次就诊：

上次治疗反馈：睡眠好转，心情及食欲好转，注意力不集中。

本次要点：

①听放松音乐 15 分钟后观察患进入低阻抗状态。

②应用对症治疗中的人际关系调整技术：在学校中培养正常的男女情感关系。

③在低阻抗状态下应用再成长技术，根据患者的提纲式作业和治疗反馈：进行 13 ～ 15 岁再成长治疗，培养自主意识，关注情感，学习主动性。导入的情景和故事包括以下几点：

· 13 岁导入在家和学校都有了自己的想法，上课时偷看女生，渴望自由的情景，培养自主意识。

· 14 岁导入与异性交往，赢得异性关注的情景，丰富其情感生活。

· 15 岁导入为了更加吸引人，想尽办法努力学习的情景，培养学习主动性。

第八次就诊：

上次治疗反馈：10 点上床，12 点入睡，早 8 点起床，感觉困倦。

治疗要点：

①听放松音乐 15 分钟后观察患者进入低阻抗状态。

②在低阻抗状态下应用再成长技术，根据患者的提纲式作业和治疗反馈：进行 15 ～ 16 岁再成长治疗，经历感情挫折，培养逆商，提高学习动力。导入的情景和故事包括以下几点：

· 15 岁导入敢想敢干，和喜欢的女孩在一起，受到伤害也没有关系的情景，经历感情挫折，培养逆商。

• 16 岁导入中考时每天按时睡觉，起床，学习的情景，培养其学习主动性。

• 应用睡眠调控技术：缩短其上床时间，起床时间提前。

第九次就诊：

上次治疗反馈：睡眠好转，但是容易紧张，紧张时头会不自主地颤动。

治疗要点：

①听放松音乐 15 分钟后观察患者进入低阻抗状态。

②在低阻抗状态下应用再成长技术，根据患者的提纲式作业和治疗反馈：进行 15～18 岁再成长治疗，培养其自主学习意识，丰富情感生活，体谅父母。导入的情景和故事包括以下几点：

• 15 岁导入女生欣赏学习成绩好的男生的情景，丰富情感生活。

• 16 岁导入摆脱对家庭依恋的情景，培养其自主意识。

• 17岁导入有意识地调整作息时间,提高成绩的情景,提高学习自主性。

• 18 岁导入体谅，理解父母的情景，培养情商。

第十次就诊：

治疗要点：

①听放松音乐 15 分钟后观察患者进入低阻抗状态。

②应用分析领悟技术：分析其头颤紧张，是因为过度关注症状，害怕头颤紧张带来的不良情绪，引起了这些症状。

③意象式脱敏技术：导入动物园中看到野生动物和女同学单独问自己问题的情形，让自己平静面对头颤和紧张带来的情绪，顺其自然，症状自会解除。

第十一到十三次就诊：

上次治疗反馈：头颤，注意力不集中，怕别人关注。

治疗要点：

①听放松音乐 15 分钟后观察患者进入低阻抗状态。

②应用意象式脱敏技术：导入毕业照相的情景让其学会放松，导入理发的情景放松对头部抖动的关注，导入幼儿园时上课回答问题，答错了，被全班同学嘲笑的情境，提高胆商。

③应用对症治疗技术：分析其注意力不集中的原因，放松患者心情。

④应用分析领悟技术：让其了解紧张，不敢回答问题的原因来自于胆小的性格。继续进行胆商训练。

⑤在低阻抗状态下应用再成长技术，根据患者的提纲式作业和治疗反馈：对 13、19 岁进行再成长治疗，锻炼胆商、逆商。导入的情景和故事包括以下几点：

• 13 岁导入转学，遇见凶老师，不再害怕的情形，锻炼胆商。

• 19 岁导入在火车站不断问陌生人，虽然别人对你很冷漠，但你不在意，考试成绩下降，心里很难过，但很快就过去的情景，培养胆商，逆商。

第十四次就诊：

上次治疗反馈：紧张的情绪减轻，但面对外界事物仍力不从心。

治疗要点：

①听放松音乐 15 分钟后观察患者进入低阻抗状态。

②在低阻抗状态下应用再成长技术，根据患者的提纲式作业和治疗反馈：对 13 ～ 16 岁进行再成长治疗，锻炼胆商，丰富情感生活，自信。导入的情景和故事包括以下几点：

• 13 岁导入和女孩子牵手，紧张头动，不理会紧张感觉的情景。

• 14 岁导入遗精，上课开小差的情景。

• 15 岁导入和喜欢的女孩走在一起，大胆牵手，被甩开也很正常的情景，丰富情感生活。

• 16 岁导入爬山的时候帮助女孩子，有男子汉气概的情景，提高自信。

第十五次就诊：

上次治疗反馈：不安的情绪减轻，自信心增强。

治疗要点：

①听放松音乐 15 分钟后观察患者进入低阻抗状态。

②应用前瞻性治疗技术：巩固治疗，让其积极面对生活，学习，情感，家庭，摆脱对自己的关注，增强其应对外界事件的信心，对成功失败不再过分在意，对以后生活学习中遇到的困难和挫折进行提前想象，提高应对挫折的能力。

③嘱患者有问题随时来复诊。

随访：经过治疗后，患者情绪稳定，病情未复发，能够正常学习生活，应对生活中各种事件，能正确处理好人际和父母之间的关系。

第三节　气功养生疗法

气功在中医学中占有重要的地位，兼有养生与治疗两种作用。晋代葛洪说："善行气者，内以养身，外以却恶。"（《抱朴子内篇·至理》）其中的"行气"即类属气功。此外，气功又有"吐纳""导引""坐禅"等说法。在古代有关文献中，气功常被称为"养生之道"或"性命之学"。什么是性命？古人认为，神是性而气是命，整个生命运动就是由神与气构成的。人若用神得法，避免过度的心理活动，气在体内的运行生化就不会受到干扰，各种生理活动就能保持正常。"神是性兮气是命，神不外驰气自定"（《类经·摄生类》），乃是对这种神与气两种因素的相互作用和相互转化的描述，因此，从本质上讲，气功是典型的中医心理学养生法。

气功的中医心理学原理：人身之中，气与神的关系最为密切。人的五脏六腑、四肢百骸，全赖气的充养。神主于心，寄于脏腑，若脏腑失养，则神无所依。而气在人身中的运行生化，又要靠神的统御，若神气相离，则气机必乱。《胎息经》说："气入身来为之生，神去离形为之死，知神气可以长生，固守虚无以养神气，神行即气行，神住即气住，若欲长生，神气相注。"因此，养生之要在于养气，养气之要在于理神。而理神的内容，主要包括凝神和宁神两个方面。

一、凝神

凝神是气功养生的关键环节之一。中国气功在其漫长的历史过程中，形成了为数众多的门派，古时就有"道法三千六百门"的说法。但是，无论何种功法，都必须从凝神入手。人在生活之中，总要用神，总要应接周围的事物。神驰于外，就要消耗一定的气，这是日用之常。养生之道，则须反此之常，设法收神于内，引气归根，即所谓"神若出，便收来，神返身中气自回"（《类经·摄生类》）。"神返身中"，就是把注意力集中起来，指向自己身体的某一部位（守窍），通常是气海穴，又名丹田、气穴。有人曾把气功概括成"昔日遇师亲口诀，只要凝神入气穴"（《复命篇·丹髓歌》），可见凝神极为重要。然而凝神并不是一件容易的事情，神之特性，变动不居，易纵难收，转瞬万里。《素问·天元纪大论》说："阴阳不测谓之神。"人们还常用"心猿意马"一词来形容神的这种特性。为了取得神凝气聚的效果，古人在气功养生实践中创用了种种方法，如调息法、数息法、存想法、默诵法等等。行此诸法，为气功的诱导阶段。其中调息法是最常应用的方法。调息，就是注意调节自己的呼吸，逐渐使之深、慢、细、匀。调息之时，要把神与呼吸、守窍，协调地结合在一起，使神息相依，注于守窍。神有所依，相恋日久，自然凝而不驰，此时即为入静（现称气功功能态）。凝神入静是气功养生的效应阶段，在这一阶段可产生种种心身效益，如胃气旺盛（消化机能的增强）、津液充足（内、外分泌的增加）、卫气坚实（免疫力的提高）、神清气爽（精力的恢复）、自悦（心境的改善）等等，这些都是凝神的效果。

有人认为凝神入静相当于现代心理学的"有意注意"，这种提法不无道理，但细论起来，始觉言犹未尽。练功之初，须时时寄神于息，务使神息相随。此时尚知有息，神息依然可分，古人称此时之神为"识神"。当练功达到一定深度时，神入息中，神息合一，"身心混沌，与虚空等，不知身之为我，我之为身，亦不知神之为气，气之为神，不规中而自规中，不胎息而自胎息"（《针灸大成·任脉经穴主治》）。这种景象便是入静，古人称此时之神为"元神"或"不神之神"。"识神"与"元神"反映出两种截然不同的状态，前者需要意志的参与，而后者则无须意志的参与；前者属于有意识的心理过程，而后者则属于无意识的心理过程。显然，"有意注意"这一术语不能概括这两种截然不同的状态。可见气功凝神入静的深入研究，对探讨现代心理学某些基本理论问题，亦有十分重要的意义。

二、宁神

宁神是气功养生的另一重要环节，并且是凝神的基础。有人把气功看作一种单纯的生理锻炼方法，只重视如何调整姿势、如何调节呼吸，这是不对的。自古以来，气功就包含两个方面的内容，一个偏于生理方面，称为"命功"；一个偏于心理方面，称为"性功"。命功主要讲练功时如何调身、调息、调心，养气行气，凝神入静。性功主要讲平时如何加强个人修养，施行精神净化，避免心理障碍，保持心神安宁。命功是凝神的功夫，性功是宁神的功夫，二者相辅相成，不可偏废，所以养生家大多主张"性命双修"。

各种不正常的情志活动，必然带来不良的心理冲突，令人心神不宁，气机逆乱。在这种状态下练气功，是很难入静的，即使能够入静，由此而积攒的精气神，也远不敷五志化火所造成的损耗。因此，《素问·上古天真论》指出，养生者必须"志闲而少欲，心安而不惧，形劳而不倦"，只有这样，才能"气从以顺，各从其欲，皆得所愿"。

古人把有碍于气功养生的心理因素总结为"六害"（名利、声色、货财、滋味、虚妄、嫉妒），"六者有一，卫生之道远，而未见其有得也。虽心希妙理，口念真经，咀嚼英华，呼吸景象，不能补其失也"（《针灸大成·任脉经穴主治》）。这就说明，练功者必须加强个人修养，不断进行自我精神净化，做到凝神与宁神并重。如果只知凝神而不知宁神，则如漏瓮汲水，随得随失，终必劳而无功。

气功在古代叫导引、吐纳。导引吐纳是我国古老的养生祛病方法，情志精神方面的导引也是一个重要的方面。长沙马王堆汉墓出土文物中，有一卷工笔彩绘的导引图，描绘了40多种导引姿势，有的还附有文字说明。其中"患恨""引烦"等几幅自注的情志引导图，尤其别开生面，栩栩如生。它们就是通过一些吐纳动作，用以消除不良情绪，维护身心健康的。

气功分动功和静功两大类，放松功与澄心静默法属静养功类，目前较多用于情绪紧张、心慌意乱、失眠多梦、头昏胀痛等神经症，高血压、溃疡病、结肠过敏、偏头痛等心身疾病，以及心因性肥胖、妊娠综合征、糖尿病等疾病。

所谓动功则包括太极拳、八段锦、五禽戏、易筋经等。除用于治病保健外，更多是用于强壮身体的。动功也强调练者保持"独立守神，肌肉若一"的形神专一的"用意"功夫，而有别于体育锻炼。通过长期的气功锻炼，可以产生对人体心理活动的良好效应。近年我国心理学者对禅密功的心理效应进行研究，发现练功后能使人的情绪稳定性、心情、自制力、脾气、动作敏捷性、注意力、观察力、意志坚强性、思维灵活性和记忆等心理活动明显改善。国外用人格测定方法研究与气功类似的沉思术，亦发现沉思锻炼对人的心理过程和性格有良性的作用。

近年来有些医生采用阴阳辩证及 TIP 中医心理疗法等，关于这方面对疾病的恢复国内尚缺乏大数据或循征研究文献，据国外文献报道慢走等有氧运动，深呼吸冥想等训练有助于心身灵方面——特别是亚健康或慢病、抑郁等障碍状态的修复，其作用与机制等有待进一步阐明。

主要参考文献

金卫东,沈莹,陈虹.抗抑郁治疗的疗效评价及各类抗抑郁药的疗效比较.山东精神医学,
  2003, 16（4）: 248-250.

金卫东. 肝郁与抑郁症关系探讨. 中医研究, 2009, 11（11）: 1-3.

中华医学会精神科分会. 中国精神障碍分类与诊断标准. 第 3 版 [S], 济南: 山东科学
  技术出版社, 2001, 87.

沈渔邨主编. 精神病学. 第 4 版 [M], 北京: 人民卫生出版社, 2001, 726-727

金卫东,沈莹,陈虹.抗抑郁治疗的疗效评价及各类抗抑郁药的疗效比较.山东精神医学,
  2003, 16（4）: 248-250.

金卫东,邢葆平,王鹤秋等. 柴胡疏肝散治疗抑郁症对照研究临床疗效的 Meta 分析.
  中华中医药学刊, 2009, 27（7）: 1397-1399.

秤淑英,李凌,李建明.中西药联用治疗抑郁症临床观察.辽宁中医杂志,2007,34(7):
  957-958.

金卫东, 王鹤秋, 陈炯等. 逍遥散治疗抑郁障碍对照研究临床疗效的 Meta 分析. 浙江
  中医杂志, 2009, 44（10）: 774-775.

金卫东,邢葆平,王鹤秋等. 柴胡疏肝散治疗抑郁症对照研究临床疗效的 Meta 分析.
  中华中医药学刊, 2009, 27（7）: 1393-1399.

陈正昕, 马永春, 金卫东等. 不同证型对抗抑郁药物依从性的疗效对比. 国际中医中
  药杂志, 2011, 33（5）: 423-425.

吕红艳. 辨证论治抑郁症疗效观察. 广西中医药, 2002, 25（2）: 14-16.

彭玉生, 谢卫红. 中西医结合治疗抑郁症临床观察. 辽宁中医杂志, 2007, 34（6）:
  794-795.

刘敏, 姚素梅. 自拟疏肝滋阴宁心汤治疗女性更年期抑郁症临床观察. 中成药,
  2007, 29（1）: 7-8.

黎朝瑜. 论与抑郁症相关的中医病证. 天津中医药, 2004, 21（5）: 430-432.

胡随瑜，张宏耕，郑林等. 1977 例抑郁症患者中医不同证候构成比分析. 中国医师杂志，2003，5（10）：1312-1314.

金卫东，沈莹，陈虹. 抗抑郁治疗的疗效评价以及各类抗抑郁药物的疗效比较. 山东精神医学，2003；16（4）：248-250.

罗和春，周东丰，贾云奎等. 电针治疗抑郁症临床观察与实验研究 [J]. 北京医科大学学报，1987, 19(1):45-47.

罗和春，Ureil Halbriech，沈渔邨等. 电针与氟西汀治疗抑郁症疗效的对照研究 [J]. 中华精神科杂志 2003，36（4）：215-219.

钟宝亮，黄悦勤，李会娟. 针灸治疗抑郁症疗效和安全性的系统评价 [J]. 中国心理卫生杂志，2008，22（9）：641-647.

边兴坤，傅立新，左小宏. 针刺与药物治疗抑郁症疗效比较的系统评价 [J]. 针灸临床杂志，2011，27（8）：59-62.

Wang H, Qi H, Wang BS,et al. Is acupuncture beneficial in depression: a meta-analysis of 8 randomized controlled trials[J]. Journal of affective disorders,2008 ,111(2-3):125-134.

Chan YY, Lo WY, Yang SN,et al. The benefit of combined acupuncture and antidepressant medication for depression: A systematic review and meta-analysis[J]. Journal of affective disorders，2015，176：106-117.

Zhang GC, Fu WB, Xu NG,et al. Meta analysis of the curative effect of acupuncture on post-stroke depression[J]. Academy of Traditional Chinese Medicine,2012,32(1):6-11.

Zhang J, Chen J, Chen J,et al. Early filiform needle acupuncture for poststroke depression: a meta-analysis of 17 randomized controlled clinical trials[J]. Neural Regeneration Research ,2014, 9(7):773-784.

Fang J, Rong P, Hong Y,et al. Transcutaneous Vagus Nerve Stimulation Modulates Default Mode Network in Major Depressive Disorder[J]. Biological Psychiatry, 2016, 79(4):266-273.

循证针灸临床实践指南抑郁症（修订版）见中国针灸学会标准（ZJ/T E003-2014）. 北京中国中医药出版社，20140531 发布，20141231 实施.

赵旭东. 心理治疗总论. 见：精神病学（五年制全国统编教材）. 第 4 版，北京：人民卫生出版社，2014.

曾文星，徐静主编. 心理治疗：理论与分析. 北京：北京医学医科大学　中国协和医科大学联合出版社，1994.

许又新主编. 心理治疗基础. 贵州：贵州教育出版社，1999.

闫少校主编. 操作化中医心理诊断研究 [J]. 国际中医中药杂志 ,2012,34(01):5-7.

王克勤. 再论中医心理学基础理论框架 [J]. 中国中医基础医学杂志 ,2008,14(07):497-499.

杨秋莉，薛崇成. 中医学心理学的个性学说与五态人格测验 [J]. 中国中医基础医学杂志 ,2006,12(10):777-779.

张伯华主编. 中医心理学. 北京：科学出版社，1995.

闫少校，郎俊莲. 中医"情志相胜"心理治疗的优势、弊端与改进对策探讨 [J]. 中医杂志 ,2012,53(04):294-296.

冯斌，朱锐明，徐方忠等. 穴位刺激调控法联合小剂量氯米帕明片治疗强迫症 81 例随机双盲临床研究 [J]. 中医杂志 ,2013,54(09):762-765.

罗和春，赵祖安，王志强主编. 社区医疗丛书 01 精神卫生分册. 中国医药科技出版社，2004.

附录：DSM-V 关于抑郁障碍的诊断标准

抑郁障碍

● **破坏性心境失调障碍**

A. 严重的反复的脾气爆发，表现为言语（例如，言语暴力）和 / 或行为（例如，以肢体攻击他人或财物），其强度或持续时间与所处的情况或所受的挑衅完全不成比例。

B. 脾气爆发与其发育阶段不一致。

C. 脾气爆发平均每周 3 次或 3 次以上。

D. 几乎每天和每天大部分时间，脾气爆发时间之间的心境是持续性的易激惹或发怒，且可被他人观察到（例如，父母、老师、同学、同伴）。

E. 诊断标准 A-D 的症状已经持续存在 12 个月或者更长时间，在此期间，个体从未有过连续 3 个月或者更长时间诊断标准 A-D 中的全部症状都没有的情况。

F. 诊断标准 A 和 D 至少在下列三种（即在家、在学校、与同伴在一起）的两种场景中存在，且至少有一种场景是严重的。

G. 首次症状不能在 6 岁前或者 18 岁后。

H. 根据病史或观察，诊断标准 A-E 的症状出现在 10 岁前。

I. 从未有超过持续 1 天的特别时期，在此期间，除了持续时间以外，符合了躁狂或轻躁狂发作的全部诊断。

> 注：与发育阶段相符的情绪高涨，例如遇到或预期到一个非常积极的实际发生，则不能被视为躁狂或轻躁狂发作的全部诊断标准。

J. 这些行为不仅仅出现在重性抑郁障碍的发作期，且不能用其他精神障碍来更好解释（例如，孤独症即自闭症谱系障碍、创伤后应激障碍、分离焦虑障碍、持续性抑郁障碍即心境恶劣）。

> 注：此诊断不能与对立违抗障碍、间歇性暴怒障碍或双相障碍并存，但可与其他精神障碍并存，包括重性抑郁障碍、注意缺陷 / 多动障碍、品行障碍和物质使用障碍。若个体的症状符合破坏性心境失调障碍和对立违抗障碍

的诊断标准，则只能诊断破坏性心境失调障碍。如果个体曾有过躁狂或轻躁狂发作，则不能再诊断破坏性心境失调障碍。

K．这些症状不能归因于某种物质的生理效应，或其他躯体疾病或神经疾病。

● **重性抑郁障碍**

A．在同一个 2 周时期内，出现 5 个以上的下列症状，表现出与之前的功能相比不同的变化，其中至少 1 项是心境抑郁或丧失兴趣或愉悦感。

注：不包括那些能够明确归因于其他躯体疾病的症状。

1．几乎每天大部分时间都心境抑郁，既可以是主观的报告（例如，感到悲伤、空虚、无望），也可以是其他人的观察（例如，表现流泪）（注：儿童和青少年也可以表现为心境易激惹）。

2．几乎每天或每天的大部分时间，对于所有或几乎所有活动的兴趣或乐趣明显减少（既可以是主观体验也可以是观察所见）。

3.在未节食的情况下体重明显减轻，或者体重明显增加（例如，一个月内体重的变化超过原体重的5%），或者几乎每天食欲都减退或增加（注：儿童则可以表现未达到应增体重）。

4．几乎每天失眠或睡眠过多。

5．几乎每天都精神运动性激越或迟滞由他人观察所见，而不仅仅是主观体验到的坐立不安或迟钝）。

6．几乎每天都疲劳或精力不足。

7．几乎每天都感到自己毫无价值，或过分的、不适当的感到内疚（可以达到妄想的程度，并不仅仅是因为患病而自责或内疚）。

8．几乎每天都存在思考或注意力集中减退或犹豫不决（既可以是主观体验，也可以是他人观察到的）。

9．反复出现死亡的想法（而不仅仅是恐惧的死亡），反复出现没有特定计划的自杀意念，或有某种自杀企图，或有某种实施自杀计划的特定计划。

B．这些症状引起有临床意义的痛苦，或导致社交、职业或其他重要功能方面的损害。

C．这些症状均不能归因于某种物质的生理效应，或其他躯体疾病。

D．这种重型抑郁发作不能用分裂情感性精神障碍、精神分裂症、精神分裂症性精神障碍、妄想障碍，及其他的特定的或非特定的精神分裂谱系及其他精神障碍来更好解释。

E．从无躁狂发作或轻躁狂发作。

注：若所有躁狂发作或轻躁狂发作都是由物质滥用所致的，或归因于其他疾病的生理效应，则排除此条款不适用。

- **持续性抑郁障碍（心境恶劣）**

A．至少在2年内的多数日子里，一天中的多数时间中出现抑郁心境，既可以是主观的体验，也可以是他人的观察。

注：儿童和青少年的心境可以表现为易激惹，且持续至少1年。

B．抑郁状态时，有下列2（或更多）症状存在：

1．食欲不振或过多进食。

2．失眠或睡眠过多。

3．缺乏精力或疲劳。

4．自尊心低。

5．注意力不集中或犹豫不决。

6．感到无望。

C．在2年的病程中（儿童或青少年为1年），个体从来没有一次不存在诊断标准A和B的症状超过2个月的情况。

D．重型抑郁障碍的诊断可以连续存在2年。

E．从未有过躁狂或轻躁狂发作，且从不符合环性心境障碍的诊断表。

F．这种障碍不能用一种持续性的分裂情感性障碍、精神分裂症、妄想障碍，或其他特定的、非特定的精神分裂症谱系及其他精神症状性障碍来更好地解释。

G．这些症状不能归因于某种物质（例如，滥用的毒品、药物）的生理效应，或其他躯体疾病（例如，甲状腺功能低下）。

H．这些症状引起有临床意义的痛苦，或导致社交、职业或其他重要功能方面的损害。

注：因为持续性抑郁障碍（心境恶劣）的症状列表中，缺乏重性抑郁发作的诊断标准所含的4项症状，所以只有极少数个体持续存在抑郁症状超过

2年却不符合持续性抑郁障碍的诊断标准。如果在当前发作病程中的某一时刻，符合了重型抑郁发作的全部诊断标准，应给予重型抑郁的诊断。否则，有理由诊断为其他特定的抑郁障碍或未定型的抑郁障碍。

标注如果是：

伴焦虑痛苦；

伴混合特征；

伴忧郁特征；

伴非典型特征；

伴心境协调的精神病的特征；

伴心境不协调的精神病的特征；

伴围产期发生。

标注如果是：

部分缓解；

全部缓解。

标注如果是：

早期发生：若在 21 岁前发生；

晚期发生：若在 21 岁或在之后。

标注如果是：（在持续性抑郁障碍最近的 2 年内）：

伴纯粹的心境恶劣综合征：在此之前至少 2 年内，不符合重型抑郁发作的诊断标准。

伴持续性抑郁发作：在此之前 2 年时间内，始终符合重型抑郁发作的诊断标准。

伴间歇性重型抑郁发作，目前为发作状态：当前符合重型抑郁发作的诊断标准，但此前至少 2 年之内，至少有 8 周达不到重型抑郁发作的诊断标准。

伴间歇性重型抑郁发作，目前为未发作状态：目前达不到重型抑郁发作的诊断标准，但在此之前至少 2 年中，至少有一种或多次重型抑郁发作。

标注目前的严重成程度：

轻度；

中度；

重度。

- **经前期烦躁障碍**

A．在大多数的月经期周期中，下列症状中至少有 5 个在月经开始前 1 周出现；在月经开始后几天内的症状开始改善，1 周后症状变得轻微或不存在。

B．必须存在下列 1 个（或更多）症状。

1．明显的情绪不稳定（例如，情绪波动、突然感到悲伤或流泪，或对拒绝的敏感性增强）。

2．明显的易激惹或人际冲突增多。

3．明显的抑郁心境、无望感或自我贬低的想法。

4．明显的焦虑、紧张和 / 或感到烦躁或有站在悬崖边的感觉。

C．必须另外存在下列 1 个（或更多）症状，结合诊断标准 B 的症状累计符合 5 个症状。

1．对日常活动的兴趣下降（例如，工作、学习、朋友、爱好）。

2．主动感觉注意力难以集中。

3．嗜睡、易疲劳或精力明显不足。

4．明显的食欲改变，进食过多或对特定食物的渴求。

5．睡眠过多或失眠。

6．感到被压垮或失去控制。

7．躯体症状，例如乳房疼痛和肿胀，关节或肌肉疼痛，感觉"肿胀"或体重增加。

注：在过去 1 年绝大多数的月经周期中，必须符合诊断标准 A-C 的症状。

D．这些症状与临床上明显的痛苦有关，或干扰了工作、学习、平常的社交活动或与他人的关系（例如，回避社交活动，在工作、学校或家庭中的效率下降）。

E．这种障碍不仅仅是其他障碍症状的加重，例如重型抑郁障碍、惊恐障碍、持续性抑郁障碍（心境恶劣），或某种人格障碍（尽管它可以与这些障碍中的任何一种共同出现）。

F．诊断标准 A 应该在未来至少 2 个症状周期的每日评估中得以确认。

注：在确认之前可以临床作出诊断。

G. 这些症状不能归因于某种物质（例如，滥用的毒品、药物，或者其他治疗）的生理效应或其他躯体疾病（例如，甲状腺功能亢进）。

如果症状不能在未来至少 2 个症状周期的每个评估中得以确认，则在诊断的名称后备注"临时"（即"经前期烦躁障碍，临时"）。

● **物质/药物所致的抑郁障碍**

A. 一种突出的持续性抑郁障碍，主要临床表现为抑郁心境或对所有或几乎所有活动或乐趣明显减少。

B. 来自病史、躯体检查或实验室的依据显示存在下列 2 种情况：

1. 诊断标准 A 的症状是在物质或药物戒断中或不久出现后，或接触某种药物之后出现。

2. 所涉及的物质/药物能够产生诊断标准 A 的症状。

C. 这种心境障碍不能用非物质/药物所致的抑郁障碍来更好地解释。独立的抑郁障碍的证据包括如下：症状的发作是在开始使用物质/药物之前；在急性戒断或者重度恶化之后，症状仍持续相当长的时间（例如，约1 个月）；或者有其他证据表明存在一种独立的、非物质/药物所致的抑郁障（例如，有反复出现的与非物质/药物相关的发作病史）。

D. 这种障碍并非仅仅出现于谵妄时。

E. 这种障碍引起具有临床意义的痛苦，或者导致社交、职业或其他重要功能方面的损害。

注：仅当诊断标准 A 的症状在临床表现中非常明显且已经严重到足以引起临床关注时，才应该作出这种诊断以代替物质中毒或戒断的诊断。

于中毒期间发生：如果物质中毒和在物质中毒过程中产生的症状符合诊断标准。

于戒断期间发生：如果物质戒断和戒断过程中或不久后产生的症状都符合诊断标准。

● **由于其他躯体疾病所致的抑郁障碍**

A. 主要临床表现为突出的持续性的抑郁心境，或对所有或几乎所有活动兴趣或乐趣明显减少。

B. 从病史、去躯体体检或实验室发现的证据表明，该障碍是其他躯体疾病的直接的病理生理性结果。

C. 这种障碍不能用其他精神障碍来更好地解释（例如，适应障碍伴抑郁心境，其应激源是一种严重的躯体疾病）。

D. 这种障碍并非仅仅出现于谵妄时。

E. 这种障碍引起有临床痛苦，或导致社会、职业或其他重要功能方面的损害。

标注如果是：

伴抑郁特征：达不到一次重性抑郁发作的全部诊断标准。

伴重性抑郁发作：除诊断标准 C 外，符合重性抑郁发作的全部诊断标准。

伴混合特征：目前还存在躁狂或轻躁狂的症状，但临床表现中不占主导地位。

● 其他特定的抑郁障碍

此类型适用于那些临床表现具备抑郁障碍的典型症状，且引起有临床意义的痛苦，或导致社交、职业或其他重要功能方面的损害，但未能完全符合抑郁障碍任一种疾病的诊断标准。临床工作者选择用它来交流未能符合任一种特定的抑郁障碍的诊断标准的特定原因。通过记录"其他未定的抑郁障碍"，接着其特定原因（例如，"短暂性抑郁发作"）来表示。

能够归类为"其他特定的抑郁障碍"的示例如下。

反复发作的短暂抑郁：在至少连续的 12 个月内，至少每月 1 次持续 2 ～ 13 天（与月经周期无关），同时存在抑郁心境和至少 4 种其他的抑郁症状，个体的临床表现从不符合任何其他抑郁障碍或双相障碍的诊断标准，且目前不符合任何精神病性障碍活动期或残留期的诊断标准。

短暂性抑郁发作（4 ～ 13 天）：存在抑郁情绪和重性抑郁发作的其他 8 种症状中的至少 4 种，伴有明显的临床痛苦或损害，持续 4 天以上，但少于 14 天，个体的临床表现从不符合任何其他抑郁障碍或双相障碍的诊断标准，且目前不符合任何精神病性障碍活动期或残留期的诊断标准，也不符合反复发作期的短暂抑郁发作的诊断标准。

症状不足的抑郁发作：抑郁情绪和重性抑郁发作的其他 8 种症状中的至少 1 种，与明显的临床痛苦或损害有关，至少持续 2 周，个体的临床表现从不符合任何其他抑郁障碍或双相障碍的诊断标准，且目前不符合任何精神病性障碍活动期或残留期的诊断标准，也不符合混合性焦虑抑郁障碍的诊断标准。

- **未特定的抑郁障碍**

此类型适用于那些临床表现具备抑郁障碍的典型症状，且引起有临床意义的痛苦，或导致社交、职业或其他重要功能方面的损害，但未能完全符合抑郁障碍任意一种疾病的诊断标准。此种未特定的抑郁障碍可在下列情况使用：临床工作者选择不标注未能符合任一种特定的抑郁障碍的诊断标准的原因及包括因信息不足而无法作出更特定的诊断（例如，在急诊室等场所）。

- **抑郁障碍的标注**

伴焦虑痛苦：

在重性抑郁发作或持续性抑郁障碍（心境恶劣）大部分日子里，存在下列症状中的至少2个，则被定义为焦虑痛苦：

①感到激动或紧张。

②感到异常的坐立不安。

③因担心而难以集中注意力。

④害怕可能发生可怕的事情。

⑤感觉可怕失去自我控制。

标注目前的严重程度：

轻度：2个症状；

中度：3个症状；

中一症状：4或5个症状；

重度症状：4或5个症状，伴运动性激越。

注：在初级保健和专业精神卫生机构或诊室中，焦虑痛苦被观察到是双相和重性抑郁障碍的突出特征。高焦虑程度与更高的自杀风险，更长的疾病病程和治疗无效的可能性有关。因此，准确地标注焦虑痛苦的存在和严重程度，在临床上对于治疗计划和治疗反应的监控是非常有用的。

伴混合特征：

A．在重性抑郁发作的大部分日子里，几乎每天是下列至少 3 个躁狂或轻躁狂症状：

①心境高涨、膨胀。

②自尊心膨胀或夸大。

③比平时更健谈或有持续性讲话的压力感。

④意念飘忽或主观感受到思维奔逸。

⑤精力旺盛或有目标的活动增多（社交、工作或上学，或性活动）。

⑥增加或过度地参与那些结果痛苦的可能性高的活动（例如，无节制的购物，轻率的性行为，愚蠢的商业投资）。

⑦睡眠的需求减少（与失眠相反，尽管睡眠比平时少，仍感觉休息好了）。

B．混合性症状与个体的日常行为不一样，且能够被其他人观察到。

C．如果症状符合躁狂或轻躁狂的全部诊断标准，则应该诊断为双相 1 型障碍或双相 2 型障碍。

D．混合性症状不能归因于某种物质（例如，滥用的毒品、药品或其他治疗）的生理效应。

> 注：与重性抑郁发作相关的混合特征，已被发现是发展成双相 1 型障碍或双相 2 型障碍的一个明显风险因素。因此，注明"伴混合特征"的标注，在临床上对于治疗计划治疗反应的监控是有用的。

伴忧郁特征：

A．在本次发作最严重的发作期内，至少存在下列其中 1 项症状：

①对全部或几乎全部的活动失去乐趣。

②对于平常的快乐刺激源失去反应（当好事情发生时，也感觉不好，即使是短暂的）。

B．存在下列 3 项（或更多症状）：

①以明显的极度沮丧、绝望和 / 或郁闷或所谓空虚的心境为特征的不同性质的抑郁心境。

②抑郁通常在早晨加重。

③早醒（即比通常提前睡醒提前至少 2 小时）。

④明显的精神运动性激越或迟滞。

⑤明显厌食或体重减轻。

⑥过度或不适的内疚。

注：如果这些特征存在于发作的最严重阶段，则适用此"伴忧郁特征"的标注。几乎完全丧失快乐的能力，而不仅仅是减少。评估心境反映的准则是：即使非常渴求的事情也不再伴有明显的情绪开朗。或是心境完全不再开朗，或只是部分开朗。"伴忧郁特征"的心境与非忧郁发作存在性质上的不同。仅仅被描述为更严重、更持久、或没有原因就存在的抑郁心境，不能被考虑为性质上的不同。精神运动的改变几乎总是存在，且可以被他人观察到。

在同一个体的多发作期中，忧郁特征仅仅表现为有限的重复。忧郁特征更频繁地出现在住院患者而不是门诊患者中；与重度重性抑郁发作相比，更少地出现在轻度重性抑郁发作中；更多地出现伴有精神病性特征的个体中。

伴非典型特征：

A．在目前或最近的重性抑郁发作或持久性抑郁障碍的多数日子里，如下特征占主导地位时，更需使用此标注。

B．心境反应（例如，对实际发生的或潜在的发生积极的事件所做出的心境开朗反应）。有下列 2 项（或更多症状）：

①显著地体重增加或食欲增加。

②睡眠增加。

③灌铅样麻痹。

④长期存在人际关系敏感，导致社交或职业功能明显损害。

C．在同一次发作中，不符合"伴忧郁特征"或"伴紧张症"的诊断标准。

注："非典型抑郁"具有历史性的意义（即非典型是相对于常见的更典型的激越和"内源性"的抑郁表现而言，在当时，抑郁症很少在门诊患者、几乎从没有年轻人中被诊断），不像它的名字所暗示的那样，今天它不代表不常见的诊断表现。

心境反应是指，当存在正性事件时，有能力高兴起来。如果外部环境保持良好，心境会变得愉快（不悲伤），并且可以持续相当长的时间。增加食欲可以表现为明显的食物摄入量或体重增加。睡眠增加可以包括较长时间的夜间睡眠或白天打盹，至少每天累计 10 小时的睡眠（或比不抑郁的时候至少多睡 2 小时）。灌铅样麻痹定义为感觉沉重、灌铅样或负重感，通常出现上肢或下肢。这种感觉至少一天存在 1 小时，但经常一次持续几小时。不像其他非典型特征，对于人际关系被拒的病理性敏感的一个特质是早期发生和贯穿于绝大部分的成人生活。被拒感出现在个体抑郁或不抑郁时，尽管它可能会在抑郁期加重。

伴精神病性特征：存在妄想和 / 或幻觉。

伴心境协调的精神病性特征：妄想和幻觉的内容均与个体不完美、内疚、疾病、死亡、虚无主义或应受惩罚的重性抑郁的主题相符。

伴心境不协调的精神病性特征：妄想和幻觉的内容均不涉及个体不完美、内疚、疾病、死亡、虚无主义或应受惩罚的重性抑郁的主题，或其内容是心境协调和心境不协调的混合体。

伴紧张症：如果紧张症的特征在绝大部分发作期里存在，则紧张症的标注可以适用于抑郁发作。

伴围产期发生：如果心境障碍症状的发生出现在孕期或产后 4 周，此标注可适用于目前诊断的抑郁发作，或如果当前不符合重性抑郁发作的诊断标准，但最近的发作是重性抑郁，亦可有此标注。

> 注：心境发作可以发生于孕期或产后。根据产后跟踪时间，尽管估算有所不同，约 3% ～ 6% 的女性在孕期或产后的数周或数月会经历一次重性抑郁发作的发生。50% 的"产后"重性抑郁发作实际发生于产前。因此，这些发作统称为围产期发作。伴围产期重性抑郁发作的女性有重度焦虑甚至惊恐发作。前瞻性研究已经证明，孕期的心境、焦虑症状和"产后忧郁"增加了产后重性抑郁发作的风险。

围产期发生的心境发作可以伴有或没有精神病性特征。"杀婴"现象最常与产后精神病性发作有关，其特征性表现是通过命令性幻觉杀死婴儿或妄想这个婴儿着了魔，但精神病性症状也可发生于没有这种特定的幻觉或妄想的重度产后心境发作中。

伴精神病性特征的产后心境（重度抑郁 / 躁狂）的发作发生于 1/500 ～ 1/1000 的分娩，更常见于产后心境发作，有抑郁或双相障碍（尤其 Ⅰ 型）的既往史，有双向障碍家族史的女性，其产后伴有精神病性特征的发作的风险会明显增加。

一旦一个女性有产后伴有精神病性的发作，其每一次分娩后的复发风险为 30% ～ 50%。产后发作必须与产后期发生的伴有意识或注意水平波动的谵妄鉴别。考虑到神经内分泌改变的程度和社会心理的适应，母乳喂养对于治疗计划的潜在影响，产后心境障碍史对于后续生育的长期发展影响，所以围产期是独一无二的。

伴季节性模式：此标注适用于反复发作的重性抑郁障碍。

重性抑郁障碍的重性抑郁发作的发生与一年中的特定时间之间，存在规律性的时间关系（例如，秋或冬）。

完全缓解（或从重性抑郁到躁狂或轻躁狂的改变）也发生于一年之中的特定时间（例如，抑郁在春季消失）。

在过去的 2 年中，两次重性抑郁发作的出现能够证明时间的季节性关系，并且在同一时期内没有非季节的重性抑郁发作出现。

在个体的一生中，季节性的重性抑郁发作明显多于非季节性的重性抑郁发作。

> 注："伴季节性模式"的标注适用于反复发作的重性抑郁障碍的重性抑郁发作模式。其必要特征是重性抑郁发作的发生和缓解发生于一年当中的特定时间。在大多数案例中，发生开始于秋或冬，缓解于春。在少数的情况下，可以有反复的夏季抑郁发作。这种发生和缓解的模式必须发生在至少 2 年的时间内，在此期间没有任何非季节性的发作。此外，在个体的一生中，季节性的重性抑郁发作明显多于非季节性的重性抑郁发作。

此标注不适应于那些可以更好地被季节性相关的心理社会压力解释的情况（季节性，失业或学校放假）。出现在季节性模式的重性抑郁发作经常具备的特征是：能量减低、睡眠增加、暴食、体重增加或渴求碳水化合物。尚不清楚季节性模式在双相障碍人群中，更多地出现在双相 II 型障碍而不是双相 I 型障碍中。在 些个体中，躁狂或轻躁狂的发作可能与特定的季节相关联。

冬季型的季节模式的患病率似乎随着不同的纬度、年龄和性别改变。高纬度地区的患病率会增加，年龄也是季节性的一个强力的预测指标，年轻人在冬季抑郁发作的风险较高。

部分缓解：存在上一次重性抑郁发作的症状，但目前不符合全部诊断标准，或在一次发作之后，有一段时间少于 2 个月的没有重性抑郁发作的症状的情况。

完全缓解：在过去的 2 个月内，没有任何明显的该障碍的体征或症状存在。

标注目前的严重程度：
严重程度是基于诊断标准症状的数目，症状的严重程度和功能损害的程度。

轻度：存在非常少的超出诊断所需要的诊断标准症状的数量，症状的严重程度是痛苦但可控的，并导致社会或职业功能的轻微损伤。

中度：症状的数量，症状的严重程度和／或功能损害的程度是介于"轻度"和"重度"的指标之间。

重度：存在非常多的超出诊断所需要的诊断数量，症状的严重程度是严重的痛苦和不可控的，其症状明显干扰了社会或职业功能。

后　记

众所周知，中医药学博大精深。针对抑郁症，中医药、针灸的理论和实践早有其独特的认识和功效。今后更需遵循"读经典，跟名师和重临床"与现代医学紧密结合，运用现代医学的诊断、分类及疗效标准，进一步挖掘中医药治疗抑郁症的循证医学证据，以求开展更深入的中西医结合治疗，为患者提供更为安全、高效的个体化诊疗方案，并提供充足的决策依据。

此外，目前抑郁症的低龄化及伴随的其他心理、行为和社会问题，已成为了社会关注的焦点。儿童青少年这类特殊人群抑郁症的治疗应根据其症状、共病情况、环境因素和病史等采取个性化的治疗方案，针对其早期干预与不良反应，应提供更安全、高效的中西医结合治疗方案，以提高患者的治疗依从性。近年来的研究显示，从干预代谢异常入手，能更有效地改善儿童青少年的抑郁症状与社会功能，从而提高其治愈率，可为临床治疗该类问题提供新的思路。

在本书成书付梓之际，特此感谢唐建良院长、金卫东教授及其团队的辛勤付出，罗和春教授的无私奉献与鼓励，以及洪永波、闫少校主任医师等所有人提供的支持与帮助。他们的支持为未来的再版及其他精神相关障碍的中西医结合学术研究指明了方向。

本书侧重于临床实践，旨在抛砖引玉，欢迎批评与完善！

王志强

2018年6月26日于北京